神经内科疾病诊断与康复研究
神经系统疾病的药食疗法

阿尔茨海默病·帕金森病·多发性硬化·
动脉粥样硬化和脑卒中的药食疗法

曾跃勤 周轶平 王琳琳 著

U0346342

吉林科学技术出版社

图书在版编目（CIP）数据

神经内科疾病诊断与康复研究 / 曾跃勤，周轶平，
王琳琳著. -- 长春 : 吉林科学技术出版社，2021.11
ISBN 978-7-5578-8980-7

Ⅰ．①神… Ⅱ．①曾… ②周… ③王… Ⅲ．①神经系
统疾病－诊疗②神经系统疾病－康复 Ⅳ．①R741

中国版本图书馆 CIP 数据核字 (2021) 第 237231 号

神经内科疾病诊断与康复研究
SHENJING NEIKE JIBING ZHENDUAN YU KANGFU YANJIU

著　　　　曾跃勤　周轶平　王琳琳
责任编辑　　史明忠
幅面尺寸　　185mm×260mm　1/16
字　　数　　257 千字
印　　张　　12.375
版　　次　　2023 年 6 月第 1 版
印　　次　　2023 年 6 月第 1 次印刷

出　　版　吉林科学技术出版社
发　　行　吉林科学技术出版社
地　　址　长春市净月区福祉大路 5788 号
邮　　编　130118
发行部电话/传真　0431-81629529　81629530　81629531
　　　　　　　　　　　81629532　81629533　81629534
储运部电话　0431-86059116
编辑部电话　0431-81629518
印　　刷　北京四海锦诚印刷技术有限公司

书　　号　ISBN 978-7-5578-8980-7
定　　价　60.00 元

内容简介

　　本书介绍了应用多种饮食和外源性抗氧化剂、微量元素、维生素及药物用于预防或治疗阿尔茨海默病、脑卒中、脑动脉硬化症的治疗策略和方法，以期为改善神经退行性疾病的临床管理提供新的视角，并结合祖国中医药丰富的理论和辨证施治方法理论，探讨它们对神经系统退行性疾病新的有益的治疗作用。我们希望本书能为广大病患的日常治疗管理提供理论和实践依据。

前　言

　　根据 Medline Plus 数据库提供的数据，全世界目前共有神经系统疾病 600 多种。本书包括了几种主要的神经退行性疾病，如阿尔茨海默病（AD）、帕金森病（PD）；也包括了神经内科常见多发的脑血管疾病，如脑卒中和脑动脉硬化的食物、抗氧化剂、矿物质、维生素等的有效治疗策略。这两大类疾病一方面是随着世界范围内的老龄社会的到来，65 岁及以上的老年人占总人数比率越来越高，致使 AD、PD 等主要的老年神经退行性变为主的疾病发病率不断攀升，目前尚无有效的治疗策略；另一方面，目前发病率超过恶性肿瘤的心脑血管病，是造成人类死亡的第一大病因。现代人的生活节奏快，工作强度大，生活家庭压力致使一些疾病，如高血压病的发生率不断增加，而高血压是脑卒中最主要的危险因素；动脉粥样硬化疾病也是由于人们长期不健康的饮食、生活方式所导致。目前，脑卒中、动脉粥样硬化疾病的治疗也是世界性难题，大家都在探索，以期寻找到有效、持续作用时间长和副作用小的治疗策略。

　　众所周知，氧化应激的增加，慢性炎症状态和谷氨酸盐的释放是引发神经退行性疾病、神经系统疾病和使其进展的主要原因。因此，减弱氧化应激、慢性炎症和谷氨酸盐释放，进而减少其引起的毒性，对于预防和阻遏这些慢性疾病的进展是合理的选择。为了达到这一目的，所有抗氧化酶、所有食物中的和内源性抗氧化剂的抗氧化水平必须得到提高。要实现这一目的，应用一到两个抗氧化剂是难以达到的，而要通过激活核转录因子 –2（Nrf2）以增加抗氧化酶的水平达到，所以添加的辅助药物要求要能增加食物和内源性抗氧化剂的水平。正常情况下，针对活性氧（ROS）作用的反应，Nrf2 从 Nrf2I 抑制剂上分离并迁移到核内，在此，它与抗氧化反应原件（ARE）结合，增加了抗氧化基因的表达。这种正常的 Nrf2 反应在神经退行性疾病患者中受损，使得这些病人体内的氧化应激增高。特定的抗氧化剂和多酚类复合物可激活 Nrf2I，其作用机制不需要 ROS。

　　因此，本书提出应用多种饮食和外源性抗氧化剂、维生素 D、B 并结合高剂量的维生素 B_3 及特定的多酚类复合物（姜黄素和白藜芦醇等），通过与标准治疗相结合，改善神经退行性疾病的治疗管理；本书提出的微营养素可通过激活 Nrf2/ARE 信号通路和增加饮食中的内源性的抗氧化水平降低氧化应激，慢性炎症和谷氨酸盐的释放及其引起的毒性。

　　目前还没有预防或延迟以遗传为主要背景的神经系统疾病的症状的有效策略，氧化应激和慢性炎症在一个以基因为发病背景的疾病的症状发展中起重要作用。实验室检查提示，添加多种饮食和内源性的抗氧化物可预防这些疾病的发生和发展。绝大多数神经科学家认为，包括抗氧化剂的微量营养素对预防或改善神经系统退行性疾病不具有显著效果。这些观点主要是来源于一些临床研究，其中添加剂都为单一的抗氧化剂，如维生素 E 针对 AD，辅酶 Q10 针对 PD 治疗，能产生一定程度的改善作用；然而，单独的维生素 E 对降低 PD 的进展却无显著作用。神经退行性疾病患者的大脑处于一个高氧化的环境，服用单一的抗氧化剂不容易产生显著的治疗效果。这是因为单一的抗氧化剂在高氧化环境中可能被氧化并作为促氧化剂起作用，而不是抗氧化剂。抗氧化剂的氧化水平在损伤的大脑神经元中过度消耗的情况下可能会增加。此外，在临床研究中应用单一的抗氧化剂不可能增加所有抗氧化物酶和饮食及内源性抗氧化剂的水平。临床研究报道的抗氧化剂对神经退行性疾病的作用证实了这一观点。

本书尝试应用包括多种饮食和外源性抗氧化剂，微生物 D 和含有高剂量维生素 B$_3$ 的 B 族维生素的微量营养素用于预防或治疗神经退行性疾病、脑卒中、脑动脉硬化症，以期改善神经系统退行性疾病的治疗管理，并系统地提出不同微量营养素结合的策略，达到显著改善神经系统退行性疾病、脑卒中和脑动脉硬化症等疾病的目的。不仅如此，我们还结合祖国中医药丰富的理论和辨证施治方法论，探讨了它们与微量营养素结合，对神经系统退行性疾病和脑卒中、脑动脉硬化的新的、有益的治疗作用。我们提出的这些新的策略已经取得极大成效，尽管有的还在研究中验证。我们希望本书能激发对于多种微量营养素添加剂的随机、双盲和安慰剂对照临床研究的大力发展，在高风险人群中，如在早期 AD 和 PD 中检测这些多成分的微量营养素是否对治疗有效，是否能降低这些疾病发生的风险，以期显著改善这些疾病的疗效，以慰患者。我们也希望本书作为一部有用的参考书，不仅对于神经生物学的学生、教授营养学和神经系统疾病的教师，而且对于研究神经系统退行性疾病的预防和治疗管理的研究者和专家具有实用价值。对添加剂和微量营养素感兴趣的一线神经科学家会发现本书非常有益，对于推荐微量营养素添加剂给病人也是一本很好的实用指南。

目 录

第一章 阿尔茨海默病

阿尔茨海默病（Alzheimer's disease， AD），即老年痴呆症，是一种起病隐匿的、进行性发展的神经系统退行性疾病。根据 2016 年世界阿尔茨海默病报告，全球目前约有 4,680 万 AD 患者，预计每 20 年患病人数将翻一倍，到 2050 年将突破 1.3 亿人[1]。阿尔茨海默病已成为老年人致残和死亡的第三大原因，仅次于心脑血管疾病和恶性肿瘤。

AD 主要表现为渐进性记忆障碍、认知功能障碍、人格改变及语言障碍等神经精神症状。该病早期（1~3 年）的记忆障碍表现突出，如忘记名字，忘词及忘记日常活动，语言和数学计算能力，以及空间定位能力缓慢受损。随着 AD 病情加重至中期阶段（2~10 年），远记忆也受影响，如不能回忆过去的经历，与此同时思维分析、判断能力、视空间辨别功能、计算能力等也有所降低，不能独自从事煮饭、打扫卫生或购物等活动；在居所及住地这样熟悉的地方也会走失，并出现妄想和幻觉。在该病的晚期（8~12 年），病人出现明显的语言理解和表达困难；不能辨认家人、朋友及熟悉的物品；不能料理个人卫生，在公共场合出现不适当的行为；呈现缄默、肢体僵直，行动开始需要轮椅或卧床不起。

当前 AD 的临床诊断包括以下几种：

1. 神经影像学检查

其中头 CT（薄层扫描）和 MRI（冠状位）检查，可显示脑皮质萎缩明显，特别是海马及内侧颞叶。18F- 脱氧核糖葡萄糖正电子扫描（18FDG-PET）可显示颞顶和上颞 / 后颞区、后扣带回皮质和楔前叶葡萄糖代谢降低，揭示 AD 的特异性影像学异常改变。AD 晚期可见额叶代谢减低。18FDG-PET 对 AD 病理学诊断的灵敏度为 93%，特异性为 63%，已成为一种实用性较强的工具，尤其适用于 AD 与其他痴呆的鉴别诊断。淀粉样蛋白 PET 成像是一项非常有前景的技术，但目前尚未得到常规应用。另外，影像学诊断方面重要的是首先排除抑郁症，因为老年抑郁病人可能表现为痴呆状态。

2. 脑波测试（脑电图检查 EEG）

AD 的 EEG 表现为 α 波减少、θ 波增高、平均频率降低的特征。但约有 14% 的患者在疾病早期 EEG 正常。EEG 用于 AD 的鉴别诊断，可提供朊蛋白病的早期证据，或提示可能存在中毒 – 代谢异常、癫痫暂时性失忆或其他癫痫疾病。

3. 血液学检查

主要用于发现伴随的并发症及潜在的危险因素、排除其他病因所致的痴呆。包括血常规、血糖、血电解质、肾功能和肝功能、维生素 B_{12}、叶酸水平、甲状腺素等指标。其他如卒中（梗塞）、肿瘤、梅毒和 AIDS、脑室扩大伴有脑脊液过多（脑积水）等疾病也是引起痴呆的潜在因素；如 Pick 病和 Lewy 小体病等神经退行性疾病，也可导致痴呆，需要用不同的诊断方法鉴别。

4. 脑脊液 β - 淀粉样蛋白、Tau 蛋白检测

AD 患者的脑脊液中 β - 淀粉样蛋白（Aβ42）水平下降（由于 Aβ42 在脑内沉积，使得脑脊液中 Aβ42 含量减少），总 Tau 蛋白或磷酸化 Tau 蛋白升高。研究显示，Aβ42 诊断的灵敏度为 86%，特异性 90%；总 Tau 蛋白诊断的灵敏度 81%，特异性 90%；磷酸化 Tau 蛋白诊断的灵敏度和特异性分别为 80% 和 92%；Aβ42 和总 Tau 蛋白联合诊断 AD 与对照比较的灵敏度可达 85%~94%，特异性为 83%~100%。这些标记物都可用于支持 AD 的诊断，但鉴别 AD 与其他痴呆诊断时特异性低（39%~90%），目前尚缺乏统一的检测手段和样本处理方法。

5. 基因检测

淀粉样蛋白前体蛋白基因（APP）及早老素 1、2 基因（PS1、PS2）突变在家族性早发型 AD 中占 50%。在 AD 病人中，载脂蛋白 ApoE4 基因检测可作为发散型 AD 诊断的参考依据。

在与记忆相关的海马区域，大脑倾向于萎缩，脑细胞明显丧失。在神经细胞中发现存在异常的纤维，就是所谓的神经原纤维缠结（Neurofibrillary Tangle，NFT））和老年斑块（Senile Plaque）。NFT 是由微管相关蛋白 Tau 的过度磷酸化和糖基化在细胞内凝聚产生的，而在细胞外聚积的老年斑主要由 β - 淀粉样蛋白（Amyloid β-protein，Aβ）组成。β - 淀粉样蛋白是由 β 分泌酶和 γ 分泌酶裂解淀粉样前体蛋白（Amyloid Precursor Protein，APP）产生的含有 39~43 个氨基酸的多肽，它可由多种细胞产生，循环于血液、脑脊液和脑间质液中。人体内 Aβ 最常见的亚型是 Aβ40 和 Aβ42。其中 Aβ42 具有更强的毒性，且更容易聚集，从而形成 Aβ 沉淀的核心，引发神经毒性（见图 1）。

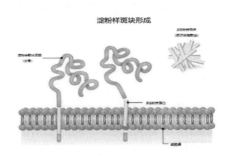

图 1 淀粉样蛋白斑块形成图

淀粉样蛋白 Aβ 触发的神经毒性包括突触变性、Tau 蛋白磷酸化、氧化应激、神经炎症、神经突变性和神经元丢失[2, 3]。其中胆碱能神经元在低剂量的 β-淀粉样蛋白作用下就会受到影响，基底前脑胆碱能神经元（Basal Forebrain Cholinergic Neurons， BFCNs）功能异常导致的海马乙酰胆碱（Acetylcholine， ACh）功能下降被认为是 AD 的病理特征[4]。此外，小胶质细胞及星形胶质细胞激活并有炎症因子表达增加和补体系统激活都与 β-淀粉样蛋白的沉积相关。氧化应激引发的环氧合酶 -2 和磷酸酯酶高表达，导致花生四烯酸增加，促炎因子的激活[3]。

以上描述的神经原纤维缠结主要是由过度磷酸化的 Tau 蛋白组成。Tau 是一种细胞骨架蛋白，能促进神经细胞中微管蛋白的聚集和装配，也可与离子结合，并将其运送到神经细胞。蛋白磷酸酯酶 PP-2A、PP-2B 能参与 Tau 蛋白异常磷酸化过程，它们的活性在 AD 病人大脑中被下调。有趣的是，铝和锌在 AD 都被涉及，它们都能使高磷酸化的 Tau 聚合为神经原纤维缠结。

AD 其他复杂的特征是它与血清载脂蛋白 E 与 β-淀粉样蛋白的密切关系，载脂蛋白 E（Apolipoprotein E，ApoE）是脂代谢的一种调节物。载脂蛋白 E 有不同的类型（亚型），是由 19 号染色体上不同的等位基因产生的。含有 E4 等位基因的载脂蛋白 AD 发生风险提高了 3 倍的，而如果存在两个 E4 等位基因，则会让年龄超过 80 岁的老年人群发生 AD 的可能性大大增加。E4 的亚型（ApoE4）能降低发病年龄，增强 AD 的生化失调，包括淀粉样蛋白沉积、纤维缠结形成、神经元细胞死亡、氧化应激以及胆碱能信号障碍[5]。相比较而言，其他亚型的载脂蛋白 E 可能（对 AD）是保护性的。

AD 还存在着其他异常，AD 中神经递质的水平降低。包括乙酰胆碱、去甲肾上腺素、γ-氨基丁酸（GABA）、血清素和谷氨酸盐。此外，神经肽递质，如 P 物质、生长抑素和胆囊收缩素也降低，葡萄糖代谢降低 30%，但这一变化继发于神经元的丢失，而不是原发性的。

第一节 AD 的药食疗法及相关病因学的研究

1. 抗氧化和抗炎

在 AD 的病理发展进程中，β - 淀粉样蛋白酶可引起自由基生成，诱导周围的分子出现氧化应激，特别是脂类。氧化应激是指机体在遭受各种有害刺激时，体内高活性分子如活性氧自由基（Reactive Oxygen Species，ROS）和活性氮自由基（Reactive Nitrogen Species，RNS）产生过多，氧化程度超出氧化物的清除，氧化系统和抗氧化系统失衡，从而导致组织损伤。体内氧化应激增加的减弱是通过下调抗氧化酶以及现有的饮食、水和内源性的抗氧化化学物质通过不同的机制实现的。例如，抗氧化酶可通过催化作用减少自由基的生成，而饮食和内源性抗氧化化学物质是通过直接清除自由基的方式使自由基减少。针对活性氧系统，核细胞系因子 Nrf2 （核因子 - 类胡萝卜素 2，相关因子 2）从细胞质易位到核，在细胞核中与抗氧化剂反应元素 ARE 结合，从而增加了抗氧化酶的水平，使氧化损伤减轻 [6-8]。针对增高的氧化应激水平，现有的饮食水平和内源性抗氧化剂中化学物质的水平在不添加任何药物和食物的情况下不会自行增高。

因此，为了有效地减少氧化应激和尽可能地清除氧自由基，可以适当添加以下药食：

辅酶 Q10 （Coenzyme Q10）

辅酶 Q10 可减少 AD 转基因小鼠中 β - 淀粉样蛋白的过度产生及细胞内 β - 淀粉样蛋白在 AD 转基因小鼠大脑皮质的沉积 [9]。此外，辅酶 Q10 的应用还可以减低 MDA 的水平，并增强超氧化物歧化酶的活力。辅酶 Q10 也能预防 β - 淀粉样蛋白原纤维的形成和减少形成 β - 淀粉样蛋白沉积 [10]，降低体外由 β - 淀粉样蛋白诱导的线粒体功能障碍的发生率 [11]。研究表明，辅酶 Q10 的血清水平在 AD 病人中没有改变 [12]。已有报道表明，添加辅酶 Q10 和 DL-α - 生育酚醋酸酯（Vitamin E）可改善小鼠与老龄相关的学习障碍 [13]。关于辅酶 Q10 辅助治疗 AD 的口服剂量，目前仍缺乏相关报道，有赖于临床应用摸索。

褪黑激素（Melatonin）

褪黑激素（Melatonin）是人体大脑松果体中每晚分泌的一种控制人体信息的重要活性物质。褪黑激素的治疗既可增加超氧化物歧化酶（SOD）的活力，提升硫巴比妥酸反应物（TBARS）和谷胱甘肽的水平，又能上调凋亡相关因子，如 BAX、Caspase-3 和前列腺细胞凋亡反应蛋白 4（Par-4）的表达 [14]。褪黑激素的长期治疗可改善 AD 转基因小鼠的认知能力，褪黑激素这种保护作用机制涉及对 β- 淀粉样蛋白聚集的预防、降低炎性细胞因子和氧化应激水平[15]。AD 病人通常既表现出认知、智力障碍等行为，又有不同类型的睡眠障碍。一项临床研究中发现，单独添加褪黑激素与安慰剂组比较，对 AD 患者的异常的症状没有产生明显效果[15]。但褪黑激素与标准治疗相结合的治疗却对认知功能和抑郁检测指标产生了有益的效果[16]。以上研究提示，辅酶 Q10 或褪黑激素对 AD 患者的单独疗效，不如标准治疗与辅酶 Q10 或褪黑激素联合治疗效果显著。

烟酰胺和烟酰胺腺嘌呤二核苷酸脱氢酶

组蛋白去乙酰化酶抑制剂可通过增加组蛋白乙酰化的作用而增强记忆力和神经元的可塑性。烟酰胺是一种烟酰胺腺嘌呤二核苷酸（NAD+）的前体，能减缓谷氨酸诱导的毒性。用烟酰胺治疗可有效减少氧化应激诱导的线粒体功能障碍，并可恢复培养中的神经元的自噬功能缺陷。用烟酰胺治疗转基因小鼠可提高其认知功能，并减少 Aβ 肽和高磷酸化 Tau 蛋白的水平，以及相关的神经退行性变的程度[17]。临床前研究资料提示，口服添加烟酰胺可能是安全而有效的预防和改善 AD 治疗和其他 Tau 病理疾病的策略。因此，添加烟酰胺作为一种微营养的供给可能对于预防和 / 或减缓 AD 的进展是一种必要而有效的策略。有报道称，给予 AD 患者腺嘌呤二核苷酸脱氢酶（NADH）（10 mg/day）口服，有改善认知功能的功效[18]。

依达拉奉（Edaravone）

依达拉奉（3- 甲基 -1- 苯基 -2- 吡唑啉 -5- 酮）是一种人工合成的药物，在日本和其他国家广泛用于脑梗塞的治疗。依达拉奉有强大的抗氧化活力，大鼠的 PC-12 细胞用依达拉奉预处理后可增加谷胱甘肽的水平和超氧化物歧化酶（SOD）的活力，并可降低 Aβ 25-35 处理后 MDA 的水平和 Aβ 的聚集[19]。故而，国内外关于依达拉奉治疗 AD 的动物模型研究正如火如荼地进行，它有望在不久的将来应用于临床 AD 的治疗。

血清和脑脊液中来源于饮食的抗氧化剂水平

为了确定 AD 患者使用抗氧化剂的情况，科研人员进行了血清和脑脊液中来源于饮食的抗氧化剂水平的测定。结果显示，AD 和脑梗塞痴呆患者血清维生素 E 和 β- 胡萝卜素的水平较对照组偏低[20]。然而，α- 胡萝卜素的水平却没有发生变化[21]。另一项研究显示 AD 患者脑脊液的维生素 E 的平均水平较对照组显著降低[22]。AD 患者和老龄轻度认知损害病人饮食抗氧化剂（维生素 A、维生素 C、维生素 E 和类胡萝卜素类，包括 β-胡萝卜素、α- 胡萝卜素、叶黄素、玉蜀黍黄素和番茄红素）和抗氧化物酶（SOD 和谷胱甘肽过氧化物酶）的血浆水平显著低于对照组[23]。另一项研究提示，痴呆患者的血清维生素 C 水平较对照组显著降低，此研究已排除饮食中维生素 C 摄入减少的因素[24]。

鉴于以上抗氧化剂维生素类的研究成果，我们建议在 AD 患者的膳食中长期添加此类维生素，这将是有百益而无一害的有效策略（见图 2）。

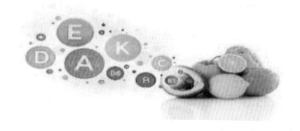

图 2 维生素

维生素 A 和 β-胡萝卜素

维生素 A 和 β-胡萝卜素可以剂量依赖的方式抑制 β-淀粉样蛋白原纤维的生成。它们也能在体外使 β-淀粉样蛋白原纤维散失稳定性[25]。维甲酸的治疗可降低小胶质细胞和星形胶质细胞的激活，并可改善 AD 转基因小鼠的空间学习和记忆能力。它也能下调细胞周期蛋白依赖性激酶5的活性，这是一种涉及APP和Tau蛋白磷酸化的主要的激酶。像维生素 A 和 β-胡萝卜素一样，姜黄素也能以剂量依赖性的方式抑制 β-淀粉样蛋白原纤维的形成，使 β-淀粉样蛋白原纤维散失稳定性[25]。有效剂量有待临床实践不断摸索。

维生素 E 和 C

维生素 E 可保护体外培养的皮质突触体和海马神经元及其他的神经元[26]，抵抗 β-淀粉样蛋白诱导的毒性。对 AD 转基因小鼠的研究显示，添加维生素 E 可减少 β-淀粉样蛋白在大脑中的沉积水平；然而，单独维生素 E 的添加对于老年 AD 鼠中降低 β-淀粉样蛋白的水平和沉积是无效的[27]。一项临床前试验给中等认知功能损伤的 AD 病人应用dl-α-生育酚（2000 IU/day），显示其在遏制认知功能下降速度方面显示了有益疗效[28]。

维生素 E 和 C 联合应用

有研究表明[29, 30]，单独添加或联合添加维生素 E 和维生素 C 不能减少发生 AD 的风险或痴呆的总体进展。在对 65 岁或更高龄痴呆人群的一个前瞻性研究中发现，维生素 C 和维生素 E 联合应用与减少 AD 的流行和发生相关[31]。结果提示一种或两种抗氧化饮食联用不能产生减少 AD 病人发生风险的持续作用。

与此相反，肯塔基大学的一项研究显示，维生素 E 可降低蛋白质的氧化、自由基的形成和大鼠胚胎海马神经元培养体系中 Aβ42 的神经毒性，在 AD 病人的脑脊液中可观察到维生素 C 和维生素 E 的浓度很低。另一项 2002 年的研究发现，AD 病人对包括维生素 E 和维生素 C 在内的抗氧化性维生素类的摄取减少[10]。拉霍亚的一项对 AD 患者的临床研究提示，维生素 E 能延缓养老院 AD 病人的"功能恶化"[11]。以上这些结果来源于多中心的临床前试验，试验揭示，每天服用维生素 E2000IU 能显著减缓疾病的进展，这是与司来吉兰治疗组比较得出的结论[12]。维生素 E 和 C 联合使用对获得良好的治疗效果是必要的，正如德国的一项研究[13]发现，只有当病人同时服用维生素 E 和维生素 C，其脂蛋白氧化才会降低。这项结果也表明，抗氧化剂的长期作用依赖于它们间的相互或共同作用的理论是正确的。

剂量适宜的维生素 E 和维生素 C 很少引起副作用。但维生素 E 能增加轻度出血的风险，特别是当与抗血小板药物如阿司匹林、波立维、Aggrenox（一种抗中风药）合用时。每天 200~600IU 维生素 E 和每天大于 1gm 的维生素 C 对 AD 来说是合适的剂量。维生素 E 的天然形式 — d-α 生育酚的应用是必要的，使用含有混合生育酚的产品，其效果比单独使用好。多种维生素联用通常能提供实质性的抗氧化的效果。

B 族维生素

大多数研究提示，AD 患者血清中维生素 B_{12} 的水平显著低于对照组，这可能是神经元退行性变的部分原因[32, 33]，添加维生素 B_{12} 确实能增加胆碱乙酰转移酶的活性[34]，并可改善 AD 患者的认知功能[35]。一项研究分析揭示，叶酸中添加或不加维生素 B_{12} 并不能影响健康老年人群的认知功能或情绪[36]；然而，在有高同型半胱氨酸血清水平的健康老龄人群中，辅助添加叶酸 3 年，与其整体功能、记忆储备和信息处理速度的显著改善相关。此外，在一项先导研究中，观察到 AD 病人在添加了叶酸后，可显著改善其胆碱酯酶抑制剂的效能[36]。而在另一项多中心的临床研究中，叶酸、维生素 B_6 和维生素 B_{12} 的添加对轻度到中度的 AD 患者的认知功能的衰退，并没有显示任何有益的改善作用[37]。单独添加维生素 B_{12} 对绝大多数老龄痴呆患者认知或精神症状也不能产生有益效果[38]。以上研究提示，用一种或多种 B 族维生素单独治疗不能对 AD 患者产生有益的疗效。

多酚类复合物

除了饮食和外源性抗氧化剂，特定的多酚类复合物也显示出在 AD 动物模型中对 AD 病理的预防作用，并能降低 AD 的发病率。相关研究正在深入进行中。

白藜芦醇（Resveratrol）

白藜芦醇是一种红酒中的多酚物质，在体外模型中已显示出神经保护作用。流行病学研究提示，普通人群饮用中等度数红酒与 AD 的低发生率相关[39, 40]。一天饮用红酒三次可显著降低 ApoE epsilon-4- 等位基因缺失的老年人群 AD 的发病风险[41]。研究还发现，白藜芦醇可保护神经元免受 β－淀粉样蛋白诱导的毒性的影响，通过增强细胞内谷胱甘肽的水平发挥了保护作用[42]。另外，白藜芦醇也可通过增加蛋白酶体降解 β－淀粉样蛋白从而降低神经元内 β－淀粉样蛋白的水平[43]。白藜芦醇的这种神经保护机制在一项白藜芦醇诱导 β－淀粉样蛋白降低的实验中得到证实，在这个实验中，β－淀粉样蛋白被降低是受到选择性的蛋白酶体抑制和 siRNA 诱导的蛋白酶体亚单位 β5 活性沉默保护而实现的，该实验结果提供的客观实验结果表明，白藜芦醇是通过神经保护机制发挥其有益作用的[43]。

研究表明，白藜芦醇可以上调哺乳动物基因 SIRT1，这种基因与酵母沉默信息调节体（SIRT2）基因为类似物，也可减弱 AD 动物模型中神经元退行性变的水平和降低死亡率[44, 45]。白藜芦醇还可作用于小鼠的星形胶质细胞，通过降低 NO、TNF-α、IL-6、IL-1β 和 C-反应蛋白（CRP）的生成，减轻脂多糖（LPS）诱导的炎症[46]。

姜黄素

对姜黄素的研究表明，非甾体类抗炎药可减少 AD 的发病率，这是通过减少 Aβ（淀粉样蛋白-β-肽）原纤维的聚集，以及抑制小胶质细胞（大脑的炎性细胞）的活性实现的[47, 48]。不幸的是，一些药物的慢性应用，如布洛芬和萘普生，可引起 GI 损伤和肝肾毒性。但是，可以通过使用姜黄根获得抗炎效果，因为姜黄根含有抗氧化剂多酚姜黄素，同时减少了以上应用传统药物产生的副作用。加州大学洛杉矶分校（UCLA）的一个实验研究显示，姜黄素可降低实验小鼠大脑中氧化蛋白的水平，这些小鼠经诱导后表现出 AD 病理的倾向。值得注意的是，姜黄素可降低白介素-1β（IL-β）的水平，以及降低不可溶和可溶的 Aβ 淀粉斑块的负荷达 43%~50%，也可使小胶质细胞的活性降低[49]。体外研究显示，姜黄根可引起淀粉样蛋白原纤维以剂量依赖的方式减少[50]。

姜黄可引起血糖指数 GI 长期性的副作用。如果腹胀、嗳气、恶心或消化不良发生，则停用姜黄根。过几天则可以恢复使用，理论上姜黄根与血小板抑制剂，如阿司匹林合用时会增加出血的风险。姜黄根的使用剂量是每天 900mg 标准提取物。

姜黄素是一种天然的姜黄根的黄色色素，在印度次大陆被广泛用作一种香料。它显示出抗氧化和抗炎的活性，姜黄素在体外可抑制 Aβ 肽的聚集。在 AD 动物模型中，它可减少 Aβ 肽的聚集、Aβ 的形成和 Tau 蛋白的磷酸化。姜黄素可对铝诱导的 Aβ 肽的聚集及大鼠培养中的神经元的毒性产生保护作用 [51]。姜黄素脂质体的制备对减少 Aβ 肽和 Aβ 低聚物的聚集有显著的作用 [52]。两个分别在美国和中国的临床研究共同揭示，姜黄素对 AD 病人（与使用安慰剂的对照物组相比）的认知功能改善没有产生显著的有益效果 [53]（见图 3）。

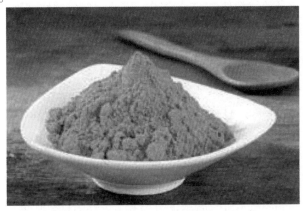

图 3 姜黄粉

Omega-3 脂肪酸

在一项轻到中度 AD 患者的临床研究中，Omega-3 脂肪酸（1.7g 二十二碳六烯酸和 0.6g 二十碳五烯酸）的添加没有延缓认知功能的衰退；然而，在一个接受 Omega-3 脂肪酸治疗的轻度 AD 患者小组中，它的有益效果被观察到 [54]。对已发表的研究论文和临床前试验的分析发现，Omega-3 脂肪酸可减缓正常老年群体的认知功能衰退，但是它对减少 AD 或痴呆的发生率无效 [55]。加拿大老年健康的一项研究中发现，饮食中添加 Omega-3 脂肪酸和痴呆的发生风险的减少没有相关性 [56]。在另一项随机、双盲和安慰剂对照的临床前试验中，Omega-3 脂肪酸的饮食添加与轻度认知受损的安慰剂组比较，能显著改善 AD 病人的评估分值（ADAS-cog）；然而与单纯 AD 患者相比，无显著性差异 [57]。

以上研究结果提示，单独将 Omega-3 脂肪酸添加在食物中对 AD 患者并不产生持续的有益影响。

绿茶表没食子儿茶素 -3- 没食子酸酯和咖啡因

用绿茶表没食子儿茶素 -3- 没食子酸酯（EGCG）治疗转基因小鼠可改善其认知功能，并可降低 β - 淀粉样蛋白和磷酸化 Tau 亚型的水平 [58]。用绿茶儿茶酚预处理转基因（Tg）AD 小鼠，可改善大脑中 AD 的表型，并能降低 Aβ42 的生成 [59]。长期咖啡因的摄入可降低 AD 转基因小鼠 β - 淀粉样蛋白的生成和改善其认知功能。实验结果表明，每天摄入中等度的咖啡因可显著减少 AD 的发病风险[60]。然而，以上研究对于明确 EGCG 或咖啡因是否能降低 AD 发生的风险是不足够的，仍需要大样本和多中心的研究数据进行支撑。

金雀异黄酮

金雀异黄酮是一种大豆异黄酮。金雀异黄酮的摄入可保护培养中的大鼠胶质瘤细胞（C6）中 Aβ25-35 诱导的线粒体 DNA 的损伤，以及大鼠成神经细胞瘤中的氧化损伤[61]。这些抗氧化剂和多酚类复合物在 AD 动物模型中显示出持续的有益作用，但在 AD 病人上则不能产生出持续的有益作用。

这种氧化应激与炎症过程相关，伴有星形胶质细胞，细胞素和其他炎性标志物的激活。据报道，一些营养疗法可减少 AD 中的氧化应激及炎症相关的级联事件。

N- 乙酰半胱氨酸

N- 乙酰半胱氨酸（NCA）是来源于体内的半胱氨酸。它是体内巯基的来源，可代谢为刺激谷胱甘肽（Glutathion, GSH）合成的复合物，可作为抗氧化剂和自由基清除剂应用。巯基，包括硫黄和氢，对维持人体的很多代谢酶、蛋白质和核糖核酸（RNA）的功能中是必需的。GSH 含有半胱氨酸、谷氨酸和甘氨酸，对大脑而言是一个关键的抗氧化剂。NAC 可用于乙酰氨基酸、一氧化碳、重金属和多种外源性毒素中毒的治疗，也可用于一些功能失调综合征的治疗，如咽颊炎、肌萎缩性脊髓侧索硬化症（ALS）、Sjogren 干燥综合征和酒精性肝损伤。

瑞士的一项研究显示，NAC 可以在人的神经母细胞瘤细胞中下调淀粉样蛋白前体蛋白（APP）基因的转录[62]。APP 水平的降低可减少淀粉样蛋白斑块的形成。这一特性与其抗炎作用一起，可解释对 2001 例经 NAC 治疗的 AD 患者进行的认知检测所获得的正向作用的结果。NAC 可引起一些胃肠道（GI）副作用，它能减少卡马西平的药物浓度，影响氯化物和肌苷酸的检测水平，也可能在少数情况下增加肝脏酶类的水平。通常它是一个安全的 AD 用药补充剂。NAC 的初始剂量是 200mg，空腹服用，每天 2 次；根据患者的反应，剂量可增加到 500mg，每天两次。

α- 硫辛酸

α- 硫辛酸（ALA）是唯一兼具脂溶性和水溶性的活氧剂，可以被各组织脏器吸收。它能轻易进入神经系统，减少维生素 E 和维生素 C 的氧化状态（使它们能再利用），并能增加细胞内 GSH（谷胱甘肽，一种细胞内重要的抗氧化剂）的水平。ALA 的剂量是每天 300mg，最好采用持续释放的模式。

碧螺芷

碧螺芷是一种法国海上松树树皮的提取物，包含重要的抗氧化剂黄酮类化合物。黄酮类化合物是一种对健康有多重功效的化合物，存在于水果、蔬菜和一些饮料中。罗马琳达大学的一项研究揭示，在 β-淀粉样蛋白作用下的嗜铬细胞瘤细胞株中，碧螺芷可抑制活性氧的生成。碧螺芷也能抑制 AD 中细胞程序性死亡（凋亡）的触发事件，包括 Caspase-3 激活、DNA 碎片裂和抑制凋亡本身[63]。碧螺芷也能保护动物的脑细胞，使其免受外源性毒素的损害，这种损害是由高水平的谷氨酸盐造成的，它是一种在神经退行性疾病中起重要作用的神经递质[64]。初步证据显示，碧螺芷可刺激免疫系统，显著增加免疫系统细胞的活性，增强人体抵抗有害物质的能力。碧螺芷的剂量是每日 3 次，每次 50~100mg。

大蒜

罗马琳达大学同一研究小组用提取碧螺芷的方法提取了大蒜素。大蒜素可以抑制与碧螺芷相同的事件，包括活性氧的产生、DNA 的碎裂和凋亡[28]。大蒜素已安全用于多种疾患的治疗，虽然它可引起胃肠道副作用（GI）。它能加强苯丙酮的效果，能与抗血小板药物相互作用，也能与抗糖尿病药、环孢菌素、AIDS 口服药和口服避孕药相互作用。大蒜对肝酶细胞色素 P450 3A4 (CYP450) 有干扰作用，因此服用前必须要确定该病人是否在服某种可能被该酶代谢的药物。这种酶能代谢大约一半的药物，如他汀类药物：立普妥、普拉固和雌二醇。使用大蒜时，要确认病人们是否在服用酶能代谢的药物，因为他们的口服药物可能与大蒜相互作用。大蒜的剂量 600mg/ 每天 3 次至每天 7.2mg 的剂量范围内变化（见图 4）。

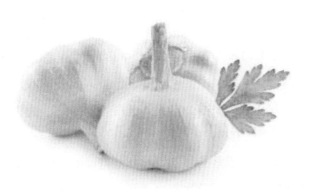

图 4 大蒜

银杏叶

银杏是世界上最老的存活树种,树干挺拔,叶形奇特,银杏的种核俗称白果,品味甘美,营养丰富,医食俱佳,可作药膳或入药。银杏果是很好的抗氧化剂,能清除氧自由基,扩张微血管,促进血液循环。银杏果中的黄酮甙、苦内脂对脑血栓、AD、高血压、高血脂、冠心病、动脉硬化、脑功能减退等疾病具有特殊的预防和治疗效果。

在一个随机、双盲、安慰剂对照的 75 岁及以上的认知正常的社区志愿者人群的临床前试验中发现,口服银杏对减少 AD 的发生或总体的痴呆水平没有显著效果[65]。但长期膳食中添加银杏叶提取物可降低 AD 转基因小鼠大脑皮质 50% 的 APP 的水平,而非海马区的该水平[66]。银杏叶可保护神经元免受 β – 淀粉样蛋白神经毒性的损害,包括凋亡的减少[67, 68]。它似乎能抑制淀粉样蛋白原纤维的形成,并降低 Caspase-3(一种凋亡级联的关键信号酶)的活性[69]。德国的临床研究[70-72]显示,银杏提取物 EGb 761 对 AD 病人的认知和神经精神症状有改善效果,而且非常安全;瑞士科学家研究也证实,银杏叶的作用比得上 4 种胆碱酯酶抑制剂,后者是目前 AD 治疗的常用药物[73]。

临床应用表明,银杏叶仅有很小的副作用,包括对凝血的影响。它可放大苯丙酮和血小板抑制剂的作用。初步证据揭示,银杏叶可影响一些 P450 肝酶。这可能会影响药物代谢[74]。银杏叶的剂量是每天 120mg,可分成 2~3 个单独的剂量服用。

褪黑激素

褪黑激素(Melatonine,MT)是由脑松果体分泌的激素之一。松果体细胞利用 L- 色氨酸(L-tryptophan)为原料,在色氨酸羟化酶的作用下得到 5- 羟色氨酸,随后经脱羧酶的作用转化为 5- 羟色胺(血清素),然后在 N- 乙酰基转移酶催化下与乙酰辅酶 A 反应转化为 N- 乙酰 -5- 羟色胺,最后在甲基转移酶作用下得到褪黑激素。褪黑激素在体内的含量呈昼夜性的节律改变。有证据表明它有抗癌的作用,是一种潜在的抗氧化剂。它的抗氧化剂作用是维生素 E 的 6~7 倍。它可以中和氧源性自由基和以碳为中心的自由基。多项研究揭示,褪黑激素显著减少由 β – 淀粉样蛋白引起的脂质过氧化[75, 76]。在细胞培养中,褪黑激素也能抑制 β – 淀粉样蛋白前体蛋白的分泌[77]。这些研究揭示,褪黑激素在预防或减慢 AD 的进展方面有潜在的益处。

临床初步应用显示,褪黑激素的副作用较轻,但可能包括镇静作用,它能增加口服抗高血压药的病人的血压。一些细微的药物之间的相互作用会发生,详见"天然药物综合数据库"[69]。一些药物之间的相互作用是有益的。褪黑激素的剂量介于 0.3~5mg 之间,就寝时间口服。

2. 同型半胱氨酸

同型半胱氨酸是人体产生的一种氨基酸，它的水平增高与心力衰竭、卒中和动脉硬化狭窄相关。叶酸和维生素 B_{12} 及 B_6 支持同型半胱氨酸的自然降解，从而降低血中同型半胱氨酸的水平。目前，AD 病人血清中同型半胱氨酸升高对 AD 的作用还存在着争议。研究发现，AD 病人的同型半胱氨酸的水平显著增高，维生素 B_{12} 和叶酸水平降低[78]。研究发现带有高同型半胱氨酸水平的病人疾病的进展程度高。加利福尼亚大学的一项研究报道了 164 例 AD 病人与对照的没有认知损害的老年人群相比，同型半光氨酸水平较高[79]。而普林斯顿大学的一项研究报道，同型半胱氨酸可全面降低大脑的甲基化，这是一个重要的结构构成和神经递质的代谢过程。甲基化对蛋白磷酸化激酶 2A（PP2A）异构体的形成是必需的，可将 Tau 蛋白去磷酸化。研究者推测，升高的同型半胱氨酸可减少 PP2A 的甲基化，导致 Tau 蛋白过度磷酸化，这是 AD 病理变化的核心[80]。一项牛津大学的研究揭示，同型半胱氨酸是 CT 显示的白质低密度（脑白质缺血）的独立危险因素[81]。该研究主要针对 AD 的诊断先前缺乏脑血流、脑缺血等与 AD 通常相关的因素。CT 扫描下脑白质密度减少的结果提示低密度区脑循环的损伤。一项 2002 年神经内科学的研究发现，AD 病人中同型半胱氨酸的显著增加只发生于与血管性疾病相关的病人[82]。同期的其他研究揭示，同型半胱氨酸水平在 AD 病人中是血管疾病的一个危险因素[83]。这与先前得出的 AD 病人存在发生血管疾病的风险结论是一致的。我们得出初步结论：同型半胱氨酸可能在 AD 中发挥作用，要么对 AD 病理产生作用，要么对相关血管病产生作用。同型半胱氨酸的水平很容易随着叶酸、维生素 B_6 和 B_{12} 而减少。多种维生素，或者复合维生素 B，与 1mg 的叶酸合用，100mg 的维生素 B_6，以及 1000mg 的维生素 B_{12}，是常用的 AD 维生素治疗方法。

3. 神经细胞结构和功能

磷酸酰丝氨酸

磷酸酰丝氨酸又称复合神经酸(PS)，是人大脑中最丰富的磷脂，对改善神经细胞功能，调节神经脉冲的传导，增进大脑记忆功能，维持细胞内环境、分泌性血管释放及细胞生长有重要的调节作用。由于其具有很强的亲脂性，吸收后能够迅速通过血脑屏障进入大脑，起到舒缓血管平滑肌细胞，增加脑部供血的作用。

磷酸酰丝氨酸（PS）虽然可在人体内生成，但大部分的 PS 来源于饮食，可由天然大豆榨油剩余物提取。PS 在动物模型和 AD 病人中能增加乙酰胆碱、去甲肾上腺素、血清素和多巴胺的水平。动物实验表明，PS 能减轻与年龄相关的神经元树突的丢失和胆碱能神经元的萎缩[69]。

一些研究显示，正常老年人和 AD 病人经 PS 治疗后出现显著的认知功能的改善[84-87]。PS 对 GI 紊乱和失眠有很好的耐受，没有明显的药物间的相互作用。PS 的剂量是每日 3 次，每次 100mg。

乙酰左旋肉碱

乙酰左旋肉碱（ALC）是存在于体内的一种自然物质，是左旋肉碱的酯化物。乙酰左旋肉碱在细胞呼吸中担任着传递脂肪酸进入线粒体的传递工具。它还有其他的增强胆碱能的特性，包括促进乙酰胆碱从细胞释放，增加胆碱乙酰转移酶（一种乙酰胆碱形成相关的酶）。乙酰左旋肉碱可以穿过血脑障壁，提供脑细胞足够的能量。它可增强突触传递，增加海马结合神经生长因子，并减少年龄相关的海马促糖皮质激素受体的丢失。它似乎还能增加脑血管病患者的脑血流[69]。最近的一项研究也证明，ALC 可抑制 β－淀粉样蛋白的神经毒作用，揭示它对 AD 作用的另一种机制[88]。

一些研究显示了乙酰左旋肉碱（ALC）对 AD 病人的有益作用[89-92]。它可能引起 GI 副作用和胃肠道刺激，但没有药物之间的相互作用。ALC 用于 AD 的剂量介于每天 500~2000mg，分 2 次服用。

4. 神经递质

如上所述，AD 中的神经递质衰减，可能是神经元损伤和丢失后发生的。目前的 AD 药物治疗包括抑制胆碱酯酶（一种水解乙酰胆碱的酶），而乙酰胆碱是对记忆作用最突出的一种神经递质。AD 是胆碱能神经元特异性受损引起，除了像艾斯能（利斯的明）和安理申（盐酸多奈哌齐）这样的药物，其他辅助药物也是有帮助的。

石杉碱 A

石杉碱 A 是一种分离于中国青苔（石杉属）的一种生物碱。它可透过血脑屏障，是一种乙酰胆碱酯酶（AChE）（分解乙酰胆碱的酶）的可逆抑制剂。它对 AChE 作用的特异性更强，有更长的作用时间。动物实验显示，石杉碱 A 比盐酸他克林作用强 64 倍，且在穿越血脑屏障时有更高的生物利用度和效果[69]。其他有利的特性还包括它抑制 β－淀粉样蛋白的神经毒性[93]，通过阻断 N-甲基天冬氨酸（NMDA）离子通道[94]减少谷氨酸盐诱导的凋亡。2004 年的一项研究结果揭示[95]，石杉碱 A 能长时间作用，增加皮质乙酰胆碱水平，其作用分别比多奈哌齐和利斯的明强 8 倍和 2 倍。在一项研究中[96]，通过对石杉碱 A、多奈哌齐、他克林、利斯的明和依色林的作用比较，发现上述药物都是在大鼠脑部不同区域（皮质、海马和纹状体）显著的针对不同分子类型（G1 和 G4）的 AChE 的抑制剂，通过抑制胆碱酯酶活性，阻止乙酰胆碱的水解，提高脑内乙酰胆碱含量，缓解因胆碱能神经功能缺陷引起的记忆和认知障碍。石杉碱 A 与他克林混合使用时表现出抑制 AChE 的明显效果[97, 98]。石杉碱 A 在临床试验中有效且不伴有明显的副作用[99-101]，但可引起恶心、出汗、视野模糊和其他的胆碱能副反应，干扰抗胆碱能药物。

5. 必需脂肪酸

二十二碳六烯酸，即 DHA，是人体所必需的一种多不饱和脂肪酸，是 ω-3 不饱和脂肪酸家族中的重要成员。DHA 是大脑细胞膜的重要构成成分，参与脑细胞的形成和发育，对神经细胞轴突的延伸和新突起的形成有重要作用，参与大脑思维和记忆形成过程。长链脂肪酸在大脑灰质（该区域包含了神经元细胞体）的所有脂类中占了三分之一。AD 病人和没有认知损害的病人相比显示，AD 患者 DHA 的水平显著降低。较低的 DHA 水平与更严重程度的痴呆发生相关[102]。日本的研究[103]证明，DHA 在 AD 大鼠模型中有多种有益的作用。DHA 能改善 AD 大鼠学习能力，升高大脑中 GSH 水平，降低过氧化脂质和活性氧水平。最新临床实验显示，在服用 DHA 补充剂六个月后，服用 DHA 的实验组和对照组脑容量和认知评分变化没有差异，还需要招募更多的受试者进行研究。

6. 铝

铝在 AD 中的作用仍存在争议，尽管已知在 AD 脑中铝的含量增加。流行病学提示 AD 发病率的地区性增加与该地区饮用水中铝的增加相关，其化学机制将铝与 AD 的病理相连。流行病学研究证明[104]，市政水中铝的水平和 AD 的发生存在正相关。铝能以元素铝的形式存在，也能以多种有机形式存在。

将铝注射入动物，在 CNS 产生神经病理或神经化学性变化，这与从 AD 患者观察到的病症相似[105]。铝可以促进不可溶性的 β-淀粉样蛋白和高磷酸化 Tau 蛋白的形成，铝离子可以诱导氧化损伤和干扰钙的调节，激活活性氧和启动炎性因子介导的炎性过程[106, 107]。在小鼠的饮食中铝的增加可升高 β-淀粉样蛋白的水平，并加速老年斑的形成，其中加速老年斑形成的作用可被维生素 E 逆转[108]。

虽然还未有明确的证据显示铝对 AD 的发生和发展有促进作用，但有必要避免铝的消耗和暴露。许多止汗药和烹饪用具含有铝，应尽量避免使用。

7. 硒（Selenium）

硒在体内主要是谷胱甘肽过氧化酶的成分，具有抗氧化作用。硒（SelM）在人的大脑高度表达。给予亚硒酸钠辅助治疗可增加作为抗氧化剂的蛋白质的表达。硒和硒蛋白 P（SelP-H）可抑制 $Zn^{2+}A\beta 42-$ 诱导的 $A\beta$ 和 ROS 产物的沉积，减轻 $A\beta$ 聚集引发的神经细胞毒性。

8. 糖基化终产物

糖基化作用是指糖分子（主要是葡萄糖，也包括其他糖类，如果糖、半乳糖等），与蛋白质、脂肪甚至核酸发生的异常反应，是对蛋白的重要的修饰作用，有调节蛋白质功能作用。它和自由基一样，是人体老化和老年性疾病的罪魁祸首。糖化蛋白的异常可影响多个信号因子间的相互联系，激活细胞内信号通路，导致炎性信号分子和氧自由基产物生成增加，伴随氧化应激增加，最终导致多种细胞成分受损[110]。交叉链接可能发生于 β-淀粉样蛋白和高磷酸化 Tau 蛋白的形成中。高级的糖化作用终产物（AGE）也能激活胶质细胞产生自由基，如超氧自由基、硝酸根和神经毒性细胞素和 α-肿瘤坏死因子[111]。肌肽在多种组织中被发现，是一种自然产生的二肽（β-丙氨酸和 L-组氨酸），它可抑制 AGE 的形成。肌肽水平随年龄增长降低。肌肽除了可以降低 AGE，也有抗氧化作用，肌肽可结合重金属，减少铜和锌诱导的神经毒性。没有发现肌肽与其他药物的相互作用，且没有肌肽副作用的报道。肌肽的剂量是 500mg，每天 2 次。

9. 电磁场

多项研究[112-114] 支持电磁场暴露与 AD 发生的关系。据推测，电磁场可能影响钙离子的稳态，并激活免疫系统细胞，如 CNS 小胶质细胞。一项研究[115] 的研究者得出结论，来自手机的电磁场可通过能量吸收改变脑功能。将手机放在兔子的头部附近，模拟正常情况人接听手机时收到的电磁场刺激，发现所研究的动物中，90% 有脑电活动的变化。当手机远离头部，放在胸部水平，这种效应就会消失。所以要尽量避免过量的电磁场暴露，包括手机、传输线、职业装备，对于已有发生 AD 风险的人群更要远离。

10. 维生素 D

日本的一项研究[116]发现，AD 病人骨骼矿物质密度、维生素 D 和离子钙的水平较低，有摔倒和髋关节骨折的风险。AD 病人因阳光剥夺或遭受营养不良而导致维生素 D 和钙缺乏。这项研究强调了暴露于阳光下，以及补充维生素 D 和钙的重要性。虽然维生素 D 的剂量因年龄不同而不同，1000IU 是合理的剂量。钙的剂量是 500~1500mg 每天，如果骨密度扫描提示骨质减少或骨质疏松症，钙的剂量需加大。

11. 蛋白酶体

蛋白酶体广泛分布于细胞质和细胞核中，是一种桶状的复合物，其功能是负责消化蛋白质，维持内环境的稳定和维持平衡。在每个细胞的生活中，蛋白酶体的功能和维持房间的清洁一样重要。这是由附加在蛋白上的泛素来完成的，蛋白在桶状的细胞器（多蛋白结构）内被消化。研究证明[117-119]，AD 中蛋白酶体的功能减退，AD 中蛋白累积，即淀粉样蛋白和纤维丝，造成蛋白酶体的抑制；反之，由于这些不溶性的蛋白质积累，引起消化蛋白的能力降低。白藜芦醇是一种发现于葡萄和红酒里的多酚物质，它能刺激蛋白酶体的功能。此外，一个最近的研究[120]证明，白藜芦醇可显著降低淀粉样蛋白的分泌量和细胞内 β – 淀粉样蛋白的聚集。这种降低作用与增加的蛋白酶体的活性相关。白藜芦醇是个非常安全的添加物，其使用剂量是每天口服 200mg。

第二节 AD 的营养物疗法

营养物可根据不同的情况进行选择。对于可能与 AD 的遗传风险有关的健康个体，对营养物的选择与已罹患 AD 的早期或晚期的病人不同。 来自多家美国研究机构的数据证实，人们可通过食用有机食物和维生素、矿物质、抗氧化剂和必需脂肪酸添加剂而受益。如果使用过程中出现 GI 副反应，可停用一段时间再恢复使用。此外，日常生活中应尽量避免暴露于生活中，应避免摄入铝，避免暴露于电磁场，如手机、传输线等，还应尽量避免应用 MSG 和阿斯巴特[121, 122]。

第三节 AD 的临床治疗策略

阿尔茨海默病（AD）是最常发生的老年神经退行性疾病，它影响着世界范围的 2.6 亿人，每年这一数字还在不断上升[123-125]。几乎所有治疗 AD 的药物均显示无效，急需有效的预防和 / 或延缓 AD 进展的治疗策略。

AD 是一种复杂的疾病，有多重的病因。早发性 AD 是其中一种少见的类型，它遵从常染色体显性遗传模式，绝大多数发生于可识别的淀粉样前体蛋白（APP）、早老素（PS）1 和 2 突变的病例。晚发性 AD 是一种散发性的疾病，占 AD 病人的 90%，病人带有一些遗传位点和危险因素，可用遗传学方法和生物信息学方法识别。这些发现形成了我们对 AD 发病机制的较为深入的理解，促成了 AD 的靶向治疗和临床试验的发展。目前，AD 治疗的新措施有以下一些，见表 1 的总结：

表 1 营养物治疗添加表

添加剂	剂量	服药频率	服药指南
多种维生素 - 矿物	按标签上的说明服用	按标签上的说明服用	胶囊粉剂
N- 乙酰半胱氨酸	200-500mg	每天 2 次	空腹服用
磷脂酰丝氨酸	100mg	每天 3 次	
白藜芦醇	200mg	每天 1 次	
姜黄	900mg	每天 1 次	
维生素 B_6	100mg	每天 1 次	
维生素 B_{12}	1000mg	每天 1 次	用甲基维生素
维生素 C	1gm	每天 1 次	
维生素 D	1000IU	每天 1 次	
维生素 E	200~600IU	每天 1 次	用 D-α 生育酚和混合性生育酚类

以机制为基础的治疗方法

1. 以淀粉样蛋白 Aβ 为靶点的治疗

根据淀粉样蛋白级联假说，AD 典型病理是早期无症状的大脑淀粉样变性，开始于临床症状发生前的许多年[126]。Aβ 在脑部的累积始于 Aβ 离开其在脑脊液（CSF）中的储存地，沉积在神经元表面和突触末梢后，形成毒性的聚集物。因此，在过去 30 年中 AD 的绝大多数治疗策略都是以淀粉样蛋白为靶点，通过 β 或 γ - 分泌酶抑制剂，抑制 Aβ 的生成，或通过主动和被动免疫，加速 Aβ 清除，防止毒性淀粉样蛋白聚集物的形成。

1.1 减少 Aβ 生成

淀粉样蛋白 Aβ 来源于 I 型跨膜蛋白 APP，经 β - 分泌酶和 γ - 分泌酶两次酶切后生成的产物。因而，对这两种酶的调控可抑制 Aβ 的生成，这已成为在研究中的治疗 AD 的策略之一。β 位点 APP 切割酶 1（BACE1）抑制剂在开始使用时受限，原因是药物输送入脑困难。但 BACE1 抑制剂的脑渗透不断被后续的研究证实，在动物模型中表现出降低 Aβ 的阳性结果 [43, 127]。然而，观察到的大多数 BACE1 抑制剂都不能超过 II/III 期临床试验，要么缺乏效能，要么出现长期的副作用。例如，Merck 终止了 Verubecestat（MK-8931）对轻到中度 AD 病人的临床前试验 [128-130]，后又终止了 NCT01953601 对 AD 前驱症状病人（APCES：β-淀粉样蛋白生成和对认知的作用研究）的治疗试验。尽管关于 BACE1 抑制剂临床试验的结果令人沮丧，然而一项研究证实，条件性敲除 BACE1 可完全逆转已形成的淀粉样蛋白的沉积，并能在有 5× 家族性 AD 转基因背景的小鼠模型改善认知功能，提示渐进性的 BACE1 抑制对 AD 病人是有益的 [131]。有人指出 BACE1 对于维持认知功能是必需的，且 BACE1 抑制剂并非对认知功能没有作用 [131]，但这些仍需要更多的研究来阐明 BACE 抑制剂对 AD 的作用机制，以确定 BACE1 抑制剂对成年 AD 患者的最佳使用时间窗，以及寻找不带有副作用的和对毒性物质脱靶的候选药物。γ-分泌酶复合物包括四种亚单位 [132, 133]，其中早老素（PS）显示出 γ-分泌酶的催化活性 [134-141]。γ-分泌酶与 APP 反应的底物有很多，其中最知名的是 Notch，已知它与 AD 和肿瘤的发生有关 [137, 142]。在研发小分子 γ 分泌酶抑制剂对 AD 的治疗方面，前人进行了很多的投资和努力。非选择性的 γ-分泌酶抑制剂可引起脑内 Aβ 的降低 [143]，同时引起 Notch 信号降低，导致胃肠道（GI）症状和免疫系统受损 [144, 145]。尽管对非选择性 γ-分泌酶抑制剂如 Semagacestat 在临床前试验中进行过测试，但却在临床 III 期试验中断，因为缺乏效果或甚至出现加重认知损伤的症状表现。另外，病人因不能忍受严重的脱靶效应，比如胃肠激惹综合征和皮肤癌。选择性 γ-分泌酶抑制剂包括 Notch 缺乏的 γ-分泌酶抑制剂和 γ-分泌酶调节剂。Gleevec（格列卫）是一种 Abl 激酶抑制剂，被发现可降低 Aβ 的生成，在原发性神经细胞和动物中通过分泌酶裂解 Notch [146]。据报道，Avagacestat 可通过抑制 Notch 裂解有限抑制 APP 的加工 [147]。然而在临床试验 II 期，Avagacestat 由于表现出明显的副作用而被迫中断其开发研究，提示可能存在 Notch 抑制，就像 Semagacestat 一样（NCT00890890）[148]。最近发展起来的 γ 分泌酶抑制剂松醇（NIC5-15）来源于天然产物，具有胰岛素敏感的特性。它目前正处于 AD 治疗的临床前 II 期试验 [129, 149]；非甾体抗炎药（NSAIDs）是一种 γ-分泌酶调节剂，已显示能将生成的 Aβ 从聚集型（Aβ 42）转变为可溶性更强的型（Aβ 38）[150]。NSAIDs 的中的 R-氟比洛芬 [103] 没能显示出对轻度 AD 患者的疗效。另外一种 γ-分泌酶调节剂 EVP-0962 显示出临床疗效的潜能，但是在轻度认知障碍（MCI）或早期 AD 患者的临床 II 期试验中没有显示出治疗效果[151]（NCT01661673）。

1.2 加速 Aβ 的清除

通过激活免疫系统而针对 Aβ 的疫苗治疗已成为治疗 AD 的一种手段[152]。但以 Aβ 为靶标的主动免疫治疗至今仍然失败，原因是自身免疫反应的干扰。在轻度到中度 AD 病人的一次主动免疫临床研究中，因部分病人在临床试验 II 期出现严重的脑膜脑炎而使研究被迫中断，这部分病人被检测到携带靶向全长 Aβ 1-42 肽的 AN-1792 疫苗（NCT00021723）[153]。后续疫苗的研发应以特异的 Aβ 表位为靶点，例如 ACC-001，它以 N- 末端 Aβ 1-7 肽段为靶点[129, 154]。目前，2 s- 代主动免疫疫苗已经发展到临床阶段（Affitope AD02 在临床试验 II 期终止）[155]；CAD106[129, 156] 仍处于临床 II/III 期试验中。

与主动免疫比较，被动抗 Aβ 免疫可能是更有希望治疗 AD 的策略。不过，最近的临床试验资料没有得出类似的结论。Bapineuzumab 是一种以 N- 末端 Aβ 肽为靶标的抗体，可作用于可溶性的 Aβ。但 Bapineuzumab 用于轻到中度 AD 患者的临床 III 期试验未发现有益的效果[152, 155]。Solanezumab 以 Aβ 16-24 为靶点，但只能识别可溶性的 Aβ，不能识别纤维性 Aβ，在轻度 AD 病人的临床 III 期试验中 Solanezumab 的应用被宣告失败[152, 157]。BAN2401 以可溶性的 Aβ 原纤维为靶点，完成了轻度 AD 患者的 II 期临床试验，这些病人已被证实大脑中有 β- 淀粉样蛋白症状[158]，出现阳性结果的是最大剂量治疗组患者为 10mg/ 千克，每两周。据报道，在治疗 18 个月的高剂量组中，患者的 AD 临床进展显著减慢，统计学显著性差异的结论是基于对慢性临床进展的 AD 病人采用 18 个月高剂量治疗，以及 AD 复合评分（ADCOMS）和 AD 估计值 - 认知评分（ADAS-Cog）的改善数据，并结合 PET 扫描揭示大脑淀粉样蛋白累积减少的结果。但由于研究人员担心会发生淀粉样蛋白相关的水肿异常的影像学（ARIA-E；based on AAIC 2018 Conference news），导致绝大部分 ApoE4⁺ 携带者都被排除在高剂量治疗组之外，所以对这个结果的解读必须谨慎。这个实验以 Crenezumab、Gante-nerumab 和 Aducanumab 及可溶性和聚集性的 Aβ 为重点（寡聚体和纤维状的 Aβ），目前正处于临床试验 III 期，用于有前期症状的、轻度和早期的 AD 病人。Aducanumab 临床试验和 Ib 期临床试验的结果证明，这些治疗可以剂量依赖性的模式降低有前期症状和轻度 AD 患者的淀粉样蛋白斑块的水平，此外，来自临床治疗 54 周后 AD 患者痴呆评分表总和（CDR-SB）及认知行为（MMSE）的结果证明，Aducanumab 可引起认知衰退的延迟。其安全性和耐受性由 ARIA 检测组提供[159]。除了抗淀粉样蛋白复合物除了酶抑制剂和疫苗外，还有其他作用机制相反的复合物。ALZT-OP1

最近被用于联合治疗研究，它对预防 Aβ 聚集和神经炎症有效，目前正处于临床前试验 III 期 [152]。GV-971，一种口服的低聚甘露酸钠具有在体外降低 Aβ 毒性的能力，目前正处于临床 III 期研究，用于治疗轻到中度的 AD 病人 [152]。抗淀粉样蛋白生成的小分子药物也正在进行临床研究中，如用于治疗 MCI、AD 和帕金森病（PD）的 Posiphen，已进入临床 I/II 期研究 [160]，ELND005 用于临床 I/II 期 AD 类痴呆的治疗试验 [161]，ALZ-801 用于 AD 临床 III 期的治疗 [152]。总之，Aβ 免疫的抗 Aβ 治疗的失败提示，对 AD 的晚期干预不能提供全面的效果。当前正在进行的被动免疫治疗临床试验，重点集中在有前期症状的 AD 病人，目的是检测抗淀粉样蛋白在"正确人群"的效果。另一方面，Aβ 疫苗主动免疫作为一种有效的预防 AD 的方法，仍需要在应用中检验，且许多安全问题需要考虑，如疫苗引起免疫反应的严重程度需要进一步研究。

2. 以 Tau 蛋白为靶点的治疗

Tau 蛋白是形成纤维缠结（NTFs）的微管结合蛋白，是 AD 的另一种神经病理标志物 [162, 163]。先前的报道提示，Tau 沉积与认知衰退的关系较淀粉样蛋白斑块密切 [164]，Aβ 诱导神经病毒性通过 Tau 高磷酸介导，引发毒性效应 [165-168]。因为抗 Aβ 的药物临床试验失败太多，故而针对 Tau 的治疗成为 AD 药物发展的热点。目前的治疗策略分为抑制 Tau 聚集，减少高磷酸化或减少 Tau 的后翻译修饰的毒性，以及促进 Tau 清除和预防 Tau 传播 [169]。

2.1 Tau 稳定剂和聚集抑制剂

大多数 Tau 稳定剂显示出毒性副作用，如紫杉醇和埃博霉素 D [129]。最近的一个针对轻到中度 AD，进行性核上麻痹（PSP），以及皮质基底综合征（CBS）病人的 Tau 稳定剂 TPI287 临床 I 期的试验传出令人振奋的结果，显示 TP1287 对认知表现和 / 或神经细胞的活性产生有益的作用。此临床试验目前仍在进行中，这款新的 Tau 稳定剂更加安全，具有更好的临床效果。与此相对应，一些 Tau 聚集抑制剂也正在进行临床试验。例如进入临床 II 期试验的 Rember [170, 171] 与 TRx0237 （LMTM）联合用于临床 III 期的轻到中度 AD 以及行为变异的额颞痴呆的病人 [172]，这个研究招募了由各种原因引起的痴呆和来自不同地区的 AD 病人，治疗组与安慰剂组的疗效共进行 6 个月，它们的结果将与应用 LMTM 的病人比较。该研究的初步结果包括 8F- 氟脱氧葡萄糖正电子发射断层扫描（FDG-PET）的影像和安全性，次级结果包括结构性核磁共振（MRI）影响，以及病人每天生活的认知和活动。

2.2 后翻译修饰中以 Tau 为靶点的治疗

以 Tau 为靶点的治疗集中在 Tau 的毒性后翻译修饰，包括：（1）抑制 Tau 高磷酸化激酶，如糖原合酶激酶 3β（GSK3）和细胞周期素依赖性激酶 -5（CDK5）；（2）促进 Tau 的去磷酸化酶磷酸盐 2A（PP2A）蛋白活性[173]；（3）调控 Tau 乙酰化和顺势改造[174]。在对 GSK3 抑制剂的临床试验中，没有治疗成功的结果。GSK3 抑制剂包括锂和丙戊酸钠，它们进入了 AD 治疗的 II 期临床试验[175，176]。NP-031112（NP-12）也进入了 IIb 期临床试验[177-179]。其他 GSK3 抑制剂如 paullone，并没有通过临床试验，因为存在产生细胞毒性效应的可能性[180，181]。除了 GSK3 抑制剂外，目前尚没有 Tau 激酶抑制剂进入临床试验，原因是存在一些限制性因素，如激酶特异性和不明确的安全因素。CDK5 既是选择性抑制剂又有临床效果[182，183]，但因为这些抑制剂的选择性与 CDK 家族的其他成员相比具有不确定性，对人的 CDK5 抑制的安全风险的了解很欠缺，因而需要在临床试验中检测。Tau 激酶的其他抑制剂如 JNK 和 DYRKIA 的研究结果令人沮丧，要么是阴性临床结果，要么存在严重的副反应[175]。除了 Tau 的高磷酸化，其他 Tau 的后翻译修饰，如乙酰化，都与 AD 的 Tau 病理相关[184-186]。其他治疗方法，如限制 Tau K280/K281 乙酰化[184]或通过蛋白去乙酰化减少 Tau 乙酰化酶 SIRT1[187]可恢复微管稳定性和 / 或改善动物模型中 Tau 相关的神经退行性变，以 Tau 乙酰化为靶点的治疗对于 AD 或其他的 Tau 病理是一种可行的治疗方法，但仍有待于在临床试验中进行验证。此外，Lu 及其同事的研究[188-190]证实，顺 p-Tau 转换可引起 Tau 毒素的结构变化，导致 Tau 聚集。一个顺 -p-Tau 的单克隆抗体可阻断这一现象。此外，另一个以 Tau 为靶点的治疗策略是抑制 O-GlcNAcase，它是一种从 Tau 除去糖的酶。以往研究认为，O 型 GlcNAc 糖基（O-GlcNAcylation）要么与同一个丝氨酸 / 苏氨酸残基的磷酸化竞争，要么简单地防止 Tau 分子间互相缠绕起来。在动物研究中，O-GlcNAcase 抑制剂遏制了 Tau 的磷酸化，防止其形成缠结，并促进神经元存活[191，192]。但尚需要进一步的研究以确定这些治疗策略的临床治疗效果。

2.3 抗 Tau 免疫治疗

抗 Tau 免疫治疗是基于对跨细胞 Tau 的传播发现的，该证据得到小鼠模型和临床研究的支持[193-196]。将免疫方法应用于 Tau 变性的原理是干扰异常 Tau 的传播过程[197]。使用高亲和力的抗磷酸化 Tau 的抗体是一种有希望的方法，可以在磷酸化 Tau 激活免疫的情况下不干扰 Tau 的物理功能[198]。一些采用激活免疫产生磷酸化 Tau 调节 Tau 病理的研究显示，AD 小鼠模型中 Tau 病理阳性结果减轻[141]。目前有两种活化的疫苗（AADvac-1 和 ACI-35）正在 AD 病人的临床试验中接受检测[129]。AADvac-1 是激活免疫情况下来自于 Tau 的人工合成肽，将进行临床 II 期试验[199]。

ACI-35 是一种以脂质体为基础的 16- 氨基酸，四棕榈酰磷酸 -tau 肽在轻到中度 AD 患者中进行临床 I 期实验。然而，一些学者认为 Tau 的免疫激活仍有待阐明，比如针对其他 Tau 表位区域的免疫反应，也称为表位传播，以及不可逆的激活免疫过程[172]。以 Tau 为靶点的被动免疫治疗对于 AD 是一个令人激动的策略，因为它可为细胞外间隙停止 Tau 病理传播提供可能。在一些 Tau 病理小鼠模型中，特定的 Tau 抗体可停止 NFT 病理的进展，甚至是在缠结形成后[199-203]。目前，ABBV-8E12，一种在细胞外抗 Tau 聚集的抗体，正在以 PSP 为靶点，带有阳性淀粉样蛋白的 MCI 患者身上进行 II 期临床试验。RO7105705，一种扁平的以六种人类 Tau 的异型的 N 末端为靶点的抗体正在进行临床 I 期试验，以大约每周 8400mg 的剂量在健康对照组和 AD 病人上进行测试。然而，关于内源性 Tau 的自身免疫，如对 Aβ 免疫治疗的担忧仍有待明确。Tau 病理与认知障碍之间的联系增加的认知衰退可被以 Tau 为靶点的治疗减慢或甚至停止。在本章讨论的治疗措施包括稳定微管，降低 Tau 聚集，抑制高度磷酸化或 Tau 的其他毒性修饰，以及针对 Tau 的主动和被动免疫，以促进 Tau 的清除和干扰 Tau 在细胞间的传播。

其他通过泛素 / 蛋白酶体上调清除和降解 Tau 及调节自噬 / 溶酶体通路也可能有效等方法不在讨论之列。

3. 以 ApoE 为靶点的治疗

ApoE4 基因是发生散发型 AD 最强的遗传风险因素之一[204]。目前已证实带有 ApoE2 基因型的个体发生 AD 的风险较低，且出现 AD 症状的年龄延迟。一些与 Aβ 依赖性[177, 205]和 Aβ 非依赖性相关的机制[206, 207]已被提出，ApoE 与 AD 的发病机制有关。体外和 / 或体内不同的以 ApoE 为靶的治疗策略被用于临床前动物模型试验，包括用小肽段阻断 Aβ -ApoE 间的相互联系[208-211]，操纵 ApoE 的水平[212]，或降低 ApoE 的表达[213]，降低病毒传递 ApoE2[213-215]，改变 ApoE 抗体[168, 216]的结构[169, 170]，促进化合物脂质化[171-174]和模仿 ApoE 的肽类[175-178]。

用一个 Aβ 的肽片段阻断 ApoE 和 Aβ 之间的相互作用可减少大脑淀粉样蛋白的累积，改善记忆缺陷[159, 161]，并降低 AD 转基因小鼠模型的大脑不溶性 Tau 的水平[179]。有趣的是，ApoE 免疫治疗可达到减少淀粉样蛋白负荷的效果[180, 181]，其机制可能是通过抗 ApoE 阻断了 ApoE-Aβ 相互作用。在斑块期[180]或斑块沉积后期[181]，抗小鼠 ApoE 抗体可用于减少淀粉样蛋白斑块的负载，提高 APP 转基因小鼠模型脑功能性连接和认知能力，抗 ApoE 治疗对小鼠[166, 167]没有明显的副作用。值得一提的是，虽然调节 ApoE 是治疗

AD 的一个方法，但与严重的血脂异常相关的 ApoE 缺乏[182]者在转到临床诊治前仍需要谨慎监测。

关于 AD 生物标志物的临床研究结果的报道仍存在争议，在比较 AD 病人和正常个体的 ApoE 水平之后得出了结论[183-186]。有趣的是，在动物模型上降低 ApoE3 或 ApoE4 的水平或增加 ApoE2 的表达可降低大脑淀粉样蛋白的沉积[165, 166]。这个结论可以用来评估那些可增加大脑 ApoE 水平的化合物的潜力[163, 172, 174, 175, 185-194]。例如，口服贝沙罗汀可正向调节 ApoE 的转录，增加大脑的 ApoE 表达，减少 Aβ 沉积和提高 AD 转基因小鼠模型的认知功能[162]。然而，后续的一些报告却不能"复制"出贝沙罗汀对小鼠模型的有益效果[190]。贝沙罗汀的副作用包括肝衰竭和在 AD 病人的 II 期临床试验中缺乏降低大脑淀粉样蛋白负载的能力，于是人们减少了对这种药物的热情[195]。另一方面，通过 APP 转基因小鼠评估病毒载体对人的 ApoE 的传送，揭示 ApoE2 可降低淀粉样蛋白斑块的负载，而 ApoE4 可增加斑块的负载[164, 165]。类似的结果在小鼠身上得到验证，对以 ApoE4 为靶基因的小鼠（TR）（无人 APP 转基因背景）[196] 的 Aβ 水平进行观察，发现基因治疗增加 ApoE2 的表达可能是有益的[141]。但这个结论需要进一步确定，例如基因沉默 VS 基因表达增加[197]。

以 ApoE 为靶点治疗 AD 的另一方法是通过对 ApoE 特性的修饰进行的，如 ApoE 结构修饰和脂质化促进剂的应用。据报道，ApoE4 的 Arg61 和 Glu255 残基相互作用引起 ApoE4 的结构改变[198, 199]。因此，一种潜能性的治疗是改变 ApoE4 的病理结构。例如，最近的一项研究采用来源于 ApoE4 受试者的诱导型人的神经元，实验结果显示，用 ApoE4 小分子结构校正剂治疗，可降低 ApoE4 片段的水平，增加 GABA 能神经元的数目，也能降低 p-Tau、Aβ 40 和 Aβ 42 的生成和 / 或分泌[170]。此外，ApoE 的脂质化能显著影响它的功能[200]，ApoE 异型间的不同特性和脂质化已有报道。ApoE4 被发现在人类和 ApeE4 小鼠[202, 203]脂化不良[201]，且通过激活核受体通路（LXR/RXR-ABCA1 轴）促进 ApoE4 脂化，这是 AD 的一个治疗策略[193, 204, 205]。然而，潜在的问题是增加 ApoE 水平和加剧 ApoE4 的有害作用的可能性[157]。未来的工作需要探索 ApoE 脂质化的功能是怎样通过大脑脂质体内平衡而调节的[177]。值得注意的是，ApoE 基因型对于决定 AD 临床试验疗效是个重要因素[177]。例如 Bapinuezumab（一种治疗 AD 的药）的 III 期临床试验显示，ApoE4+ 和 ApoE4 的病人的治疗反应有显著性差异[206]。同样，心血管健康认知研究的实验数据提示，非甾体类抗炎药（NSAIDs）对 AD 发生的对抗作用的保护效果，仅能在 65 岁及以上的 ApoE4 + 个体中出现[207]。更重要的是，发生 AD 的风险在 ApoE4 + 的女性较

ApoE4 + 的男性显著增高 [208-210]。总体来说，ApoE 基因型的潜在作用和它与性别的关系需要谨慎考虑，特别是设计临床试验评估 AD 的治疗效果时。

4. 神经保护治疗

由多种因素造成的突触障碍，包括毒性聚集、神经炎症是 AD 的标志之一。大部分的 AD 临床治疗试验重点是以淀粉样蛋白 Aβ 和 Tau 为靶点的神经保护策略，但这些机制也是由上述两种蛋白触发的。

4.1 神经营养素及其受体为基础的治疗

人们对神经营养素（Neurotrophins，NTs）和以它们的受体为基础的 AD 治疗已经探索了多年，这是基于 NTs 对 AD 的多种营养作用和受体信号作用 [211-217]。然而，NFs 的药理学特征，如短的血浆半衰期、口服生物利用度差以及透过血脑屏障差、脑组织弥散度有限等，制约了它们的临床应用 [218-220]。作为另一可选择的策略，基因转移技术目前已应用于以 NTs 为基础的 AD 治疗。在一个 I 期的临床前试验中，基因修饰和表达神经生长因子（NGF）的自体成纤维细胞被移植入 8 位 AD 病人的基底前脑区域后，改善了病人的认知衰退率，增加了大脑代谢活性（由系列 18 氟脱氧葡萄糖 PET 扫描揭示 [221]）。大脑的尸检证实，病毒传送的 NGF 确实是持续表达并具有活性的 [222]。除此之外，还观察到轴突朝 NGF 来源的方向和肥大细胞出芽 [223]。后续的 II 期临床试验招募了 49 名轻到中度 AD 病例，随机分派接受脑内注射 AAV2 NGF 或假手术操作。由于 AAV2-NGF 传送易于耐受，它并不影响临床的结果，但 2 年后或影响了对 AD 生物标志物的选择 [224]。有人提出这些结果是不可靠的，因为病例样本较小。此外，对治疗组中是否病毒的传送达到了预先 NGF 表达的目标还需要进一步研究。NT 受体为基础的治疗重点集中在以 P75 为靶点，原肌球蛋白受体激酶 A（TrkA）和 TrkB 受体。以 P75 为靶点的治疗目的是发展可抑制退行性变的 P75 信号的小分子 [225, 226]，以及甚至在 P75 不存在时可促进存活 [226, 227]。一种称为 LMA11A-31 可渗透到大脑的小分子，可对抗 Aβ 和 Tau 的毒性，防止动物模型中突触功能丧失、神经突变性、小胶质细胞激活以及认知缺陷 [228, 229]。这个化合物逆转了 12 月龄的 AD 小鼠的变性 [230]，并修复了轻度 AD 小鼠中与年龄相关的胆碱能神经元的丢失（CTAD 2017 会议报道）。在一个 I 期临床试验中，单个或多种 LM11A-31 剂量被年轻或老年的志愿者耐受，未见不良事件的报道。正在进行中的 IIa 期临床试验重点集中在轻到中度 AD 病人，LM11A-31 将观察两种剂量的效果。先前争议的报道牵涉到以 TrkA 为靶点的 AD 的复杂的治疗措施，比如结果显示 TrkA 激活对 AD 小鼠模型细胞的阳性作用 vs 实验材料显示 TrkA 抑制的有益作用 [231, 232]。一系列小分子配体已得到发展，它们要么与 TrkB 结合并激活，要么与 TrkB 和 TrkC 二者结合，同时结合下游的信号通路效应器，证明这些小分子在体外和在野生型动物中的有益效果[226, 233, 234]。全身注射 TrkB 激动剂 -7，8- 二羟基黄酮（7，8-DHF）可减少大脑淀粉样蛋白的负载，防止突触丧失，并改善了 5XFAD 小鼠的认知缺陷[235-237]。然而，后续的工作却没有在 APP/PS1 转基因小鼠模型显示其降低病理或改善认知缺陷，这可能是 7,8-DHF 有限的生物利用度引起的[238]。

总而言之，NTs 及其受体为基础的治疗具有协同细胞内信号的潜能[186]，具有从多角度研究 AD 病理机制的可行性，但是这些策略在应用于临床前需要谨慎地评估。

4.2 以神经炎症和氧化应激为靶点的治疗

这类治疗研究涉及把病毒感染与抗菌、先天免疫反应及 AD 风险基因的调控联系起来[275, 276, 277]。与这些研究一致，一项已启动的 II 期临床试验研究抗病毒药物伐昔洛韦治疗轻度 AD 病人后血清中出现单纯疱疹病毒 1 或 2 抗体阳性的结果（NCT03282916）。在设计这个临床试验时，ApoE 基因被纳入考虑。检测的指标包括由 PET 和 CSF 揭示的 ADAS cog 和 ADCS-ADL 分数，以及 Aβ 和 Tau 负荷。此外，MRI 显示的皮质厚度的结构性变化，嗅觉识别缺陷，以及从基线到 78 周的抗病毒抗体滴度变化都将被评估。这一研究将直接探讨病毒感染是否是 AD 的病因，或对 AD 的病理形成所起的作用。

非机制为基础的治疗方法

1. 有症状的认知增强剂

有症状的治疗目的是增强认知。胆碱脂能抑制剂（AChEIs）和 N- 甲基 -D- 天冬氨酸（NMDA）受体拮抗剂（美金刚）以调控胆碱能和谷氨酸功能为重点。AChEIs 能减少乙酰胆碱从胆碱能神经元的释放，从而增加突触传递。有证据显示 AChEIs 可改善轻到中度 AD 患者的认知和大脑功能状态[278]。然而，该疗效会随着治疗时间的延长而减弱，原因是体重减轻和晕厥引起的副作用[278]。美金刚可通过阻断过度兴奋的 NMDA 受体，防止谷氨酸盐释放，抑制神经毒性[279]。美金刚也能抑制和逆转 Tau 高度磷酸化，且只有轻度的副反应[280]。美金刚与 AChEIs（Namzaric）的联合疗效已在中到重度 AD 病人的治疗中得到验证[281]。

其他以神经递质为靶点的治疗研究也在进行中。目前，两种复合物的 II 期临床前试验正在进行：α-7 烟酸激动剂 Enceniclin 和血清素 5-HT6 拮抗剂[282, 283] Idalopiridine 的初步结果显示阳性[284]。而最近一项用 Idalopiridine 治疗 AD 的 III 期临床试验揭示该药对认知功能改善无效[285]。组胺 H3 受体拮抗剂的临床试验也没有显示出相应的益处

[286, 287]。单胺氧化酶（MAO）B 抑制剂雷沙吉兰在 II 期的临床试验中被用于轻到中度 AD 病人，目前正在评估其对脑代谢的疗效[288]。而在进行的一项临床 II 期试验中，拉多替吉，一种胆碱酯酶抑制剂和 MAO-B 抑制剂被联合应用，初步结果显示没有疗效[289-292]。而在另一项以延迟 MCI 转化为 AD 为靶点的临床试验中，选择性认知和脑 MRI 检测上，拉多替吉显现出有益结果的倾向。

以突触功能为靶点的治疗也进行了一些检测，包括蛋白激酶 C ξ（PKC ξ）激活剂、Fyn 激酶抑制剂和磷酸二酯酶（PDE）抑制剂。如苔藓抑素能激活 PKC ξ 的因子，减少 PKC ξ 的活性，而其活性与 AD 动物模型突触和认知功能损伤相关[293]。此外，Fyn 激酶也与突触功能和 AD 发病相关，Fyn 通过调节 NMDA 谷氨酸盐受体亚单位 NR2A 和 NR2B 的运输在突触可塑性中发挥重要的作用[237-240]。Fyn 缺陷小鼠表现出长时程电位（LTP）抑制和情境恐惧记忆功能受损[294-298]。另一方面，Fyn 被发现可通过抑制 A β 与促代谢性谷氨酸受体 mGluR5 的相互作用在后突触浆膜介导 A β 的毒性[299-301]。Fyn 也可对树突的 Tau 进行磷酸化[300, 301]。据临床研究报道，沙拉替尼（AZD0530），一种具有高效能的 Fyn 和 Src 激酶的 Src 家族激酶抑制剂，改善了 AD 转基因小鼠突触功能障碍和空间记忆损害[299]。AZD0530 对 24 例轻到中度 AD 病人的临床前 Ib 期治疗研究提示，该药安全、有效且有良好的耐受性，具有良好的 BBB 渗透率[301]。另一项在轻度的 AD 病人中进行的 II 期临床试验中，参与试验的病人都经过了淀粉样蛋白的影像检测，该实验使用两种剂量的 AZD0530（100mg 和 125mg，每天一次，持续用药 12 个月），并与安慰剂组进行比较，这项研究在试验设计时考虑了 ApoE 基因型的影响。

目前已对 AD 治疗中涉及的 PDE 抑制剂和认知增强剂进行了探索。作为关键酶水解第二信使，环腺苷一磷酸（CAMP）、环鸟苷酸（cGMP）和 PDEs 在调节脑功能关键的号通路中发挥着重要作用。发展 PDE 抑制剂用于 AD 治疗的主要挑战是狭窄的剂量反应范围和对特异性抑制剂的选择，以 PDE3，4 和 9 为靶标的 11 个抑制剂目前以进入了 AD 临床试验[302, 303]。PDE3 抑制剂西洛他唑的试验研究证明，它对 MCI 和 AD 病人的认知功能有效[304-306]。一项正在进行的 IV 期临床试验正在研究西洛他唑对 AD 患者皮层下白质高密度的作用。此外，从 PDE4 抑制剂 HT-0712、罗氟司特和 BPN 14770 以及 PDE9 抑制剂 BI409306 和 PF-004447943 所得的结果对确定其临床有效性有限[307, 308]。

2.AD 的预防和干预

与脑卒中类似，AD 的预防和干预是神经科关注的重要领域。AD 的预防可分为二级和初级预防干预。二级预防的关键是启动以机制为基础的干预措施，以期治疗潜在的病理生理变化，以防止认知症状继续发展[309]。与二级预防试验不同，初级预防试验寻求降低 AD 发生的风险[310]，包括生活方式干预、共病治疗和采用多技术干预等措施。

2.1 二级预防干预措施

自从 2011 年以来，全球合作致力于二级预防的试验包括：（1）API 常染色身体显性遗传性 AD（ADAD）；（2）API ApoE4 试验；（3）DIAN 试验单元（DIAN-TU）；（4）无症状性阿尔茨海默病（A4）的拮抗淀粉样蛋白 Aβ 治疗；（5）TOMMORROW 试验，API，DIAN 和 A4 已形成了一个保护群，称为阿尔茨海默病预防合作联盟（CAP），以维持关于研究设计和结果验证方面的规则的交流对话。以上这五项试验中的四项已达成共识，需要继续进行验证的是淀粉样蛋白假说，以确定认知结果的意义[311]。研究中提出的问题包括安全检测 ARIA 患者的指南[312]，改良认知检测的结果，AD 早期接受药物治疗的研究，以及对接受治疗病人的监测[312，313]

2.2 初级预防干预

初级预防以特异的生活方式干预为靶标，通常包括心血管疾病或代谢性的发病风险因素的管理，饮食和运动方式的改变，认知刺激、培训及社交参与等[311]。高血压和高血脂是两个主要的心血管危险因素，AD 和痴呆的预防也通常以这两个因素为靶标。欧洲收缩期高血压（Syst-Eur）研究，也称为血管性痴呆研究计划，发现收缩压降低至少 20mmhg 或低于 150mmhg[314] 的脑卒中患者，对防治痴呆是有益的。

研究还发现，生活干预可减少 50% 的痴呆发生，AD 引起的痴呆只是其中的一个类别。据统计，在 1000 个接受 5 年抗高血压治疗的群人中，19 例可通过预防措施防止痴呆的发生。最近一项心脏研究的结果揭示，痴呆的发病率在过去 30 年中有所降低，这与随时间进展的心血管健康的改善相关[315]。此外，高血脂是否能作为 AD 的一种潜在的危险因素，仍然存在争议。

正在进行的心脏保护研究（HPS）和老年人普伐他汀风险的前瞻性研究（PROSPER）[316] 采用了同样的纳入标准，应用 Cochrane 评估他汀类药物对 AD 的疗效。然而，这两个试验的结果都没有证明他汀类药物对 AD 预防或认知衰退的有益效果[317，318]。

AD 预防的另一个重点是糖尿病。最著名的临床试验是多点随机研究，也称为控制糖尿病合并心血管病的策略，糖尿病患者的危险因素（ACCORD-MIND）的亚研究提示，接受强化控制血红蛋白 A1c（控制在 6% 以下）的患者，MRI 检测显示其总的脑体积增大，但与血红蛋白 A1c 在 7%~7.9% 之间对照组相比，认知评分没有显著差异[319]。

另一方面，在 AD 患者中观察到胰岛素抵抗，形成了评估胰岛素和胰岛素增敏剂的基础[320,321]。胰岛素治疗 MCI 和 AD 患者的早期研究表明它对认知功能具有有益的作用[322-324]。一项正在进行的针对 MCI 和轻度 AD 患者的 I/III 期临床试验（SNIFF：鼻腔给胰岛素对健忘的治疗）将探讨鼻内胰岛素给药对认知衰退、大脑体积减小和 CSF 生物标志物改变的作用。胰岛素增敏剂，如二甲双胍[325]及过氧化物酶体增殖物激活受体 γ - 激动剂吡格列酮[326]已应用于 AD 的临床试验，未来需要对临床效果进行随访。

非药物的干预，如饮食、运动、认知训练以及维生素添加也参与了 AD 的预防试验。最有希望的饮食干预是地中海饮食（MIND），因其包含丰富的水果和蔬菜及橄榄油和鱼类。来自三个城市（3C）的研究结果显示，坚持食用地中海饮食的参与者的迷你心理状态检查（MMSE）有较慢的衰退率，但是其他认知指标却没有变化[327]。研究还显示，地中海饮食干预方式可减少 50% AD 的发病风险，且其保护作用持续较长时间，超过饮食追踪的期限[328,329]。一项正在进行中的预防 AD 的试验以 65 岁及以上的体重超重的个体为研究对象，未伴有认知损害，但饮食习惯次优，该研究探索了地中海饮食（MIND）在 3 年期间对认知衰退和脑退行性变的效果。

一些研究调查了体育运动与 AD 之间的关系，尽管来源于干预治疗的综述支持二者之间的正相关关系，但是仍有二者关系相反的报道[330]。而目前并无翔实的证据可确认特定的体育运动方式对 AD 有预防作用，包括运动的种类，频率、强度和持续时间等[330]。总起来说，体育活动结合社会认知刺激，以及饮食调整可能对 AD 发生的风险减少更加有益[330]。例如在一项关于身体素质对老年人衰老作用（FABB）的研究中，研究对象主诉记忆下降，但没有发生痴呆，在经历 6 个月的体育锻炼后，这些人出现了中等强度的认知改善（ADAS-cog 分数增加 0.26 个点），而对照组认知衰退了 1.04 个点[331]，这充分证明体育活动与地中海饮食相结合与 AD 发生率显著降低相关。对于那些饮食健康和体育活动分数高的人，AD 发生的危险比率为 0.65[332]。除了体育活动外，认知训练的效果也在研究中进行过评估。迄今最强的一项对独立且有活力的老年人的高级认知训练结果提供的证据显示，认知干预对减少老年人认知损害是有益的[333]。

在过去 10 年间，用天然产物防治 AD 的研究也非常的活跃，比如维生素 E、银杏叶和 ω-3 脂肪酸都被用于 AD 的预防。但基于最近的综述，没有证据提示维生素 E 对防止 MCI 转化为 AD，改善 MCI 或 AD 病人的认知功能起到有益的效果[334]。然而，一个独立的关于维生素 E 和美金刚联用治疗 AD 病人的研究结果提示，维生素 E 可能延迟 AD 病人的脑功能衰退，在 4 年的研究中至少每年延迟了 19%[335,336]。

对银杏叶提取物 EGb761 的临床研究显示其对 AD 的预防没有效果。在银杏对记忆的评估研究（GEM）中，共纳入年龄在75岁及以上3069例认知正常的老龄个体，其中482个具有MCI的症状，历时6年的随访研究结果显示，银杏叶片不能防止正常的老年人或MCI个体的认知衰退[337, 338]。另一项Guid Age的临床试验，也从2854例主诉记忆障碍、接受同样的银杏叶提取物治疗5年的患者中得出了同样的结论[339]。

ω-3脂肪酸与AD有着复杂的关系，据一篇发表的综述，在11个对ω-3脂肪酸疗效的观察研究中有7个具有阳性结果，但在4个临床试验中却没有一个显示ω-3脂肪酸对痴呆有预防和治疗作用[340]。其中一个临床试验的结果显示，ω-3脂肪酸在Docasahexaenoic Acid Study（MIDAS）[341]研究中可改善记忆。未来要确认ω-3脂肪酸防治AD的效果，需要进行更大样本的临床试验，并尽可能地采用多种方式联合干预AD。

以防治脑血管疾病危险因素为重点的多种联合干预联合试验包括：（1）对血管性痴呆的深入预防性研究（PreDIVA）；（2）早期的老年病学干预，以防止认知损害和残疾[342]；（3）AD的多区域预防性试验（MAPT）；（4）多种形式联合预防AD的临床试验（MIND-ADMINI）。

这些正在进行的多中心试验重点强调国际合作和研究设计标准化。这些策略在AD临床研究中是独特的，因为它们是随机的和对照性的试验，发挥联合治疗AD的作用。

2.3 AD药物未来的发展方向

正如AD发展的研究所示，AD发病的潜在机制将引导未来药物开发及其努力方向。在过去的二十几年中，我们知道淀粉样蛋白可能不是唯一的关键节点或唯一的AD相关作用机制。Tau改良药物已得到发展，由于其他领域，如在肿瘤、心血管和感染疾病的治疗方面的药物[311]的发展，为联合治疗AD开启了大门。

生物标志物有助于AD的临床诊断，它的重要性越来越受到重视[343]。AD的生物标志物包括关键的蛋白，它们能反映AD的病理，如淀粉样蛋白Aβ和Tau，以及反映神经元损伤、由多种影像学检测所显示的疾病发生和进展提示的区域性异常的生物标志物[344]。AD临床试验合并生物标志物，可使实验设计中干预的时间精确化，也使被干预的病人群体能准确确定，且干预结果可被监测。例如，Tau的PET成像已用于精确地判别AD临床前的阶段，并可作为AD预防试验的重要的检测指标。我们的目标是发展一种利用多种生物标志物预测AD危险人群中痴呆转化和进展可能性的指标[344]。最近一些AD临床试验的失败让我们意识到，当AD进展到一定阶段，过度的退行性变逐渐成为不可逆的，此时脱轨的神经网络就不能被简单地通过减少淀粉样蛋白的负载或减少氧化应激而得到修复。当前的药物研发已转移到 AD 早期阶段的预防上了[311]，研究显示早期预防能减慢疾病的进展。当干预措施开始于疾病的早期时，认知增强的训练和生活方式的改变，都可能协同性地对减慢 AD 的进展。其他策略重点集中于多靶点药物的开发和药物在 AD 的重新定位[99]。

第四节 AD 的中草药治疗

AD 临床治疗常用中草药 [345-351]

1. 石杉碱甲（HuperzineA，HupA）

Hup 是从石杉科石杉属蛇足杉（Huperziaserrata）（俗称千层塔）中分离得到的一种天然新型石松类生物碱有效单体。与其他用于治疗 AD 的药物比较，由于其独特的化学结构，HupA 具有脂溶性高、分子量小、易透过血 – 脑屏障的特点，从而更容易发挥药效。AD 病理过程中老年斑（Senile Plaque，SP）起重要作用，其主要组成成分之一的 Aβ 具有明显的神经毒性，可通过氧化应激、兴奋毒性、能量耗竭、炎症反应及神经细胞凋亡等过程导致神经细胞死亡。Aβ 前体蛋白 APP 有 2 种代谢途径，即 α – 分泌酶介导产生的非 Aβ 途径和 β 分泌酶介导产生的 Aβ 途径。前者最终产生 C 末端 APP（CTFα）和可溶性 APP（sAPPα）。其中 sAPPα 具有营养神经和保护神经的作用，可以促进神经突触生长，调控突触形成，稳定神经元中钙离子（$Ca2^+$）的动态平衡等。研究发现，在灌注 Aβ1~40 后形成的 AD 鼠模型中，腹腔注射 Hup A 可以明显改善 Aβ 引发的 sAPPα 水平下降，细胞模型实验也证实 HupA 可以提高 sAPPα 和 CTFα 的水平，降低 Aβ 负荷。HupA 调节 APP 蛋白的代谢很可能是通过活化蛋白激酶 C（PKC），促分裂原活化蛋白激酶（MAPK）和毒蕈碱样乙酰胆碱（mACh）受体来实现的。因为在成神经细胞瘤细胞中，HupA 所介导的 sAPPα 的释放可以被上述 3 者的药阻断。而乙酰胆碱（ACh）水平的增加也可以促进 mACh 受体 m1、m3 介导的 PKC 途径，所以 HupA 可以提高 Ach 水平，有助于增加 sAPPα 的表达，使 AD 症状得到缓解。

2. 六味地黄

六味地黄以熟地为君，滋肾阴以填精；山茱萸、山药为臣，以补肝脾，三补以培其本；泽泻、丹皮、茯苓三泻以治其标共为佐。主要功用是滋补肾阴。临床研究证明六味地黄能明显提高记忆力、增加反应速度、改善认知能力，这一点在 AD 的治疗上得到了验证。而降低血浆和海马中皮质酮水平，减轻皮质酮水平过高对中枢学习记忆功能多环节的损害就是六味地黄改善学习记忆功能的主要机制之一。另外，六味地黄通过调节海马中与学习记忆有关基因的表达，作用于海马的突触传递过程，促进长时程增强效应（LTP）的诱生，发挥益智作用。近代药理学表明，在中医临床中被广泛应用的六味地黄汤（LW）具有抗衰老、抗氧化和清除自由基活性的作用，同时可以抗记忆缺失，改善啮齿类动物的学习能力。另外，六味地黄汤（LW）还可以增强大鼠的认知功能，促进大鼠海马齿状回神经再生。但是，对于 LW 延缓衰老、改善学习记忆的具体机制并不十分清楚。

3. 人参（Ginseng）

中枢学习和记忆及认知功能的正常发挥与中枢胆碱能神经元有密切关系。人参的有效成分人参皂苷具有中枢拟胆碱活性和拟儿茶酚胺活性，不仅能增加乙酰胆碱的合成和释放，还能显著提高动物脑干、纹状体、海马等部位 5-羟色胺（5-HT）的含量。用人参皂苷 Rg1 对 β-AP（25~35）所致小鼠拟 AD 学习记忆功能障碍的作用研究发现，Rgl 可明显改善 β-AP 所致小鼠被动回避、空间学习记忆能力及皮质海马组织活性的下降。其机制之一可能是 Rgl 提高小鼠皮质和海马组织乙酰胆碱转移酶活性，且对乙酰胆碱酯酶具明显抑制作用，使脑内乙酰胆碱含量升高，并可提高中枢 M 胆碱受体密度，从而改善小鼠学习记忆能力。人参皂苷的另一个效用就是可剂量依赖性增强海马齿状回突触传递活动和高频刺激所诱导的长时程增强，增加海马突触数等。而学习记忆的能力与海马齿状回分子层突触的数量和大小密切相关，因此通过这一途径也可使 AD 患者的记忆能力得到改善。

（4）远志（Polygala）

中药远志为远志科植物细叶远志（Poloygala Tenuifoliawild.）或卵叶远志（PolygalasibiriaL）的干燥根，具有安神益智、祛痰开窍、消肿散痈之功效，常用于治疗心神不安、失眠、健忘、神经衰弱等。药理研究表明，远志总苷在抗衰老、保护脑等方面具有广泛的生理活性，如远志根的水提液对肿瘤坏死因子（TNF-α）和白细胞介素（Interleukin-1，IL-1）有明显的抑制作用，对中枢神经系统产生了明显的抗炎效果，提示远志可通过改善免疫状态而提高学习记忆能力。实验表明，远志能够明显提高模型大鼠学习记忆能力，降低模型大鼠脑组织中升高的 AChE 活性，说明远志对 AD 模型大鼠胆碱能系统功能减退有一定的治疗作用。

5. 三七（San Qi）

三七是五加科人参属植物，以根部入药，具有活血止血功效。含有皂苷、黄酮、多糖、三七素和氨基酸等物质，其中三七总苷是三七主要活性成分。一般认为三七改善记忆的原因是减少了胆碱能神经元的损失，即改善学习认知和记忆能力的机制主要与调节脑内神经递质的含量或者增加脑内神经递质受体有关。近年对三七的研究发现，三七具有抑制 Aβ 对神经细胞的毒性伤害作用，还可阻止 Aβ 的产生。临床上，AD 患者服用抗氧化药（如维生素 C 等）能明显改善 AD 的症状，而三七具有抗氧化作用。研究表明，三七总皂苷能提高老年痴呆模型大鼠血清 SOD、CAT 和谷胱甘肽（GSH）的含量，这些抗氧化性的增高反映三七总苷具有保护模型大鼠免受自由基氧化破坏的效果，即三七可通过抑制脑内氧化反应，减少神经细胞损伤，防止大脑的老化和 AD 的进一步发展。

常见制剂在 AD 治疗中的应用进展

1. 当归芍药散（DSS）

DSS 源于汉代张仲景《金匮要略》，由当归、白芍、川芎、茯苓、白术、泽泻等 6 味药组成，具有泄肝补血、健脾利湿功效，以往主要用于治疗妇科疾病，目前已用于治疗 AD。现代药理研究显示，DSS 可改善中枢胆碱能、儿茶酚胺能系统的功能，使 Aβ 诱导的动物海马 N 型受体数目增加，提高胆碱乙酰化酶 ChAT 的活性，促进受体的合成，进而提高海马、齿状回胆碱能阳性神经原纤维的数量，抑制 Aβ 聚集和纤维形成。有报道 AD 患者服用 DSS 6 个月后，智力和日常生活能力均有明显改善。总之，DSS 有上百年的临床实践及多靶点的作用优势，在 AD 的治疗中越来越受到人们的关注。

2. 补阳还五汤

补阳还五汤由黄芪、党参、茯苓、远志、川芎等中药组成，其中黄芪、党参功善补元气，安神增智；桂枝温通心脉、活血利水；茯苓为"治痰主药"，兼具安神；远志宁心安神，化痰通窍；赤芍、川芎不仅活血行气且有升散之性，能上行头目。全方具有益心气、通心阳、化痰通窍活血之功效，实为标本兼顾之方。中医中并无 AD 的名称，根据其主要临床表现，应归属于"神志病"的范畴。本病主要与脏腑功能失调、气血运行失常有关，特别是心气血不中、神失所养为其发生发展之本，而痰滞淤阻、机窍不利为其标。实验表明，补阳还五汤可能通过抑制 AD 脑中核转录因子抑制蛋白-α（IκB-α）的表达，使核转录因子 NF-κB 活性下降，从而调控脑组织免疫炎性细胞因子、环氧化酶 2 （COX-2）和一氧化氮合酶（nNOS）等基因表达；减少中性粒细胞浸润，有效减少神经元及星形胶质细胞退行性改变，通过合理控制免疫炎症级联反应减轻脑组织神经元损伤，从而达到治疗 AD 的目的。

3. 强脾益智胶囊

AD 属于中医学"呆症"。强脾益智胶囊并未从以往的肾治疗入手，而是从脾调和气血来治疗痴呆。脾本质的大量研究发现，外界食物中营养的摄取和全身输送均靠胃肠道的功能，这与中医所指胃的受纳和脾的运化，胃气衰则会影响它们的质和量从而影响气血运行原理相同。而对于中老年的临床研究发现，在总抗氧化能力下降者中，脾虚者明显多于肾虚者，说明脾虚与总抗氧化能力之间关系十分密切。根据现代药理研究结合实验结果，强脾益智方中何首乌能增加 GSH 水平从而保护脑神经元，大大增强了黄芪、人参抗氧化延缓衰老的作用，三者协同活血药物强强联手增强机体免疫力，改善记忆，治疗 AD 效果显著。

由于 AD 的病因学和发病机制尚未研究清楚，现有的治疗或研究方向绝大多数从某一环节或病理现象着手，无特效治疗手段或逆转疾病的药物。而就 AD 的发病机制而言，可能是多途径、多病因所致。因此，虽然目前 AD 的治疗在临床上取得了一定进展，但效果仍不令人满意。寻找新的更为有效的治疗方法与药物势在必行。我国中医药的文化背景丰富，在 AD 治疗方面广阔的前景，有待人们深入研究探索。

第五节 结论

阿尔茨海默病是一种复杂的多因素疾病，其发病机制仍须进一步阐明。对 AD 的发病机制和进展需要一些新视角，针对多种机制的正在研发中的或重新规划目的的药在 AD 治疗上显现了新的希望。此外，新的生物标志物和影像诊断技术在过去十年中也得到了迅速发展。但这些技术在临床实践中的应用仍需要不断优化。

最后，我们正跨入"大数据"时代，精确医学的概念被引入 AD 领域，这种以病人为中心的方法集中在筛查早期危险因素以及检测疾病的病理生理。通过特异靶点和生物标志物的诊疗策略，我们既能达到安全有效防治 AD，又能以每个病人的疾病为特征，实现个体化治疗。

参考文献

[1] KASPAROVÁ J, DOLEZAL V. beta-Amyloid, cholinergic neurons and Alzheimer's disease[J]. Cesk Fysiol. 2002, 51(2): 82-94.

[2] MARK RJ, BLANC EM, MATTSON MP.Amyloid beta-peptide and oxidative cellular injury in Alzheimer's disease[J]. Molecular Neurobiology. 1996, 12(3): 211-24.

[3] LUKIW WJ, BAZAN NG. Neuroinflammatory signaling upregulation in Alzheimer's disease[J]. Neurochem Res. 2000, 25(9-10): 1173-84.

[4] SIMIC G, BABIC LEKO M, WRAY S, et al. Monoaminergic neuropathology in Alzheimer's disease[J]. Prog Neurobiol. 2017, 151: 101-38.

[5] CEDAZO-MINGUEZ A, COWBURN RF. Apolipoprotein E: a major piece in the Alzheimer's disease puzzle[J]. J Cell Mol Med. 2001, 5(3): 254-66.

[6] ITOH K, CHIBA T, TAKAHASHI S, et al. An Nrf2 small Maf heterodimer mediates the induction of phase II detoxifying enzyme genes through antioxidant response elements[J]. Biochemical and Biophysical Research Communications. 1997, 236(2): 313-22.

[7] HAYES JD, CHANAS SA, HENDERSON CJ, et al. The Nrf2 transcription factor contributes both to the basal expression of glutathione S-transferases in mouse liver and to their induction by the chemopreventive synthetic antioxidants, butylated hydroxyanisole and ethoxyquin[J]. Biochem Soc Trans. 2000, 28(2): 33-41.

[8] CHAN K, HAN XD, KAN YW. An important function of Nrf2 in combating oxidative stress: detoxification of acetaminophen[J]. Proc Natl Acad Sci U S A. 2001, 98(8): 4611-6.

[9] YANG X, YANG Y, LI G, et al. Coenzyme Q10 attenuates beta-amyloid pathology in the aged transgenic mice with Alzheimer presenilin 1 mutation[J]. J Mol Neurosci. 2008, 34(2): 165-71.

[10] ONO K, HASEGAWA K, NAIKI H, et al. Preformed beta-amyloid fibrils are destabilized by coenzyme Q10 in vitro[J]. Biochem Biophys Res Commun. 2005, 330(1): 111-6.

[11] MOREIRA PI, SANTOS MS, SENA C, et al. CoQ10 therapy attenuates amyloid be-

ta-peptide toxicity in brain mitochondria isolated from aged diabetic rats[J]. Exp Neurol. 2005, 196(1): 112-9.

[12] DE BUSTOS F, MOLINA JA, JIMENEZ-JIMENEZ FJ, et al. Serum levels of co-enzyme Q10 in patients with Alzheimer's disease[J]. J Neural Transm (Vienna). 2000, 107(2): 233-9.

[13] MCDONALD SR, SOHAL RS, FORSTER MJ. Concurrent administration of co-enzyme Q10 and alpha-tocopherol improves learning in aged mice[J]. Free Radic Biol Med. 2005, 38(6): 729-36.

[14] FENG Z, QIN C, CHANG Y, et al. Early melatonin supplementation alleviates oxidative stress in a transgenic mouse model of Alzheimer's disease[J]. Free Radic Biol Med. 2006, 40(1): 101-9.

[15] OLCESE JM, CAO C, MORI T, et al. Protection against cognitive deficits and markers of neurodegeneration by long-term oral administration of melatonin in a transgenic model of Alzheimer disease[J]. J Pineal Res. 2009, 47(1): 82-96.

[16] GEHRMAN PR, CONNOR DJ, MARTIN JL, et al. Melatonin fails to improve sleep or agitation in double-blind randomized placebo-controlled trial of institutionalized patients with Alzheimer disease[J]. Am J Geriatr Psychiatry. 2009, 17(2): 166-9.

[17] LIU D, PITTA M, JIANG H, et al. Nicotinamide forestalls pathology and cognitive decline in Alzheimer mice: evidence for improved neuronal bioenergetics and autophagy procession[J]. Neurobiol Aging. 2013, 34(6): 1564-80.

[18] BIRKMAYER JG. Coenzyme nicotinamide adenine dinucleotide: new therapeutic approach for improving dementia of the Alzheimer type[J]. Ann Clin Lab Sci. 1996, 26(1): 1-9.

[19] ZHANG GL, ZHANG WG, DU Y, et al. Edaravone ameliorates oxidative damage associated with Abeta25-35 treatment in PC12 cells[J]. J Mol Neurosci. 2013, 50(3): 494-503.

[20] ZAMAN Z, ROCHE S, FIELDEN P, et al. Plasma concentrations of vitamins A and E and carotenoids in Alzheimer's disease[J]. Age Ageing. 1992, 21(2): 91-4.

[21] JIMENEZ-JIMENEZ FJ, MOLINA JA, de Bustos F, et al. Serum levels of beta-carotene, alpha-carotene and vitamin A in patients with Alzheimer's disease[J]. Eur J Neurol. 1999, 6(4): 495-7.

[22] JIMENEZ-JIMENEZ FJ, DE BUSTOS F, MOLINA JA, et al. Cerebrospinal fluid levels of alpha-tocopherol (vitamin E) in Alzheimer's disease[J]. J Neural Transm (Vienna). 1997, 104(6-7): 703-10.

[23] RINALDI P, POLIDORI MC, METASTASIO A, et al. Plasma antioxidants are similarly depleted in mild cognitive impairment and in Alzheimer's disease[J]. Neurobiol Aging. 2003, 24(7): 915-9.

[24] CHARLTON KE, RABINOWITZ TL, GEFFEN LN, et al. Lowered plasma vitamin C, but not vitamin E, concentrations in dementia patients[J]. J Nutr Health Aging. 2004, 8(2): 99-107.

[25] ONO K, YOSHIIKE Y, TAKASHIMA A, et al. Vitamin A exhibits potent antiamyloidogenic and fibril-destabilizing effects in vitro[J]. Exp Neurol. 2004, 189(2): 380-92.

[26] VARADARAJAN S, YATIN S, KANSKI J, et al. Methionine residue 35 is important in amyloid beta-peptide-associated free radical oxidative stress[J]. Brain Res Bull. 1999, 50(2): 133-41.

[27] LUCCA U, TETTAMANTI M, FORLONI G, et al. Nonsteroidal antiinflammatory drug use in Alzheimer's disease[J]. Biol Psychiatry. 1994, 36(12): 854-6.

[28] SANO M, ERNESTO C, THOMAS RG, et al. A controlled trial of selegiline, alpha-tocopherol, or both as treatment for Alzheimer's disease. The Alzheimer's Disease Cooperative Study[J]. N Engl J Med. 1997, 336(17): 1216-22.

[29] GRAY SL, ANDERSON ML, CRANE PK, et al. Antioxidant vitamin supplement use and risk of dementia or Alzheimer's disease in older adults[J]. J Am Geriatr Soc. 2008, 56(2): 291-5.

[30] FILLENBAUM GG, KUCHIBHATLA MN, HANLON JT, et al. Dementia and Alzheimer's disease in community-dwelling elders taking vitamin C and/or vitamin E[J]. Ann Pharmacother. 2005, 39(12): 2009-14.

[31] ZANDI PP, ANTHONY JC, KHACHATURIAN AS, et al. Reduced risk of Alzheimer disease in users of antioxidant vitamin supplements: the CAChE County Study[J]. Arch Neurol. 2004, 61(1): 82-8.

[32] COLE MG, PRCHAL JF. Low serum vitamin B_{12} in Alzheimer-type dementia[J]. Age Ageing. 1984, 13(2): 101-5.

[33] REGLAND B, GOTTFRIES CG, ORELAND L. Vitamin B_{12}-induced reduction of platelet monoamine oxidase activity in patients with dementia and pernicious anaemia[J]. Eur Arch Psychiatry Clin Neurosci. 1991, 240(4-5): 288-91.

[34] NADEAU A, ROBERGE AG. Effects of vitamin B_{12} supplementation on choline acetyltransferase activity in cat brain[J]. Int J Vitam Nutr Res. 1988, 58(4): 402-6.

[35] IKEDA T, YAMAMOTO K, TAKAHASHI K, et al. Treatment of Alzheimer-type dementia with intravenous mecobalamin[J]. Clin Ther. 1992, 14(3): 426-37.

[36] MALOUF R, GRIMLEY EVANS J. Folic acid with or without vitamin B12 for the prevention and treatment of healthy elderly and demented people[J]. Cochrane Database Syst Rev. 2008, (4): CD004514.

[37] AISEN PS, SCHNEIDER LS, SANO M, et al. High-dose B vitamin supplementation and cognitive decline in Alzheimer disease: a randomized controlled trial[J]. JAMA. 2008, 300(15): 1774-83.

[38] VAN DYCK CH, LYNESS JM, ROHRBAUGH RM, et al. Cognitive and psychiatric effects of vitamin B_{12} replacement in dementia with low serum B_{12} levels: a nursing home study[J]. Int Psychogeriatr. 2009, 21(1): 138-47.

[39] VINGTDEUX V, DRESES-WERRINGLOER U, ZHAO H, et al. Therapeutic potential of resveratrol in Alzheimer's disease[J]. BMC Neurosci. 2008, 9 Suppl 2: S6.

[40] WANG J, HO L, ZHAO Z, et al. Moderate consumption of Cabernet Sauvignon attenuates Abeta neuropathology in a mouse model of Alzheimer's disease[J]. FASEB J. 2006, 20(13): 2313-20.

[41] LUCHSINGER JA, TANG MX, SIDDIQUI M, et al. Alcohol intake and risk of dementia[J]. J Am Geriatr Soc. 2004, 52(4): 540-6.

[42] SAVASKAN E, OLIVIERI G, MEIER F, et al. Red wine ingredient resveratrol protects from beta-amyloid neurotoxicity[J]. Gerontology. 2003, 49(6): 380-3.

[43] MARAMBAUD P, ZHAO H, DAVIES P. Resveratrol promotes clearance of Alzheimer's disease amyloid-beta peptides[J]. J Biol Chem. 2005, 280(45): 37377-82.

[44] ANEKONDA TS. Resveratrol-a boon for treating Alzheimer's disease?[J]. Brain Res Rev. 2006, 52(2): 316-26.

[45] TANG BL, CHUA CE. SIRT1 and neuronal diseases[J]. Mol Aspects Med. 2008, 29(3): 187-200.

[46] WIGHT RD, TULL CA, DEEL MW, et al. Resveratrol effects on astrocyte function: relevance to neurodegenerative diseases[J]. Biochem Biophys Res Commun. 2012, 426(1): 112-5.

[47] MACKENZIE IR, MUNOZ DG. Nonsteroidal anti-inflammatory drug use and Alzheimer-type pathology in aging[J]. Neurology. 1998, 50(4): 986-90.

[48] THOMAS T, NADACKAL TG, THOMAS K. Aspirin and non-steroidal anti-inflammatory drugs inhibit amyloid-beta aggregation[J]. Neuroreport. 2001, 12(15): 3263-7.

[49] LIM GP, CHU T, YANG F, et al. The curry spice curcumin reduces oxidative damage and amyloid pathology in an Alzheimer transgenic mouse[J]. J Neurosci. 2001, 21(21): 8370-7.

[50] ONO K, HASEGAWA K, NAIKI H, et al. Curcumin has potent anti-amyloidogenic effects for Alzheimer's beta-amyloid fibrils in vitro[J]. J Neurosci Res. 2004, 75(6): 742-50.

[51] JIANG T, ZHI XL, ZHANG YH, et al. Inhibitory effect of curcumin on the Al(III)-induced Abeta(4)(2) aggregation and neurotoxicity in vitro[J]. Biochim Biophys Acta. 2012, 1822(8): 1207-15.

[52] TAYLOR M, MOORE S, MOURTAS S, et al. Effect of curcumin-associated and lipid ligand-functionalized nanoliposomes on aggregation of the Alzheimer's Abeta peptide[J]. Nanomedicine. 2011, 7(5): 541-50.

[53] HAMAGUCHI T, ONO K, YAMADA M. REVIEW: Curcumin and Alzheimer's disease[J]. CNS Neurosci Ther. 2010, 16(5): 285-97.

[54] FREUND-LEVI Y, ERIKSDOTTER-JONHAGEN M, CEDERHOLM T, et al. Omega-3 fatty acid treatment in 174 patients with mild to moderate Alzheimer disease: OmegAD study: a randomized double-blind trial[J]. Arch Neurol. 2006, 63(10): 1402-8.

[55] FOTUHI M, MOHASSEL P, YAFFE K. Fish consumption, long-chain Omega-3 fatty acids and risk of cognitive decline or Alzheimer disease: a complex association[J]. Nat Clin Pract Neurol. 2009, 5(3): 140-52.

[56] KROGER E, VERREAULT R, CARMICHAEL PH, et al. Omega-3 fatty acids and risk of dementia: the Canadian Study of Health and Aging[J]. Am J Clin Nutr. 2009, 90(1): 184-92.

[57] CHIU CC, SU KP, CHENG TC, et al. The effects of Omega-3 fatty acids monotherapy in Alzheimer's disease and mild cognitive impairment: a preliminary randomized

double-blind placebo-controlled study[J]. Prog Neuropsychopharmacol Biol Psychiatry. 2008, 32(6): 1538-44.

[58] REZAI-ZADEH K, ARENDASH GW, HOU H, et al. Green tea epigallocatechin-3-gallate (EGCG) reduces beta-amyloid mediated cognitive impairment and modulates Tau pathology in Alzheimer transgenic mice[J]. Brain Res. 2008, 1214: 177-87.

[59] LIM HJ, SHIM SB, JEE SW, et al. Green tea catechin leads to global improvement among Alzheimer's disease-related phenotypes in NSE/hAPP-C105 Tg mice[J]. J Nutr Biochem. 2013, 24(7): 1302-13.

[60] ARENDASH GW, SCHLEIF W, REZAI-ZADEH K, et al. Caffeine protects Alzheimer's mice against cognitive impairment and reduces brain beta-amyloid production[J]. Neuroscience. 2006, 142(4): 941-52.

[61] XI YD, YU HL, MA WW, et al. Genistein inhibits mitochondrial-targeted oxidative damage induced by beta-amyloid peptide 25-35 in PC12 cells[J]. J Bioenerg Biomembr. 2011, 43(4): 399-407.

[62] STUDER R, BAYSANG G, BRACK C. N-Acetyl-L-Cystein downregulates beta-amyloid precursor protein gene transcription in human neuroblastoma cells[J]. Biogerontology. 2001, 2(1): 55-60.

[63] TABET N, MANTLE D, WALKER Z, et al. Endogenous antioxidant activities in relation to concurrent vitamins A, C, and E intake in dementia[J]. Int Psychogeriatr. 2002, 14(1): 7-15.

[64] GRUNDMAN M. Vitamin E and Alzheimer disease: the basis for additional clinical trials[J]. Am J Clin Nutr. 2000, 71(2): 630S-6S.

[65] DEKOSKY ST, WILLIAMSON JD, FITZPATRICK AL, et al. Ginkgo biloba for prevention of dementia: a randomized controlled trial[J]. JAMA. 2008, 300(19): 2253-62.

[66] AUGUSTIN S, RIMBACH G, AUGUSTIN K, et al. Effect of a short- and long-term treatment with Ginkgo biloba extract on amyloid precursor protein levels in a transgenic mouse model relevant to Alzheimer's disease[J]. Arch Biochem Biophys. 2009, 481(2): 177-82.

[67] KONTUSH A, MANN U, ARLT S, et al. Influence of vitamin E and C supplementation on lipoprotein oxidation in patients with Alzheimer's disease[J]. Free Radic Biol Med. 2001, 31(3): 345-54.

[68] PENG QL, BUZ'ZARD AR, LAU BH. Pycnogenol protects neurons from amy-

loid-beta peptide-induced apoptosis[J]. Brain Res Mol Brain Res. 2002, 104(1): 55-65.

[69] THERAPEUTIC RESEARCH FACULTY. Natural Medicines:Comprehensive Database.Stockton: Therapeutic Research Center；2002.

[70] PENG Q, BUZ'ZARD AR, LAU BH. Neuroprotective effect of garlic compounds in amyloid-beta peptide-induced apoptosis in vitro[J]. Med Sci Monit. 2002, 8(8): BR328-37.

[71] BASTIANETTO S, RAMASSAMY C, DORE S, et al. The Ginkgo biloba extract (EGb 761) protects hippocampal neurons against cell death induced by beta-amyloid[J]. Eur J Neurosci. 2000, 12(6): 1882-90.

[72] GAUTHIER S, SCHLAEFKE S. Efficacy and tolerability of Ginkgo biloba extract EGb 761(R) in dementia: a systematic review and meta-analysis of randomized placebo-controlled trials[J]. Clin Interv Aging. 2014, 9: 2065-77.

[73] SPIEGEL R, KALLA R, MANTOKOUDIS G, et al. Ginkgo biloba extract EGb 761((R)) alleviates neurosensory symptoms in patients with dementia: a meta-analysis of treatment effects on tinnitus and dizziness in randomized, placebo-controlled trials[J]. Clin Interv Aging. 2018, 13: 1121-7.

[74] BECK SM, RUGE H, SCHINDLER C, et al. Effects of Ginkgo biloba extract EGb 761(R) on cognitive control functions, mental activity of the prefrontal cortex and stress reactivity in elderly adults with subjective memory impairment - a randomized double-blind placebo-controlled trial[J]. Hum Psychopharmacol. 2016, 31(3): 227-42.

[75] DAI CX, HU CC, SHANG YS, et al. Role of Ginkgo biloba extract as an adjunctive treatment of elderly patients with depression and on the expression of serum S100B[J]. Medicine (Baltimore). 2018, 97(39): e12421.

[76] SCHINDOWSKI K, LEUTNER S, Kressmann S, et al. Age-related increase of oxidative stress-induced apoptosis in mice prevention by Ginkgo biloba extract (EGb761)[J]. J Neural Transm (Vienna). 2001, 108(8-9): 969-78.

[77] LUO Y, SMITH JV, PARAMASIVAM V, et al. Inhibition of amyloid-beta aggregation and caspase-3 activation by the Ginkgo biloba extract EGb761[J]. Proc Natl Acad Sci U S A. 2002, 99(19): 12197-202.

[78] LE BARS PL, KATZ MM, BERMAN N, et al. A placebo-controlled, double-blind, randomized trial of an extract of Ginkgo biloba for dementia. North American EGb Study Group[J]. JAMA. 1997, 278(16): 1327-32.

[79] LE BARS PL, KIESER M, ITIL KZ. A 26-week analysis of a double-blind, place-

bo-controlled trial of the ginkgo biloba extract EGb 761 in dementia[J]. Dement Geriatr Cogn Disord. 2000, 11(4): 230-7.

[80] LE BARS PL, VELASCO FM, FERGUSON JM, et al. Influence of the severity of cognitive impairment on the effect of the Gnkgo biloba extract EGb 761 in Alzheimer's disease[J]. Neuropsychobiology. 2002, 45(1): 19-26.

[81] WETTSTEIN A. Cholinesterase inhibitors and Gingko extracts--are they comparAble in the treatment of dementia? Comparison of published placebo-controlled efficacy studies of at least six months' duration[J]. Phytomedicine. 2000, 6(6): 393-401.

[82] KOLDKJAER OG, WERMUTH L, BJERREGAARD P. Parkinson's disease among Inuit in Greenland: organochlorines as risk factors[J]. Int J Circumpolar Health. 2004, 63 Suppl 2: 366-8.

[83] SHEN YX, XU SY, WEI W, et al. The protective effects of melatonin from oxidative damage induced by amyloid beta-peptide 25-35 in middle-aged rats[J]. J Pineal Res. 2002, 32(2): 85-9.

[84] DANIELS WM, VAN RENSBURG SJ, VAN ZYL JM, et al. Melatonin prevents beta-amyloid-induced lipid peroxidation[J]. J Pineal Res. 1998, 24(2): 78-82.

[85] LAHIRI DK. Melatonin affects the metabolism of the beta-amyloid precursor protein in different cell types[J]. J Pineal Res. 1999, 26(3): 137-46.

[86] CLARKE R, SMITH AD, JOBST KA, et al. Folate, vitamin B_{12}, and serum total homocysteine levels in confirmed Alzheimer disease[J]. Arch Neurol. 1998, 55(11): 1449-55.

[87] MILLER JW. Homocysteine and Alzheimer's disease[J]. Nutr Rev. 1999, 57(4): 126-9.

[88] VAFAI SB, STOCK JB. Protein phosphatase 2A methylation: a link between elevated plasma homocysteine and Alzheimer's Disease[J]. FEBS Lett. 2002, 518(1-3): 1-4.

[89] HOGERVORST E, RIBEIRO HM, Molyneux A, et al. Plasma homocysteine levels, cerebrovascular risk factors, and cerebral white matter changes (leukoaraiosis) in patients with Alzheimer disease[J]. Arch Neurol. 2002, 59(5): 787-93.

[90] MILLER JW, GREEN R, MUNGAS DM, et al. Homocysteine, vitamin B6, and vascular disease in AD patients[J]. Neurology. 2002, 58(10): 1471-5.

[91] NILSSON K, GUSTAFSON L, HULTBERG B. Relation between plasma homocysteine and Alzheimer's disease[J]. Dement Geriatr Cogn Disord. 2002, 14(1): 7-12.

[92] DELWAIDE PJ, GYSELYNCK-MAMBOURG AM, HURLET A, et al. Double-blind randomized controlled study of phosphatidylserine in senile demented pa-

tients[J]. Acta Neurol Scand. 1986, 73(2): 136-40.

[93] ENGEL RR, SATZGER W, GUNTHER W, et al. Double-blind cross-over study of phosphatidylserine vs. placebo in patients with early dementia of the Alzheimer type[J]. Eur Neuropsychopharmacol. 1992, 2(2): 149-55.

[94] CROOK T, PETRIE W, WELLS C, et al. Effects of phosphatidylserine in Alzheimer's disease[J]. Psychopharmacol Bull. 1992, 28(1): 61-6.

[95] SCHREIBER S, KAMPF-SHERF O, GORFINE M, et al. An open trial of plant-source derived phosphatydilserine for treatment of age-related cognitive decline[J]. Isr J Psychiatry Relat Sci. 2000, 37(4): 302-7.

[96] VIRMANI MA, CASO V, SPADONI A, et al. The action of acetyl-L-carnitine on the neurotoxicity evoked by amyloid fragments and peroxide on primary rat cortical neurones[J]. Ann N Y Acad Sci. 2001, 939: 162-78.

[97] MONTGOMERY SA, THAL LJ, AMREIN R. Meta-analysis of double blind randomized controlled clinical trials of acetyl-L-carnitine versus placebo in the treatment of mild cognitive impairment and mild Alzheimer's disease[J]. Int Clin Psychopharmacol. 2003, 18(2): 61-71.

[98] SPAGNOLI A, LUCCA U, MENASCE G, et al. Long-term acetyl-L-carnitine treatment in Alzheimer's disease[J]. Neurology. 1991, 41(11): 1726-32.

[99] THAL LJ, CARTA A, CLARKE WR, et al. A 1-year multicenter placebo-controlled study of acetyl-L-carnitine in patients with Alzheimer's disease[J]. Neurology. 1996, 47(3): 705-11.

[100] THAL LJ, CALVANI M, AMATO A, et al. A 1-year controlled trial of acetyl-l-carnitine in early-onset AD[J]. Neurology. 2000, 55(6): 805-10.

[101] XIAO XQ, ZHANG HY, TANG XC. Huperzine A attenuates amyloid beta-peptide fragment 25-35-induced apoptosis in rat cortical neurons via inhibiting reactive oxygen species formation and caspase-3 activation[J]. J Neurosci Res. 2002, 67(1): 30-6.

[102] GORDON RK, NIGAM SV, WEITZ JA, et al. The NMDA receptor ion channel: a site for binding of Huperzine A[J]. J Appl Toxicol. 2001, 21 Suppl 1: S47-51.

[103] Liang YQ, Tang XC. Comparative effects of huperzine A, donepezil and rivastigmine on cortical acetylcholine level and acetylcholinesterase activity in rats[J]. Neurosci Lett. 2004, 361(1-3): 56-9.

[104] ZHAO Q, TANG XC. Effects of huperzine A on acetylcholinesterase isoforms in

vitro: comparison with tacrine, donepezil, rivastigmine and physostigmine[J]. Eur J Pharmacol. 2002, 455(2-3): 101-7.

[105] ALCALA MDEL M, VIVAS NM, HOSPITAL S, et al. Characterisation of the anti-cholinesterase activity of two new tacrine-huperzine A hybrids[J]. Neuropharmacology. 2003, 44(6): 749-55.

[106] CAMPS P, MUNOZ-TORRERO D. Tacrine-huperzine A hybrids (huprines): a new class of highly potent and selective acetylcholinesterase inhibitors of interest for the treatment of Alzheimer's disease[J]. Mini Rev Med Chem. 2001, 1(2): 163-74.

[107] XU SS, GAO ZX, WENG Z, et al. Efficacy of tAblet huperzine-A on memory, cognition, and behavior in Alzheimer's disease[J]. Zhongguo Yao Li Xue Bao. 1995, 16(5): 391-5.

[108] XU SS, CAI ZY, QU ZW, et al. Huperzine-A in capsules and tAblets for treating patients with Alzheimer disease[J]. Zhongguo Yao Li Xue Bao. 1999, 20(6): 486-90.

[109] JIANG H, LUO X, BAI D. Progress in clinical, pharmacological, chemical and structural biological studies of huperzine A: a drug of traditional chinese medicine origin for the treatment of Alzheimer's disease[J]. Curr Med Chem. 2003, 10(21): 2231-52.

[110] TULLY AM, ROCHE HM, DOYLE R, et al. Low serum cholesteryl ester-docosa-hexaenoic acid levels in Alzheimer's disease: a case-control study[J]. Br J Nutr. 2003, 89(4): 483-9.

[111] HASHIMOTO M, HOSSAIN S, SHIMADA T, et al. Docosahexaenoic acid provides protection from impairment of learning ability in Alzheimer's disease model rats[J]. J Neurochem. 2002, 81(5): 1084-91.

[112] FLATEN TP. Aluminium as a risk factor in Alzheimer's disease, with emphasis on drinking water[J]. Brain Res Bull. 2001, 55(2): 187-96.

[113] YOKEL RA. The toxicology of aluminum in the brain: a review[J]. Neurotoxicology. 2000, 21(5): 813-28.

[114] CAMPBELL A, BONDY SC. Aluminum induced oxidative events and its relation to inflammation: a role for the metal in Alzheimer's disease[J]. Cell Mol Biol (Noisy-le-grand). 2000, 46(4): 721-30.

[115] CAMPBELL A. The potential role of aluminium in Alzheimer's disease[J]. Nephrol Dial Transplant. 2002, 17 Suppl 2: 17-20.

[116] PRATICO D, URYU K, SUNG S, et al. Aluminum modulates brain amyloidosis

through oxidative stress in APP transgenic mice[J]. FASEB J. 2002, 16(9): 1138-40.

[117] PERLMUTTER D.BrainRecovery.com. Naples, Florida:Perlmutter Health Center；2000

[118] MUNCH G, SCHINZEL R, LOSKE C, et al. Alzheimer's disease--synergistic effects of glucose deficit, oxidative stress and advanced glycation endproducts[J]. J Neural Transm (Vienna). 1998, 105(4-5): 439-61.

[119] DUKIC-STEFANOVIC S, SCHINZEL R, RIEDERER P, et al. AGES in brain ageing: AGE-inhibitors as neuroprotective and anti-dementia drugs?[J]. Biogerontology. 2001, 2(1): 19-34.

[120] SOBEL E, DUNN M, DAVANIPOUR Z, et al. Elevated risk of Alzheimer's disease among workers with likely electromagnetic field exposure[J]. Neurology. 1996, 47(6): 1477-81.

[121] SOBEL E, DAVANIPOUR Z, SULKAVA R, et al. Occupations with exposure to electromagnetic fields: a possible risk factor for Alzheimer's disease[J]. Am J Epidemiol. 1995, 142(5): 515-24.

[122] FEYCHTING M, PEDERSEN NL, SVEDBERG P, et al. Dementia and occupational exposure to magnetic fields[J]. Scand J Work Environ Health. 1998, 24(1): 46-53.

[123] MARINO AA, NILSEN E, FRILOT C. Nonlinear changes in brain electrical activity due to cell phone radiation[J]. Bioelectromagnetics. 2003, 24(5): 339-46.

[124] SATO Y, ASOH T, OIZUMI K. High prevalence of vitamin D deficiency and reduced bone mass in elderly women with Alzheimer's disease[J]. Bone. 1998, 23(6): 555-7.

[125] ALMEIDA CG, TAKAHASHI RH, GOURAS GK. Beta-amyloid accumulation impairs multivesicular body sorting by inhibiting the ubiquitin-proteasome system[J]. J Neurosci. 2006, 26(16): 4277-88.

[126] KECK S, NITSCH R, GRUNE T, et al. Proteasome inhibition by paired helical filament-Tau in brains of patients with Alzheimer's disease[J]. J Neurochem. 2003, 85(1): 115-22.

[127] OH S, HONG HS, HWANG E, et al. Amyloid peptide attenuates the proteasome activity in neuronal cells[J]. Mech Ageing Dev. 2005, 126(12): 1292-9.

[128] CHRISTIAN B, MCCONNAUGHEY K, BETHEA E, et al. Chronic aspartame affects T-maze performance, brain cholinergic receptors and Na+,K+-ATPase in rats[J].

Pharmacol Biochem Behav. 2004, 78(1): 121-7.

[129] COULOMBE RA, JR., SHARMA RP. Neurobiochemical alterations induced by the artificial sweetener aspartame (NutraSweet)[J]. Toxicol Appl Pharmacol. 1986, 83(1): 79-85.

[130] ALZHEIMER'S A. 2012 Alzheimer's disease facts and figures[J]. Alzheimers Dement. 2012, 8(2): 131-68.

[131] MININO AM, MURPHY SL, XU J, et al. Deaths: final data for 2008[J]. Natl Vital Stat Rep. 2011, 59(10): 1-126.

[132] ALZHEIMER'S A. 2013 Alzheimer's disease facts and figures[J]. Alzheimers Dement. 2013, 9(2): 208-45.

[133] MORRIS JC. Early-stage and preclinical Alzheimer disease[J]. Alzheimer Dis Assoc Disord. 2005, 19(3): 163-5.

[134] KENNEDY ME, STAMFORD AW, CHEN X, et al. The BACE1 inhibitor verubecestat (MK-8931) reduces CNS beta-amyloid in animal models and in Alzheimer's disease patients[J]. Sci Transl Med. 2016, 8(363): 363ra150.

[135] May PC, Willis BA, Lowe SL, et al. The potent BACE1 inhibitor LY2886721 elicits robust central Abeta pharmacodynamic responses in mice, dogs, and humans[J]. J Neurosci. 2015, 35(3): 1199-210.

[136] May PC, Dean RA, Lowe SL, et al. Robust central reduction of amyloid-beta in humans with an orally availAble, non-peptidic beta-secretase inhibitor[J]. J Neurosci. 2011, 31(46): 16507-16.

[137] Hung SY, Fu WM. Drug candidates in clinical trials for Alzheimer's disease[J]. J Biomed Sci. 2017, 24(1): 47.

[138] MOUSSA CE. Beta-secretase inhibitors in phase I and phase II clinical trials for Alzheimer's disease[J]. Expert Opin Investig Drugs. 2017, 26(10): 1131-6.

[139] Hu X, Das B, Hou H, et al. BACE1 deletion in the adult mouse reverses preformed amyloid deposition and improves cognitive functions[J]. J Exp Med. 2018, 215(3): 927-40.

[140] ZHANG X, LI Y, XU H, et al. The gamma-secretase complex: from structure to function[J]. Front Cell Neurosci. 2014, 8: 427.

[141] BARTON AJ, CROOK BW, KARRAN EH, et al. Alteration in brain presenilin 1 mRNA expression in early onset familial Alzheimer's disease[J]. Neurodegeneration.

1996, 5(3): 213-8.

[142] BORCHELT DR, THINAKARAN G, ECKMAN CB, et al. Familial Alzheimer's disease-linked presenilin 1 variants elevate Abeta1-42/1-40 ratio in vitro and in vivo[J]. Neuron. 1996, 17(5): 1005-13.

[143] DE STROOPER B, SAFTIG P, CRAESSAERTS K, et al. Deficiency of presenilin-1 inhibits the normal cleavage of amyloid precursor protein[J]. Nature. 1998, 391(6665): 387-90.

[144] HERREMAN A, SERNEELS L, ANNAERT W, et al. Total inactivation of gamma-secretase activity in presenilin-deficient embryonic stem cells[J]. Nat Cell Biol. 2000, 2(7): 461-2.

[145] LI YM, LAI MT, XU M, et al. Presenilin 1 is linked with gamma-secretase activity in the detergent solubilized state[J]. Proc Natl Acad Sci U S A. 2000, 97(11): 6138-43.

[146] LI YM, XU M, LAI MT, et al. Photoactivated gamma-secretase inhibitors directed to the active site covalently label presenilin 1[J]. Nature. 2000, 405(6787): 689-94.

[147] NARUSE S, THINAKARAN G, LUO JJ, et al. Effects of PS1 deficiency on membrane protein trafficking in neurons[J]. Neuron. 1998, 21(5): 1213-21.

[148] SCHEUNER D, ECKMAN C, JENSEN M, et al. Secreted amyloid beta-protein similar to that in the senile plaques of Alzheimer's disease is increased in vivo by the presenilin 1 and 2 and APP mutations linked to familial Alzheimer's disease[J]. Nat Med. 1996, 2(8): 864-70.

[149] HAAPASALO A, KOVACS DM. The many substrates of presenilin/gamma-secretase[J]. J Alzheimers Dis. 2011, 25(1): 3-28.

[150] DOVEY HF, JOHN V, ANDERSON JP, et al. Functional gamma-secretase inhibitors reduce beta-amyloid peptide levels in brain[J]. J Neurochem. 2001, 76(1): 173-81.

[151] LANZ TA, WOOD KM, RICHTER KE, et al. Pharmacodynamics and pharmacokinetics of the gamma-secretase inhibitor PF-3084014[J]. J Pharmacol Exp Ther. 2010, 334(1): 269-77.

[152] SEARFOSS GH, JORDAN WH, CALLIGARO DO, et al. Adipsin, a biomarker of gastrointestinal toxicity mediated by a functional gamma-secretase inhibitor[J]. J Biol Chem. 2003, 278(46): 46107-16.

[153] WONG GT, MANFRA D, POULET FM, et al. Chronic treatment with the gamma-secretase inhibitor LY-411,575 inhibits beta-amyloid peptide production and al-

ters lymphopoiesis and intestinal cell differentiation[J]. J Biol Chem. 2004, 279(13): 12876-82.

[154] NETZER WJ, DOU F, CAI D, et al. Gleevec inhibits beta-amyloid production but not Notch cleavage[J]. Proc Natl Acad Sci U S A. 2003, 100(21): 12444-9.

[155] GILLMAN KW, STARRETT JE, JR., PARKER MF, et al. Discovery and Evaluation of BMS-708163, a Potent, Selective and Orally BioavailAble gamma-Secretase Inhibitor[J]. ACS Med Chem Lett. 2010, 1(3): 120-4.

[156] CORIC V, VAN DYCK CH, SALLOWAY S, et al. Safety and tolerability of the gamma-secretase inhibitor avagacestat in a phase 2 study of mild to moderate Alzheimer disease[J]. Arch Neurol. 2012, 69(11): 1430-40.

[157] FOLCH J, PETROV D, ETTCHETO M, et al. Current Research Therapeutic Strategies for Alzheimer's Disease Treatment[J]. Neural Plast. 2016, 2016: 8501693.

[158] WEGGEN S, ERIKSEN JL, DAS P, et al. A subset of NSAIDs lower amyloidogenic Abeta42 independently of cyclooxygenase activity[J]. Nature. 2001, 414(6860): 212-6.

[159] GREEN RC, SCHNEIDER LS, AMATO DA, et al. Effect of tarenflurbil on cognitive decline and activities of daily living in patients with mild Alzheimer disease: a randomized controlled trial[J]. JAMA. 2009, 302(23): 2557-64.

[160] BACHURIN SO, BOVINA EV, USTYUGOV AA. Drugs in Clinical Trials for Alzheimer's Disease: The Major Trends[J]. Med Res Rev. 2017, 37(5): 1186-225.

[161] LEMERE CA. Developing novel immunogens for a safe and effective Alzheimer's disease vaccine[J]. Prog Brain Res. 2009, 175: 83-93.

[162] PASQUIER F, SADOWSKY C, HOLSTEIN A, et al. Two Phase 2 Multiple Ascending-Dose Studies of Vanutide Cridificar (ACC-001) and QS-21 Adjuvant in Mild-to-Moderate Alzheimer's Disease[J]. J Alzheimers Dis. 2016, 51(4): 1131-43.

[163] WINBLAD B, GRAF A, RIVIERE ME, et al. Active immunotherapy options for Alzheimer's disease[J]. Alzheimers Res Ther. 2014, 6(1): 7.

[164] DAVTYAN H, BACON A, PETRUSHINA I, et al. Immunogenicity of DNA- and recombinant protein-based Alzheimer disease epitope vaccines[J]. Hum Vaccin Immunother. 2014, 10(5): 1248-55.

[165] LASKE C. Phase 3 trials of solanezumab and bapineuzumab for Alzheimer's disease[J]. N Engl J Med. 2014, 370(15): 1459.

[166] TUCKER S, MOLLER C, TEGERSTEDT K, et al. The murine version of

BAN2401 (mAb158) selectively reduces amyloid-beta protofibrils in brain and cere-brospinal fluid of tg-ArcSwe mice[J]. J Alzheimers Dis. 2015, 43(2): 575-88.

[167] SEVIGNY J, CHIAO P, BUSSIERE T, et al. The antibody aducanumab reduces Abeta plaques in Alzheimer's disease[J]. Nature. 2016, 537(7618): 50-6.

[168] MACCECCHINI ML, CHANG MY, PAN C, et al. Posiphen as a candidate drug to lower CSF amyloid precursor protein, amyloid-beta peptide and Tau levels: target engagement, tolerability and pharmacokinetics in humans[J]. J Neurol Neurosurg Psy-chiatry. 2012, 83(9): 894-902.

[169] SINHA S, DU Z, MAITI P, et al. Comparison of three amyloid assembly inhibitors: the sugar scyllo-inositol, the polyphenol epigallocatechin gallate, and the molecular tweezer CLR01[J]. ACS Chem Neurosci. 2012, 3(6): 451-8.

[170] BUEE L, BUSSIERE T, BUEE-SCHERRER V, et al. Tau protein isoforms, phos-phorylation and role in neurodegenerative disorders[J]. Brain Res Brain Res Rev. 2000, 33(1): 95-130.

[171] DRECHSEL DN, HYMAN AA, COBB MH, et al. Modulation of the dynamic in-stability of tubulin assembly by the microtubule-associated protein Tau[J]. Mol Biol Cell. 1992, 3(10): 1141-54.

[172] NELSON PT, ALAFUZOFF I, BIGIO EH, et al. Correlation of Alzheimer disease neuropathologic changes with cognitive status: a review of the literature[J]. J Neuro-pathol Exp Neurol. 2012, 71(5): 362-81.

[173] FATH T, EIDENMULLER J, BRANDT R. Tau-mediated cytotoxicity in a pseudo-hyperphosphorylation model of Alzheimer's disease[J]. J Neurosci. 2002, 22(22): 9733-41.

[174] LESCHIK J, WELZEL A, WEISSMANN C, et al. Inverse and distinct modulation of Tau-dependent neurodegeneration by presenilin 1 and amyloid-beta in cultured cor-tical neurons: evidence that Tau phosphorylation is the limiting factor in amyloid-be-ta-induced cell death[J]. J Neurochem. 2007, 101(5): 1303-15.

[175] SHAHANI N, SUBRAMANIAM S, WOLF T, et al. Tau aggregation and progres-sive neuronal degeneration in the absence of changes in spine density and morphology after targeted expression of Alzheimer's disease-relevant Tau constructs in organotyp-ic hippocampal slices[J]. J Neurosci. 2006, 26(22): 6103-14.

[176] TACKENBERG C, BRANDT R. Divergent pathways mediate spine alterations and

cell death induced by amyloid-beta, wild-type Tau, and R406W Tau[J]. J Neurosci. 2009, 29(46): 14439-50.

[177] PANZA F, SOLFRIZZI V, SERIPA D, et al. Tau-Centric Targets and Drugs in Clinical Development for the Treatment of Alzheimer's Disease[J]. Biomed Res Int. 2016, 2016: 3245935.

[178] BADDELEY TC, MCCAFFREY J, STOREY JM, et al. Complex disposition of methylthioninium redox forms determines efficacy in Tau aggregation inhibitor therapy for Alzheimer's disease[J]. J Pharmacol Exp Ther. 2015, 352(1): 110-8.

[179] WISCHIK CM, STAFF RT, WISCHIK DJ, et al. Tau aggregation inhibitor therapy: an exploratory phase 2 study in mild or moderate Alzheimer's disease[J]. J Alzheimers Dis. 2015, 44(2): 705-20.

[180] BAKOTA L, BRANDT R. Tau Biology and Tau-Directed Therapies for Alzheimer's Disease[J]. Drugs. 2016, 76(3): 301-13.

[181] PEI JJ, BJORKDAHL C, ZHANG H, et al. p70 S6 kinase and Tau in Alzheimer's disease[J]. J Alzheimers Dis. 2008, 14(4): 385-92.

[182] JIA Q, DENG Y, QING H. Potential therapeutic strategies for Alzheimer's disease targeting or beyond beta-amyloid: insights from clinical trials[J]. Biomed Res Int. 2014, 2014: 837157.

[183] HAMPEL H, EWERS M, BURGER K, et al. Lithium trial in Alzheimer's disease: a randomized, single-blind, placebo-controlled, multicenter 10-week study[J]. J Clin Psychiatry. 2009, 70(6): 922-31.

[184] TARIOT PN, AISEN PS. Can lithium or valproate untie tangles in Alzheimer's disease?[J]. J Clin Psychiatry. 2009, 70(6): 919-21.

[185] DEL SER T, STEINWACHS KC, GERTZ HJ, et al. Treatment of Alzheimer's disease with the GSK-3 inhibitor tideglusib: a pilot study[J]. J Alzheimers Dis. 2013, 33(1): 205-15.

[186] MARTINEZ A. Preclinical efficacy on GSK-3 inhibitors: towards a future generation of powerful drugs[J]. Med Res Rev. 2008, 28(5): 773-96.

[187] SERENO L, COMA M, RODRIGUEZ M, et al. A novel GSK-3beta inhibitor reduces Alzheimer's pathology and rescues neuronal loss in vivo[J]. Neurobiol Dis. 2009, 35(3): 359-67.

[188] NATARAJAN P, PRIYADARSHINI V, PRADHAN D, et al. E-pharmacoph-

ore-based virtual screening to identify GSK-3beta inhibitors[J]. J Recept Signal Transduct Res. 2016, 36(5): 445-58.

[189] TELL V, HILGEROTH A. Recent developments of protein kinase inhibitors as potential AD therapeutics[J]. Front Cell Neurosci. 2013, 7: 189.

[190] MUSHTAQ G, GREIG NH, ANWAR F, et al. Neuroprotective Mechanisms Mediated by CDK5 Inhibition[J]. Curr Pharm Des. 2016, 22(5): 527-34.

[191] WEN Y, YU WH, MALONEY B, et al. Transcriptional regulation of beta-secretase by p25/cdk5 leads to enhanced amyloidogenic processing[J]. Neuron. 2008, 57(5): 680-90.

[192] MIN SW, CHEN X, TRACY TE, et al. Critical role of acetylation in Tau-mediated neurodegeneration and cognitive deficits[J]. Nat Med. 2015, 21(10): 1154-62.

[193] Sohn PD, Tracy TE, Son HI, et al. Acetylated Tau destabilizes the cytoskeleton in the axon initial segment and is mislocalized to the somatodendritic compartment[J]. Mol Neurodegener. 2016, 11(1): 47.

[194] TRACY TE, SOHN PD, MINAMI SS, et al. Acetylated Tau Obstructs KIBRA-Mediated Signaling in Synaptic Plasticity and Promotes Tauopathy-Related Memory Loss[J]. Neuron. 2016, 90(2): 245-60.

[195] TRZECIAKIEWICZ H, TSENG JH, WANDER CM, et al. A Dual Pathogenic Mechanism Links Tau Acetylation to Sporadic Tauopathy[J]. Sci Rep. 2017, 7: 44102.

[196] MIN SW, SOHN PD, LI Y, et al. SIRT1 Deacetylates Tau and Reduces Pathogenic Tau Spread in a Mouse Model of Tauopathy[J]. J Neurosci. 2018, 38(15): 3680-8.

[197] ALBAYRAM O, KONDO A, MANNIX R, et al. Cis P-Tau is induced in clinical and preclinical brain injury and contributes to post-injury sequelae[J]. Nat Commun. 2017, 8(1): 1000.

[198] KONDO A, SHAHPASAND K, MANNIX R, et al. Antibody against early driver of neurodegeneration cis P-Tau blocks brain injury and Tauopathy[J]. Nature. 2015, 523(7561): 431-6.

[199] LU KP, KONDO A, ALBAYRAM O, et al. Potential of the Antibody Against cis-Phosphorylated Tau in the Early Diagnosis, Treatment, and Prevention of Alzheimer Disease and Brain Injury[J]. JAMA Neurol. 2016, 73(11): 1356-62.

[200] HART GW, SLAWSON C, RAMIREZ-CORREA G, et al. Cross talk between O-GlcNAcylation and phosphorylation: roles in signaling, transcription, and chronic

disease[J]. Annu Rev Biochem. 2011, 80: 825-58.

[201] LIU F, SHI J, TANIMUKAI H, et al. Reduced O-GlcNAcylation links lower brain glucose metabolism and Tau pathology in Alzheimer's disease[J]. Brain. 2009, 132(Pt 7): 1820-32.

[202] FLIGHT MH. Neurodegenerative disease: Tau immunotherapy targets transcellular propagation[J]. Nat Rev Drug Discov. 2013, 12(12): 904.

[203] GOEDERT M, EISENBERG DS, CROWTHER RA. Propagation of Tau Aggregates and Neurodegeneration[J]. Annu Rev Neurosci. 2017, 40: 189-210.

[204] GOEDERT M, SPILLANTINI MG. Propagation of Tau aggregates[J]. Mol Brain. 2017, 10(1): 18.

[205] KFOURY N, HOLMES BB, JIANG H, et al. Trans-cellular propagation of Tau aggregation by fibrillar species[J]. J Biol Chem. 2012, 287(23): 19440-51.

[206] YANAMANDRA K, KFOURY N, JIANG H, et al. Anti-Tau antibodies that block Tau aggregate seeding in vitro markedly decrease pathology and improve cognition in vivo[J]. Neuron. 2013, 80(2): 402-14.

[207] YANAMANDRA K, JIANG H, MAHAN TE, et al. Anti-Tau antibody reduces insoluble Tau and decreases brain atrophy[J]. Ann Clin Transl Neurol. 2015, 2(3): 278-88.

[208] MAYEUX R. Epidemiology of neurodegeneration[J]. Annu Rev Neurosci. 2003, 26: 81-104.

[209] CASTELLANO JM, KIM J, STEWART FR, et al. Human ApoE isoforms differentially regulate brain amyloid-beta peptide clearance[J]. Sci Transl Med. 2011, 3(89): 89ra57.

[210] CATALDO AM, PETERHOFF CM, TRONCOSO JC, et al. Endocytic pathway abnormalities precede amyloid beta deposition in sporadic Alzheimer's disease and Down syndrome: differential effects of ApoE genotype and presenilin mutations[J]. Am J Pathol. 2000, 157(1): 277-86.

[211] LI J, KANEKIYO T, SHINOHARA M, et al. Differential regulation of amyloid-beta endocytic trafficking and lysosomal degradation by apolipoprotein E isoforms[J]. J Biol Chem. 2012, 287(53): 44593-601.

[212] HOLTZMAN DM, HERZ J, BU G. Apolipoprotein E and apolipoprotein E receptors: normal biology and roles in Alzheimer disease[J]. Cold Spring Harb Perspect Med. 2012, 2(3): a006312.

[213] LIU CC, LIU CC, KANEKIYO T, et al. Apolipoprotein E and Alzheimer disease: risk, mechanisms and therapy[J]. Nat Rev Neurol. 2013, 9(2): 106-18.

[214] KUSZCZYK MA, SANCHEZ S, Pankiewicz J, et al. Blocking the interaction between apolipoprotein E and Abeta reduces intraneuronal accumulation of Abeta and inhibits synaptic degeneration[J]. Am J Pathol. 2013, 182(5): 1750-68.

[215] LIU Q, WU WH, FANG CL, et al. Mapping ApoE/Abeta binding regions to guide inhibitor discovery[J]. Mol Biosyst. 2011, 7(5): 1693-700.

[216] SADOWSKI MJ, PANKIEWICZ J, SCHOLTZOVA H, et al. Blocking the apolipoprotein E/amyloid-beta interaction as a potential therapeutic approach for Alzheimer's disease[J]. Proc Natl Acad Sci U S A. 2006, 103(49): 18787-92.

[217] YANG J, JI Y, MEHTA P, et al. Blocking the apolipoprotein E/amyloid-beta interaction reduces fibrillar vascular amyloid deposition and cerebral microhemorrhages in TgSwDI mice[J]. J Alzheimers Dis. 2011, 24(2): 269-85.

[218] CRAMER PE, CIRRITO JR, WESSON DW, et al. ApoE-directed therapeutics rapidly clear beta-amyloid and reverse deficits in AD mouse models[J]. Science. 2012, 335(6075): 1503-6.

[219] KIM J, CASTELLANO JM, JIANG H, et al. Overexpression of low-density lipoprotein receptor in the brain markedly inhibits amyloid deposition and increases extracellular A beta clearance[J]. Neuron. 2009, 64(5): 632-44.

[220] DODART JC, MARR RA, KOISTINAHO M, et al. Gene delivery of human apolipoprotein E alters brain Abeta burden in a mouse model of Alzheimer's disease[J]. Proc Natl Acad Sci U S A. 2005, 102(4): 1211-6.

[221] HUDRY E, DASHKOFF J, ROE AD, et al. Gene transfer of human ApoE isoforms results in differential modulation of amyloid deposition and neurotoxicity in mouse brain[J]. Sci Transl Med. 2013, 5(212): 212ra161.

[222] KIM J, ELTORAI AE, JIANG H, et al. Anti-ApoE immunotherapy inhibits amyloid accumulation in a transgenic mouse model of Abeta amyloidosis[J]. J Exp Med. 2012, 209(12): 2149-56.

[223] LIAO F, HORI Y, HUDRY E, et al. Anti-ApoE antibody given after plaque onset decreases Abeta accumulation and improves brain function in a mouse model of Abeta amyloidosis[J]. J Neurosci. 2014, 34(21): 7281-92.

[224] BRODBECK J, MCGUIRE J, LIU Z, et al. Structure-dependent impairment of

intracellular apolipoprotein E4 trafficking and its detrimental effects are rescued by small-molecule structure correctors[J]. J Biol Chem. 2011, 286(19): 17217-26.

[225] CHEN HK, LIU Z, MEYER-FRANKE A, et al. Small molecule structure correctors abolish detrimental effects of apolipoprotein E4 in cultured neurons[J]. J Biol Chem. 2012, 287(8): 5253-66.

[226] WANG C, NAJM R, XU Q, et al. Gain of toxic apolipoprotein E4 effects in human iPSC-derived neurons is ameliorated by a small-molecule structure corrector[J]. Nat Med. 2018, 24(5): 647-57.

[227] DONKIN JJ, STUKAS S, HIRSCH-REINSHAGEN V, et al. ATP-binding cassette transporter A1 mediates the beneficial effects of the liver X receptor agonist GW3965 on object recognition memory and amyloid burden in amyloid precursor protein/presenilin 1 mice[J]. J Biol Chem. 2010, 285(44): 34144-54.

[228] FITZ NF, CRONICAN A, PHAM T, et al. Liver X receptor agonist treatment ameliorates amyloid pathology and memory deficits caused by high-fat diet in APP23 mice[J]. J Neurosci. 2010, 30(20): 6862-72.

[229] KOLDAMOVA RP, LEFTEROV IM, STAUFENBIEL M, et al. The liver X receptor ligand T0901317 decreases amyloid beta production in vitro and in a mouse model of Alzheimer's disease[J]. J Biol Chem. 2005, 280(6): 4079-88.

[230] RIDDELL DR, ZHOU H, COMERY TA, et al. The LXR agonist TO901317 selectively lowers hippocampal Abeta42 and improves memory in the Tg2576 mouse model of Alzheimer's disease[J]. Mol Cell Neurosci. 2007, 34(4): 621-8.

[231] LASKOWITZ DT, LEI B, DAWSON HN, et al. The ApoE-mimetic peptide, COG1410, improves functional recovery in a murine model of intracerebral hemorrhage[J]. Neurocrit Care. 2012, 16(2): 316-26.

[232] LASKOWITZ DT, MCKENNA SE, SONG P, et al. COG1410, a novel apolipoprotein E-based peptide, improves functional recovery in a murine model of traumatic brain injury[J]. J Neurotrauma. 2007, 24(7): 1093-107.

[233] VITEK MP, CHRISTENSEN DJ, WILCOCK D, et al. ApoE-mimetic peptides reduce behavioral deficits, plaques and tangles in Alzheimer's disease transgenics[J]. Neurodegener Dis. 2012, 10(1-4): 122-6.

[234] WANG H, DURHAM L, DAWSON H, et al. An apolipoprotein E-based therapeutic improves outcome and reduces Alzheimer's disease pathology following closed

head injury: evidence of pharmacogenomic interaction[J]. Neuroscience. 2007, 144(4): 1324-33.

[235] LIU S, BREITBART A, SUN Y, et al. Blocking the apolipoprotein E/amyloid beta interaction in triple transgenic mice ameliorates Alzheimer's disease related amyloid beta and Tau pathology[J]. J Neurochem. 2014, 128(4): 577-91.

[236] MAK AC, PULLINGER CR, TANG LF, et al. Effects of the absence of apolipoprotein e on lipoproteins, neurocognitive function, and retinal function[J]. JAMA Neurol. 2014, 71(10): 1228-36.

[237] HEYWOOD WE, GALIMBERTI D, BLISS E, et al. Identification of novel CSF biomarkers for neurodegeneration and their validation by a high-throughput multi-plexed targeted proteomic assay[J]. Mol Neurodegener. 2015, 10: 64.

[238] MARTINEZ-MORILLO E, HANSSON O, ATAGI Y, et al. Total apolipoprotein E levels and specific isoform composition in cerebrospinal fluid and plasma from Alzheimer's disease patients and controls[J]. Acta Neuropathol. 2014, 127(5): 633-43.

[239] SIMON R, GIROD M, FONBONNE C, et al. Total ApoE and ApoE4 isoform assays in an Alzheimer's disease case-control study by targeted mass spectrometry (n=669): a pilot assay for methionine-containing proteotypic peptides[J]. Mol Cell Proteomics. 2012, 11(11): 1389-403.

[240] TALWAR P, SINHA J, GROVER S, et al. Meta-analysis of apolipoprotein E levels in the cerebrospinal fluid of patients with Alzheimer's disease[J]. J Neurol Sci. 2016, 360: 179-87.

[241] BOEHM-CAGAN A, MICHAELSON DM. Reversal of ApoE4-driven brain pathology and behavioral deficits by bexarotene[J]. J Neurosci. 2014, 34(21): 7293-301.

[242] BURNS MP, VARDANIAN L, PAJOOHESH-GANJI A, et al. The effects of ABCA1 on cholesterol efflux and Abeta levels in vitro and in vivo[J]. J Neurochem. 2006, 98(3): 792-800.

[243] CASALI BT, CORONA AW, MARIANI MM, et al. Omega-3 Fatty Acids Augment the Actions of Nuclear Receptor Agonists in a Mouse Model of Alzheimer's Disease[J]. J Neurosci. 2015, 35(24): 9173-81.

[244] ESCRIBANO L, SIMON AM, GIMENO E, et al. Rosiglitazone rescues memory impairment in Alzheimer's transgenic mice: mechanisms involving a reduced amyloid and Tau pathology[J]. Neuropsychopharmacology. 2010, 35(7): 1593-604.

[245] JIANG Q, LEE CY, MANDREKAR S, et al. ApoE promotes the proteolytic degradation of Abeta[J]. Neuron. 2008, 58(5): 681-93.

[246] LACLAIR KD, MANAYE KF, LEE DL, et al. Treatment with bexarotene, a compound that increases apolipoprotein-E, provides no cognitive benefit in mutant APP/PS1 mice[J]. Mol Neurodegener. 2013, 8: 18.

[247] SKERRETT R, PELLEGRINO MP, CASALI BT, et al. Combined Liver X Receptor/Peroxisome Proliferator-activated Receptor gamma Agonist Treatment Reduces Amyloid beta Levels and Improves Behavior in Amyloid Precursor Protein/Presenilin 1 Mice[J]. J Biol Chem. 2015, 290(35): 21591-602.

[248] TACHIBANA M, SHINOHARA M, YAMAZAKI Y, et al. Rescuing effects of RXR agonist bexarotene on aging-related synapse loss depend on neuronal LRP1[J]. Exp Neurol. 2016, 277: 1-9.

[249] TAI LM, KOSTER KP, LUO J, et al. Amyloid-beta pathology and ApoE genotype modulate retinoid X receptor agonist activity in vivo[J]. J Biol Chem. 2014, 289(44): 30538-55.

[250] VANMIERLO T, RUTTEN K, DEDEREN J, et al. Liver X receptor activation restores memory in aged AD mice without reducing amyloid[J]. Neurobiol Aging. 2011, 32(7): 1262-72.

[251] CUMMINGS JL, ZHONG K, KINNEY JW, et al. Double-blind, placebo-controlled, proof-of-concept trial of bexarotene Xin moderate Alzheimer's disease[J]. Alzheimers Res Ther. 2016, 8: 4.

[252] HU J, LIU CC, CHEN XF, et al. Opposing effects of viral mediated brain expression of apolipoprotein E2 (ApoE2) and ApoE4 on ApoE lipidation and Abeta metabolism in ApoE4-targeted replacement mice[J]. Mol Neurodegener. 2015, 10: 6.

[253] YAMAZAKI Y, PAINTER MM, BU G, et al. Apolipoprotein E as a Therapeutic Target in Alzheimer's Disease: A Review of Basic Research and Clinical Evidence[J]. CNS Drugs. 2016, 30(9): 773-89.

[254] ZHONG N, SCEARCE-LEVIE K, RAMASWAMY G, et al. Apolipoprotein E4 domain interaction: synaptic and cognitive deficits in mice[J]. Alzheimers Dement. 2008, 4(3): 179-92.

[255] ZHONG N, WEISGRABER KH. Understanding the association of apolipoprotein E4 with Alzheimer disease: clues from its structure[J]. J Biol Chem. 2009, 284(10):

6027-31.

[256] KANEKIYO T, XU H, BU G. ApoE and Abeta in Alzheimer's disease: accidental encounters or partners?[J]. Neuron. 2014, 81(4): 740-54.

[257] HANSON AJ, BAYER-CARTER JL, GREEN PS, et al. Effect of apolipoprotein E genotype and diet on apolipoprotein E lipidation and amyloid peptides: randomized clinical trial[J]. JAMA Neurol. 2013, 70(8): 972-80.

[258] TAI LM, BILOUSOVA T, JUNGBAUER L, et al. Levels of soluble apolipoprotein E/amyloid-beta (Abeta) complex are reduced and oligomeric Abeta increased with ApoE4 and Alzheimer disease in a transgenic mouse model and human samples[J]. J Biol Chem. 2013, 288(8): 5914-26.

[259] YOUMANS KL, TAI LM, NWABUISI-HEATH E, et al. ApoE4-specific changes in Abeta accumulation in a new transgenic mouse model of Alzheimer disease[J]. J Biol Chem. 2012, 287(50): 41774-86.

[260] TAI LM, MEHRA S, SHETE V, et al. Soluble ApoE/Abeta complex: mechanism and therapeutic target for ApoE4-induced AD risk[J]. Mol Neurodegener. 2014, 9: 2.

[261] VANCE JE, HAYASHI H. Formation and function of apolipoprotein E-containing lipoproteins in the nervous system[J]. Biochim Biophys Acta. 2010, 1801(8): 806-18.

[262] ZHU L, ZHONG M, ELDER GA, et al. Phospholipid dysregulation contributes to ApoE4-associated cognitive deficits in Alzheimer's disease pathogenesis[J]. Proc Natl Acad Sci U S A. 2015, 112(38): 11965-70.

[263] HANSON AJ, CRAFT S, BANKS WA. The ApoE genotype: modification of therapeutic responses in Alzheimer's disease[J]. Curr Pharm Des. 2015, 21(1): 114-20.

[264] SALLOWAY S, SPERLING R, FOX NC, et al. Two phase 3 trials of bapineuzumab in mild-to-moderate Alzheimer's disease[J]. N Engl J Med. 2014, 370(4): 322-33.

[265] SZEKELY CA, BREITNER JC, Fitzpatrick AL, et al. NSAID use and dementia risk in the Cardiovascular Health Study: role of ApoE and NSAID type[J]. Neurology. 2008, 70(1): 17-24.

[266] ALTMANN A, TIAN L, HENDERSON VW, et al. Sex modifies the ApoE-related risk of developing Alzheimer disease[J]. Ann Neurol. 2014, 75(4): 563-73.

[267] FARRER LA, CUPPLES LA, HAINES JL, et al. Effects of age, sex, and ethnicity on the association between apolipoprotein E genotype and Alzheimer disease. A meta-analysis. ApoE and Alzheimer Disease Meta Analysis Consortium[J]. JAMA. 1997,

278(16): 1349-56.

[268] NYARKO JNK, QUARTEY MO, PENNINGTON PR, et al. Profiles of beta-Amyloid Peptides and Key Secretases in Brain Autopsy Samples Differ with Sex and ApoE epsilon4 Status: Impact for Risk and Progression of Alzheimer Disease[J]. Neuroscience. 2018, 373: 20-36.

[269] ABRAM M, WEGMANN M, FOKUHL V, et al. Nerve growth factor and neurotrophin-3 mediate survival of pulmonary plasma cells during the allergic airway inflammation[J]. J Immunol. 2009, 182(8): 4705-12.

[270] BERGMANN I, REITER R, TOYKA KV, et al. Nerve growth factor evokes hyperalgesia in mice lacking the low-affinity neurotrophin receptor p75[J]. Neurosci Lett. 1998, 255(2): 87-90.

[271] DYCK PJ, PEROUTKA S, RASK C, et al. Intradermal recombinant human nerve growth factor induces pressure allodynia and lowered heat-pain threshold in humans[J]. Neurology. 1997, 48(2): 501-5.

[272] MALCANGIO M, LESSMANN V. A common thread for pain and memory synapses? Brain-derived neurotrophic factor and TrkB receptors[J]. Trends Pharmacol Sci. 2003, 24(3): 116-21.

[273] PEZET S, MALCANGIO M, MCMAHON SB. BDNF: a neuromodulator in nociceptive pathways?[J]. Brain Res Brain Res Rev. 2002, 40(1-3): 240-9.

[274] SAH DW, OSSIPO MH, PORRECA F. Neurotrophic factors as novel therapeutics for neuropathic pain[J]. Nat Rev Drug Discov. 2003, 2(6): 460-72.

[275] SHU XQ, MENDELL LM. Neurotrophins and hyperalgesia[J]. Proc Natl Acad Sci U S A. 1999, 96(14): 7693-6.

[276] PARDRIDGE WM. Neurotrophins, neuroprotection and the blood-brain barrier[J]. Curr Opin Investig Drugs. 2002, 3(12): 1753-7.

[277] PODUSLO JF, CURRAN GL. Permeability at the blood-brain and blood-nerve barriers of the neurotrophic factors: NGF, CNTF, NT-3, BDNF[J]. Brain Res Mol Brain Res. 1996, 36(2): 280-6.

[278] SALTZMAN WM, MAK MW, MAHONEY MJ, et al. Intracranial delivery of recombinant nerve growth factor: release kinetics and protein distribution for three delivery systems[J]. Pharm Res. 1999, 16(2): 232-40.

[279] TUSZYNSKI MH, THAL L, PAY M, et al. A phase 1 clinical trial of nerve growth

factor gene therapy for Alzheimer disease[J]. Nat Med. 2005, 11(5): 551-5.

[280] RAFII MS, BAUMANN TL, BAKAY RA, et al. A phase1 study of stereotactic gene delivery of AAV2-NGF for Alzheimer's disease[J]. Alzheimers Dement. 2014, 10(5): 571-81.

[281] TUSZYNSKI MH, YANG JH, BARBA D, et al. Nerve Growth Factor Gene Therapy: Activation of Neuronal Responses in Alzheimer Disease[J]. JAMA Neurol. 2015, 72(10): 1139-47.

[282] RAFII MS, TUSZYNSKI MH, THOMAS RG, et al. Adeno-Associated Viral Vector (Serotype 2)-Nerve Growth Factor for Patients With Alzheimer Disease: A Randomized Clinical Trial[J]. JAMA Neurol. 2018, 75(7): 834-41.

[283] LONGO FM, MASSA SM. Small-molecule modulation of neurotrophin receptors: a strategy for the treatment of neurological disease[J]. Nat Rev Drug Discov. 2013, 12(7): 507-25.

[284] MASSA SM, XIE Y, YANG T, et al. Small, nonpeptide p75NTR ligands induce survival signaling and inhibit proNGF-induced death[J]. J Neurosci. 2006, 26(20): 5288-300.

[285] TEP C, LIM TH, KO PO, et al. Oral administration of a small molecule targeted to block proNGF binding to p75 promotes myelin sparing and functional recovery after spinal cord injury[J]. J Neurosci. 2013, 33(2): 397-410.

[286] KNOWLES JK, SIMMONS DA, NGUYEN TV, et al. Small molecule p75NTR ligand prevents cognitive deficits and neurite degeneration in an Alzheimer's mouse model[J]. Neurobiol Aging. 2013, 34(8): 2052-63.

[287] NGUYEN TV, SHEN L, VANDER GRIEND L, et al. Small molecule p75NTR ligands reduce pathological phosphorylation and misfolding of Tau, inflammatory changes, cholinergic degeneration, and cognitive deficits in AbetaPP(L/S) transgenic mice[J]. J Alzheimers Dis. 2014, 42(2): 459-83.

[288] SIMMONS DA, KNOWLES JK, BELICHENKO NP, et al. A small molecule p75NTR ligand, LM11A-31, reverses cholinergic neurite dystrophy in Alzheimer's disease mouse models with mid- to late-stage disease progression[J]. PLoS One. 2014, 9(8): e102136.

[289] ABOULKASSIM T, TONG XK, TSE YC, et al. Ligand-dependent TrkA activity in brain differentially affects spatial learning and long-term memory[J]. Mol Pharmacol.

2011, 80(3): 498-508.

[290] SCARPI D, CIRELLI D, MATRONE C, et al. Low molecular weight, non-peptid-ic agonists of TrkA receptor with NGF-mimetic activity[J]. Cell Death Dis. 2012, 3: e389.

[291] WANG J, HANCOCK MK, DUDEK JM, et al. Cellular assays for high-throughput screening for modulators of Trk receptor tyrosine kinases[J]. Curr Chem Genomics. 2008, 1: 27-33.

[292] ZHANG Q, DESCAMPS O, HART MJ, et al. Paradoxical effect of TrkA inhibition in Alzheimer's disease models[J]. J Alzheimers Dis. 2014, 40(3): 605-17.

[293] SCHMID DA, YANG T, OGIER M, et al. A TrkB small molecule partial agonist rescues TrkB phosphorylation deficits and improves respiratory function in a mouse model of Rett syndrome[J]. J Neurosci. 2012, 32(5): 1803-10.

[294] SIMMONS DA, BELICHENKO NP, YANG T, et al. A small molecule TrkB ligand reduces motor impairment and neuropathology in R6/2 and BACHD mouse models of Huntington's disease[J]. J Neurosci. 2013, 33(48): 18712-27.

[295] DEVI L, OHNO M. 7,8-dihydroxyflavone, a small-molecule TrkB agonist, reverses memory deficits and BACE1 elevation in a mouse model of Alzheimer's disease[J]. Neuropsychopharmacology. 2012, 37(2): 434-44.

[296] JANG SW, LIU X, YEPES M, et al. A selective TrkB agonist with potent neuro-trophic activities by 7,8-dihydroxyflavone[J]. Proc Natl Acad Sci U S A. 2010, 107(6): 2687-92.

[297] ZHANG Z, LIU X, SCHROEDER JP, et al. 7,8-dihydroxyflavone prevents synaptic loss and memory deficits in a mouse model of Alzheimer's disease[J]. Neuropsycho-pharmacology. 2014, 39(3): 638-50.

[298] ZHOU W, LI X, HUANG D, et al. No significant effect of 7,8-dihydroxyflavone on APP processing and Alzheimer-associated phenotypes[J]. Curr Alzheimer Res. 2015, 12(1): 47-52.

[299] VOLINSKY N, KHOLODENKO BN. Complexity of receptor tyrosine kinase signal processing[J]. Cold Spring Harb Perspect Biol. 2013, 5(8): a009043.

[300] HENEKA MT, KUMMER MP, LATZ E. Innate immune activation in neurodegen-erative disease[J]. Nat Rev Immunol. 2014, 14(7): 463-77.

[301] PERRY VH, HOLMES C. Microglial priming in neurodegenerative disease[J]. Nat

Rev Neurol. 2014, 10(4): 217-24.

[302] PROKOP S, MILLER KR, HEPPNER FL. Microglia actions in Alzheimer's disease[J]. Acta Neuropathol. 2013, 126(4): 461-77.

[303] ZHANG B, GAITERI C, BODEA LG, et al. Integrated systems approach identifies genetic nodes and networks in late-onset Alzheimer's disease[J]. Cell. 2013, 153(3): 707-20.

[304] MATHUR R, INCE PG, MINETT T, et al. A reduced astrocyte response to beta-amyloid plaques in the ageing brain associates with cognitive impairment[J]. PLoS One. 2015, 10(2): e0118463.

[305] MRAK RE, GRIFFINBC WS. The role of activated astrocytes and of the neurotrophic cytokine S100B in the pathogenesis of Alzheimer's disease[J]. Neurobiol Aging. 2001, 22(6): 915-22.

[306] PARADISI S, SACCHETTI B, BALDUZZI M, et al. Astrocyte modulation of in vitro beta-amyloid neurotoxicity[J]. Glia. 2004, 46(3): 252-60.

[307] THAL DR. The role of astrocytes in amyloid beta-protein toxicity and clearance[J]. Exp Neurol. 2012, 236(1): 1-5.

[308] TUPPO EE, ARIAS HR. The role of inflammation in Alzheimer's disease[J]. Int J Biochem Cell Biol. 2005, 37(2): 289-305.

[309] HOLMES C, CUNNINGHAM C, ZOTOVA E, et al. Systemic inflammation and disease progression in Alzheimer disease[J]. Neurology. 2009, 73(10): 768-74.

[310] SUDDUTH TL, SCHMITT FA, NELSON PT, et al. Neuroinflammatory phenotype in early Alzheimer's disease[J]. Neurobiol Aging. 2013, 34(4): 1051-9.

[311] VON BERNHARDI R, CORNEJO F, PARADA GE, et al. Role of TGFbeta signaling in the pathogenesis of Alzheimer's disease[J]. Front Cell Neurosci. 2015, 9: 426.

[312] GARWOOD CJ, COOPER JD, HANGER DP, et al. Anti-inflammatory impact of minocycline in a mouse model of Tauopathy[J]. Front Psychiatry. 2010, 1: 136.

[313] PARACHIKOVA A, VASILEVKO V, CRIBBS DH, et al. Reductions in amyloid-beta-derived neuroinflammation, with minocycline, restore cognition but do not significantly affect Tau hyperphosphorylation[J]. J Alzheimers Dis. 2010, 21(2): 527-42.

[314] GREEN HF, NOLAN YM. GSK-3 mediates the release of IL-1beta, TNF-alpha and IL-10 from cortical glia[J]. Neurochem Int. 2012, 61(5): 666-71.

[315] HU J, FERREIRA A, VAN ELDIK LJ. S100beta induces neuronal cell death

through nitric oxide release from astrocytes[J]. J Neurochem. 1997, 69(6): 2294-301.

[316] LIU B, HONG JS. Role of microglia in inflammation-mediated neurodegenerative diseases: mechanisms and strategies for therapeutic intervention[J]. J Pharmacol Exp Ther. 2003, 304(1): 1-7.

[317] MALINSKI T. Nitric oxide and nitroxidative stress in Alzheimer's disease[J]. J Alzheimers Dis. 2007, 11(2): 207-18.

[318] SWERDLOW RH, BURNS JM, KHAN SM. The Alzheimer's disease mitochondrial cascade hypothesis: progress and perspectives[J]. Biochim Biophys Acta. 2014, 1842(8): 1219-31.

[319] BHARADWAJ PR, BATES KA, PORTER T, et al. Latrepirdine: molecular mechanisms underlying potential therapeutic roles in Alzheimer's and other neurodegenerative diseases[J]. Transl Psychiatry. 2013, 3: e332.

[320] SHEVTSOVA EF, VINOGRADOVA DV, KIREEVA EG, et al. Dimebon attenuates the Abeta-induced mitochondrial permeabilization[J]. Curr Alzheimer Res. 2014, 11(5): 422-9.

[321] CONDELLO C, YUAN P, SCHAIN A, et al. Microglia constitute a barrier that prevents neurotoxic protofibrillar Abeta42 hotspots around plaques[J]. Nat Commun. 2015, 6: 6176.

[322] WANG A, DAS P, SWITZER RC, 3RD, et al. Robust amyloid clearance in a mouse model of Alzheimer's disease provides novel insights into the mechanism of amyloid-beta immunotherapy[J]. J Neurosci. 2011, 31(11): 4124-36.

[323] LEE S, VARVEL NH, KONERTH ME, et al. CX3CR1 deficiency alters microglial activation and reduces beta-amyloid deposition in two Alzheimer's disease mouse models[J]. Am J Pathol. 2010, 177(5): 2549-62.

[324] LIU Z, CONDELLO C, SCHAIN A, et al. CX3CR1 in microglia regulates brain amyloid deposition through selective protofibrillar amyloid-beta phagocytosis[J]. J Neurosci. 2010, 30(50): 17091-101.

[325] CEDERBLAD L, ROSENGREN B, RYBERG E, et al. AZD8797 is an allosteric non-competitive modulator of the human CX3CR1 receptor[J]. Biochem J. 2016, 473(5): 641-9.

[326] BHASKAR K, KONERTH M, KOKIKO-COCHRAN ON, et al. Regulation of Tau pathology by the microglial fractalkine receptor[J]. Neuron. 2010, 68(1): 19-31.

[327] LOPEZ-LOPEZ A, GELPI E, LOPATEGUI DM, et al. Association of the CX-3CR1-V249I Variant with Neurofibrillary Pathology Progression in Late-Onset Alzheimer's Disease[J]. Mol Neurobiol. 2018, 55(3): 2340-9.

[328] NIESS JH, BRAND S, GU X, et al. CX3CR1-mediated dendritic cell access to the intestinal lumen and bacterial clearance[J]. Science. 2005, 307(5707): 254-8.

[329] CONDELLO C, YUAN P, GRUTZENDLER J. Microglia-Mediated Neuroprotection, TREM2, and Alzheimer's Disease: Evidence From Optical Imaging[J]. Biol Psychiatry. 2018, 83(4): 377-87.

[330] SINGER AC, MARTORELL AJ, DOUGLAS JM, et al. Noninvasive 40-Hz light flicker to recruit microglia and reduce amyloid beta load[J]. Nat Protoc. 2018, 13(8): 1850-68.

[331] IACCARINO HF, SINGER AC, MARTORELL AJ, et al. Gamma frequency entrainment attenuates amyloid load and modifies microglia[J]. Nature. 2016, 540(7632): 230-5.

[332] IACCARINO HF, SINGER AC, MARTORELL AJ, et al. Author Correction: Gamma frequency entrainment attenuates amyloid load and modifies microglia[J]. Nature. 2018, 562(7725): E1.

[333] EIMER WA, VIJAYA KUMAR DK, NAVALPUR SHANMUGAM NK, et al. Alzheimer's Disease-Associated beta-Amyloid Is Rapidly Seeded by Herpesviridae to Protect against Brain Infection[J]. Neuron. 2018, 99(1): 56-63 e3.

[334] KUMAR DK, CHOI SH, WASHICOSKY KJ, et al. Amyloid-beta peptide protects against microbial infection in mouse and worm models of Alzheimer's disease[J]. Sci Transl Med. 2016, 8(340): 340ra72.

[335] READHEAD B, HAURE-MIRANDE JV, FUNK CC, et al. Multiscale Analysis of Independent Alzheimer's Cohorts Finds Disruption of Molecular, Genetic, and Clinical Networks by Human Herpesvirus[J]. Neuron. 2018, 99(1): 64-82 e7.

[336] BUCKLEY JS, SALPETER SR. A Risk-Benefit Assessment of Dementia Medications: Systematic Review of the Evidence[J]. Drugs Aging. 2015, 32(6): 453-67.

[337] JOHNSON JW, KOTERMANSKI SE. Mechanism of action of memantine[J]. Curr Opin Pharmacol. 2006, 6(1): 61-7.

[338] OLIVARES D, DESHPANDE VK, SHI Y, et al. N-methyl D-aspartate (NMDA) receptor antagonists and memantine treatment for Alzheimer's disease, vascular demen-

tia and Parkinson's disease[J]. Curr Alzheimer Res. 2012, 9(6): 746-58.

[339] PATEL L, GROSSBERG GT. Combination therapy for Alzheimer's disease[J]. Drugs Aging. 2011, 28(7): 539-46.

[340] DEARDORFF WJ, SHOBASSY A, GROSSBERG GT. Safety and clinical effects of EVP-6124 in subjects with Alzheimer's disease currently or previously receiving an acetylcholinesterase inhibitor medication[J]. Expert Rev Neurother. 2015, 15(1): 7-17.

[341] THOMSEN MS, HANSEN HH, TIMMERMAN DB, et al. Cognitive improvement by activation of alpha7 nicotinic acetylcholine receptors: from animal models to human pathophysiology[J]. Curr Pharm Des. 2010, 16(3): 323-43.

[342] WILKINSON D, WINDFELD K, COLDING-JORGENSEN E. Safety and efficacy of idalopirdine, a 5-HT6 receptor antagonist, in patients with moderate Alzheimer's disease (LADDER): a randomised, double-blind, placebo-controlled phase 2 trial[J]. Lancet Neurol. 2014, 13(11): 1092-9.

[343] ATRI A, FROLICH L, BALLARD C, et al. Effect of Idalopirdine as Adjunct to Cholinesterase Inhibitors on Change in Cognition in Patients With Alzheimer Disease: Three Randomized Clinical Trials[J]. JAMA. 2018, 319(2): 130-42.

[344] GROVE RA, HARRINGTON CM, MAHLER A, et al. A randomized, double-blind, placebo-controlled, 16-week study of the H3 receptor antagonist, GSK239512 as a monotherapy in subjects with mild-to-moderate Alzheimer's disease[J]. Curr Alzheimer Res. 2014, 11(1): 47-58.

[345] HAIG GM, PRITCHETT Y, MEIER A, et al. A randomized study of H3 antagonist ABT-288 in mild-to-moderate Alzheimer's dementia[J]. J Alzheimers Dis. 2014, 42(3): 959-71.

[346] YOUDIM MB. The path from anti Parkinson drug selegiline and rasagiline to multifunctional neuroprotective anti Alzheimer drugs ladostigil and m30[J]. Curr Alzheimer Res. 2006, 3(5): 541-50.

[347] BANSAL Y, SILAKARI O. Multifunctional compounds: smart molecules for multifactorial diseases[J]. Eur J Med Chem. 2014, 76: 31-42.

[348] WEINREB O, AMIT T, BAR-AM O, et al. The neuroprotective mechanism of action of the multimodal drug ladostigil[J]. Front Biosci. 2008, 13: 5131-7.

[349] WEINREB O, AMIT T, BAR-AM O, et al. Ladostigil: a novel multimodal neuroprotective drug with cholinesterase and brain-selective monoamine oxidase inhibitory

activities for Alzheimer's disease treatment[J]. Curr Drug Targets. 2012, 13(4): 483-94.

[350] YOUDIM MB. Multi target neuroprotective and neurorestorative anti-Parkinson and anti-Alzheimer drugs ladostigil and m30 derived from rasagiline[J]. Exp Neurobiol. 2013, 22(1): 1-10.

[351] HONGPAISAN J, SUN MK, ALKON DL. PKC epsilon activation prevents synaptic loss, Abeta elevation, and cognitive deficits in Alzheimer's disease transgenic mice[J]. J Neurosci. 2011, 31(2): 630-43.

第二章 帕金森病

帕金森病（PD）又称"震颤麻痹"，是一种常见于中老年人的神经系统变性疾病，多在 60 岁以后发病。运动症状包括静止性震颤，僵直，运动迟缓（运动缓慢），步态障碍和姿势不稳定。认知方面的症状包括记忆损害，空间识别困难，推进速度受损，偶尔会出现幻觉。病理方面，在黑质（中脑的一个结构）的致密部有多巴胺神经元的退行性变。病变的细胞包括包裹体，称为 Lewy 小体。退行性变和 Lewy 小体也见于大脑的其他部位。除了多巴胺系统外，PD 还影响去甲肾上腺素、血清素和乙酰胆碱通路[1]。PD 在 5 到 15 年中不断进展，直到患者出现显著的活动能力丧失和日常生活能力减退。PD 的毒性、自由基的损害、炎症和线粒体障碍已研究得较为清楚。这些信息自然地把 PD 的治疗引向特异的营养物和中草药，因为该治疗正是主导解毒，氧化适应，减轻炎症和线粒体保护的。

第一节 帕金森病的药食疗法及相关的病因学研究

1. 饮食和生活模式

一些研究探讨了饮食因素和 PD 发生和发展的关系。例如，消耗比平均水平多的碳水化合物，患 PD 的风险更大[2, 3]。此外，在 PD 症状出现前，病人较正常对照组可能已摄入了更多的铁[4]，因此过多的铁的摄入会增加 PD 发生的风险。PD 病人脑黑质的铁含量通常高于正常标准，这会导致组织损伤和氧自由基的生成[5]。抗氧化剂维生素 E 有助于预防帕金森病。饮食中含有适量或高水平维生素 E 的人患帕金森病的可能性较低[6]。这一结论受到 PD 病人血清中维生素 E 的水平低于正常对照组的结果的支持[7]。因此使用 d-α生育酚生成维生素 E 或天然的维生素 E 产品是很有必要的。对人和动物的研究发现，炎症在 PD 的发病中也起了重要作用[8, 9]，这个结论来源于对不同的 PD 动物模型的抗炎治疗的结果[10]。杀虫剂和重金属暴露也能增加 PD 发生的风险，这些内容将进一步讨论。

经常在饮食中添加纤维素可改善肠道的健康。植物的细胞含有大约 35% 的非水溶性纤维和 45% 的水溶性纤维，半纤维素，胶浆，胶母和果胶。不溶性纤维可与水结合，减少 PD 病人常见的便秘。Astarloa 等研究了 PD 患者食用富含不溶性纤维的饮食后对左旋多巴（L-dopa）的影响[11]。这种饮食减少了便秘，增加了左旋多巴的血清浓度和吸收。该项研究建议在 PD 病人的饮食里加入小麦糠麸、磨碎的亚麻籽等不溶性纤维。

大分子的中性氨基酸与左旋多巴可竞争通过血脑屏障。研究显示，血液中大分子氨基酸的增加可减少服用左旋多巴的病人的活动。这是推荐低蛋白饮食（0.75-0.8g/ 千克体重）和饮食中蛋白质重新分配理念的基础。蛋白质重新分配指的是 10% 的蛋白质放在白天，其余的蛋白质饮食放在晚上。但这种饮食策略的使用要谨慎，因为有发生负氮平衡的危险，或破坏组织蛋白质，甚至引起矿物质和维生素摄入减少[12]。Berry 等研究了不同比率的碳水化合物与蛋白质饮食对服用左旋多巴的 PD 病人症状起的作用，结论是饮食中碳水化合物与蛋白质的最佳比率为 5 ∶ 1，饮食方式对 PD 病人的运动起一定作用[13]。

2. 有毒物质接触

人类在日常生活中通常暴露于食物成分，环境毒素以及药物制剂等毒素类（异生物质）环境中，幸亏我们的肝脏中有复杂的酶系统能解毒这些有毒物质，这种酶系统因遗传的不同而存在个体差异。人类有一个普遍的能力能对这些毒素类物质进行解毒和清除，这一过程影响着 PD 的发生和发展。家族性和非家族性 PD 的病人均带有与肝功能减退相关的肝脏酶基因[14, 15]。肝功能清除神经毒素能力减退会增加 PD 发生的风险。另外，随着年龄的增加，肝脏解毒的能力减少，这将导致留存于血流中的毒素水平增加[16]，也会增加 PD 发生的风险。

流行病学和实验数据提示，当人暴露于神经毒素，如除草剂、杀虫剂时，PD 患病风险就会增高[17-26]。研究显示 PD 发生的风险和终生暴露于农作物和谷物之间存在剂量 - 效应间的关系[27]。杀虫剂对线粒体有直接毒性，PD 病人会表现出线粒体功能障碍[28]。一份对 20 个 PD 病人的尸检研究报告发现，这 20 个 PD 病人的大脑都有残留的杀虫剂。其中 6 个有用于控制蝗虫的有机氯杀虫剂 Dieldren 的残留。而在另外 7 个 AD 大脑中仅有 1 个有杀虫剂残留，但未在对照组的大脑中发现农残。Dieldren 是一种脂溶性的、持久的线粒体性毒物，在 PD 线粒体功能障碍的患者的发病中起作用[29]。在大多数 PD 和 AD 和对照组病人的大脑中都发现了 DDT，说明人类广泛暴露于环境化学毒物中。对杀虫剂和其他异生物质作用的易感性可能与毒物代谢酶基因相关。另一项研究发现，工作中使用清洁用品的人群接触到的外源性物质可增高 PD 发生的风险[30]。有趣的是，吸烟似乎能降低 PD 的风险。这与吸烟者某些能去除毒素的酶（如细胞色素 P450）增高有关，这可能是由烟草中的多环芳香碳水化合物引起的。然而，吸烟引起的其他疾病的风险超过了这种保护性益处。

重金属中毒是另一个严重的问题。据估计 25% 的人有明显的重金属中毒情况 [31]。毒性的来源是多方面的，包括来源于牙体修复的汞合金 [32]。一项新加坡的研究观察了市场上鱼类的消耗及非处方药的使用、职业暴露和牙科汞膏填充物的汞的摄取。他们发现了 PD 和血汞水平间呈单调的剂量效应关系。血和尿是 PD 良好的预测物，但是头发的毒物含量却不能预测 PD[33]。德国的一个多中心实验研究发现，相对于正常对照人群，频繁地暴露于重金属和牙体修复的汞合金的人更易成为 PD 患者 [34]。Gorell 等发现在美国底特律地区暴露于铜和锰超过 20 年的人群与 PD 发生有显著的相关性。他们得出结论，慢性暴露于这些金属与 PD 的发生相关，这些金属可能单独或联合作用促成 PD 的发生 [35]。人的脑组织重金属超载也可通过启动炎症级联反应加重 PD 的神经退行性变 [36]。

必须强调的是，PD 研究取得的很多进展是源于对 1- 甲基 -4- 苯基 -1，2，3，6 四氢吡（MPTP）的研究。MPTP 是一种海洛因样药物，使用它的人会快速发生 PD。对 MPTP 的相关研究结论不仅增加了对外源性毒物的担心，而且其作用机制也可作为理解 PD 中谷氨酸盐和线粒体作用的模板。MPP 可被星形胶质细胞转化为活化的神经毒素剂 MPP（+）。反之，MPP（+）又可损害星形胶质细胞代谢和减少谷氨酸盐的再摄取。这导致了细胞外谷氨酸盐，一种兴奋毒性神经递质的增加 [37]。MPP（+）可抑制线粒体电子转移链的 I 复合物并增加氧自由基的生成 [38]。所有这些变化已发细胞程序性死亡（凋亡）的级联事件。

PD 患者通常可通过食物中添加维生素 / 矿物质来加强身体的减毒能力。PD 病人如果没有贫血症状，应避免铁剂和铜剂在维生素 / 矿物质补充剂中的使用。但需要加强矿物质如钙、镁、锌、铬和含硫的氨基酸（甲硫氨酸，半胱氨酸和牛磺酸），以及高硫黄量的食物，如大蒜、洋葱和鸡蛋的摄取。此外，水溶性的纤维，包括瓜尔胶、燕麦麸、果胶、磨碎的亚麻籽对 PD 病人都是有益处的。值得注意的是，由于有机农产品维生素和矿物质含量高，重金属和除草剂的含量较低。我们强烈推荐 PD 病人使用有机农产品。对有毒物暴露的 PD 病人，使用保肝中草药能帮助降低任何促进疾病进展的毒素的水平。保肝的中草药主要是奶蓟，其液体提取或固体的标准提取物可每天服用。另外两种保肝中草药为姜黄和五味子，它们对增加肝的解毒能力都有确切的功效。对暴露于有毒物质或患急性疾病，包括疲乏或呼吸相关急症的病人都特别适合用五味子治疗。

为病人制订解毒方案是一个很复杂的事，需要对病人进行全面的评估。分析头发和尿液中重金属含量可能是有效的方法，对人体中重金属的检测方法包括口服重金属螯合剂或静脉注射二巯丙磺钠（DMPS）。但由于汞在体内会与巯基的分子紧密结合，因此只用标准的头发和尿液检测重金属含量。其他方法包括经静脉注射（IV）或口服二巯基丁（DMSA）来检测人体的重金属负荷。如果发现重金属达到中毒水平，可使用针对中枢神经系统（CNS）、肝脏和肾脏周围组织的解毒疗法。

3. 氧化应激

氧化应激作用是指氧特异的化学反应引起的组织破坏，暴露于环境毒素或食物的化学添加剂可引发氧化应激。三磷酸腺苷（ATP）能够直接为细胞提供能量，该能量产生于线粒体的电子传递链。它的产物与氧自由基、轨道上的不成对电子形成可攻击其他电子的分子簇，引起氧化作用。自由基是由无数其他反应产生的，这些反应包括尿酸通过黄嘌呤氧化酶作用生成，重金属和异生化合物的代谢中毒[39]。氧自由基具有重要的生物学功能，它可被白细胞吞噬利用以破坏细菌或其他外来物质和细胞。但它们同时也是危险的分子，我们身体有抗氧化分子系统控制其活性。自由基包括过氧化氢、超氧阴离子和羟自由基，可攻击和破坏脂类、蛋白质和DNA的结构完整性。有趣的是，多巴胺自身代谢能产生自由基，包括过氧氰化物和羟基自由基。环境神经毒素似乎是通过氧化应激发挥作用的。

有证据表明，PD患者中脑的黑质区的氧化作用增强，伴有脂质过氧化（氧化脂质）作用增加以及还原的谷胱甘肽减少。谷胱甘肽（GSH）是一种必须的细胞内抗氧化剂，需要在还原状态才能发挥作用。抗氧化防御作用涉及的酶，谷胱甘肽过氧化物酶（GP）和过氧化氢酶，在PD患者也减少。众所周知，铁的存在可增强氧化反应。PD病人黑质区铁的总含量与没有患PD的对照人群相比显著增高，而神经褐黑激素，来自多巴胺的自身氧化，作为黑质区铁的供体[40]。不幸的是，随着疾病的进展，多巴胺的代谢增加，氧自由基的形成也增加。

关于PD氧化作用受损的证据支持推荐使用抗氧化剂。哥伦比亚大学S. Fahn的研究发现，联合应用大剂量的维生素C和维生素E可延迟PD病人必须使用左旋多巴的时间2.5年[41]。三种抗氧化剂被证明在PD患者是非常重要的：α-脂质酸（ALA），谷胱甘肽（GSH）和N-乙酰半胱氨酸（NAC）。α-脂质酸（ALA）是从食物中吸收的小分子量物质，能透过血脑屏障。它在细胞内还原为二氢硫辛酸，它部分被向外运送到细胞外基质。通过改善脑代谢功能，α-脂质酸（ALA）可提供神经保护作用[42]。它是首要的CNS的抗氧化剂，因为它同时是水溶性和脂溶性的，存在于细胞内和细胞外间隙，通过氧化还原反应循环，与其他抗氧化剂，如维生素 C 和 E 的再生相关，且能增加谷胱甘肽（GSH）的水平。α–脂质酸（ALA）也是二价铁、铜和镉的螯合剂，帮助这些金属在细胞内保持适宜状态。

谷胱甘肽（GSH）是一种 PD 病人缺乏的细胞内的抗氧化剂，它的还原反应的强度与疾病的严重程度平行[43]。谷胱甘肽（GSH）可维持维生素 E 和维生素 C 于还原状态，并去除潜在损伤性的过氧化物。谷胱甘肽（GSH）口服并不能很好地被吸收，用药时可通过静脉输注（IV）。意大利的一个研究发现，PD 病人在每天给予 2 次 GSH 静注 600mg 后，其症状明显改善。用两种不同的量表评价显示，使用谷胱甘肽（GSH）后 PD 病人总的残疾减少了 42%，终止谷胱甘肽（GSH）静注后治疗效果能持续 2~4 个月[44]。谷胱甘肽（GSH）静注被确定为整体治疗 PD 的一项有用的措施。

N–乙酰半胱氨酸（NAC）是一种内源性抗氧化剂，也能帮助机体进行重金属（如汞和铅）、环境污染物和特定杀虫剂的解毒。它可以增加细胞内半胱氨酸的水平，从而引起 GSH 浓度的增加，从而抑制一氧化氮的生成[45]。

其他适合的抗氧化剂复合物包括褪黑激素和奶蓟草。褪黑激素是一种自由基清除剂，它可刺激抗氧化剂酶的基因表达，包括 GP，铜–锌歧化酶和锰超氧化物歧化酶[46]。奶蓟草可抑制黄嘌呤氧化酶（将黄嘌呤转化为尿素和超氧自由基）[47]。另外一条可行的通路是，黄嘌呤脱氢酶将黄嘌呤转化为尿酸和烟酰胺腺嘌呤二核苷酸（NADH），这条通路不会引起超氧化自由基的生成。

基于以上的研究成果，我们推荐以下精选的降低氧化应激无毒性的制剂：

（1）能通过直接清除自由基而减少氧化应激的治疗剂：包括饮食中的抗氧化剂，诸如维生素 A，β–胡萝卜素（BC），维生素 C 和维生素 E；以及内源性的抗氧化剂，如谷胱甘肽，α–硫辛酸和辅酶 Q10 等。

（2）能通过激活 Nrf2 调节的抗氧化剂基因（没有 ROS 刺激下）的治疗剂：如十字花科蔬菜，卡法内酯（发现于卡瓦根）和葛根素[48-50]中发现的有机硫化合物萝卜硫烷、金雀花碱、维生素 E 和辅酶 Q10[51]，可在无氧自由基（ROS）刺激的情况下使 Nrf2 激活。

（3）能通过直接清除氧自由基而减少氧化应激，同时又能间接激活 Nrf2/ARE 通路的治疗剂：例如维生素 E[52]、α–硫辛酸[53]、姜黄素[54]、白藜芦醇[55, 56]、Omega–3、脂肪酸[57, 58]和 NAC[59]。

（4）通过 ROS 依赖性的机制降低氧化应激的治疗剂：包括 L–肉碱，它可产生短暂的 ROS[60]。

4. 多巴胺

随着帕金森病的进展，中脑多巴胺的含量降低。因酪氨酸合成多巴胺的限速步骤涉及酪氨酸羟化酶，在此反应中 NADH 提供作为辅酶的还原等价物。NADH 似乎在培养的组织中和人体内可增加多巴胺的生成，静注或口服线粒体素 NADH 可增加 PD 的评分表现[61]。在维也纳的一项临床试验中，在 885 名口服线粒体素 NADHNADH 的 PD 患者中，80% 的患者显示出轻微的益处，19.3% 的患者有显著的反应。年轻的或病程短的患者口服线粒体素 NADHNADH 后显示出更显著的效果[62]。值得注意的是，维生素 b3 烟酰胺，一种线粒体素 NADH 的前体，作为自由基清除剂发挥作用，能阻断由街头毒品 –MPTP 引起的神经元的破坏，这种作用引起了人们对使用烟酰胺治疗 PD 的极大的兴趣[63]。

常春油麻藤（天鹅绒豆）（见图 5）是一种阿育吠陀草药，含有高浓度的左旋多巴。Solaray 又称多巴豆。每个胶囊含有 50mg 左旋多巴。左旋多巴的优点是在其制备时添加了额外的成分而具有的抗氧化的特性。另一方面，由于缺乏甲基多巴肼，可能会减少能运送到 CNS 中的左旋多巴的数量。但加入甲基多巴肼，即可解决这一问题。多巴豆的剂量取决于个体对中草药的反应，但是常春油麻藤中左旋多巴的含量对病人是合适的。

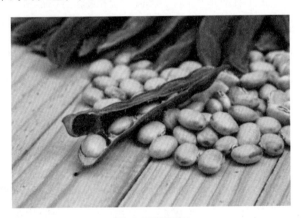

图 5 天鹅绒豆

然而，多巴胺的应用可致广泛的副作用，包括情绪变化和睡眠障碍，被认为与羟色氨酸（5HTP）的水平减低有关，5HTP 是一种血清素的即刻前体。在服用左旋多巴的病人中，5HTP 能对抗情绪和睡眠的副作用，也能改善身体症状[64]。在没有服用左旋多巴的病人中，5HTP 可使强直症状加重。

5. 兴奋毒性

神经递质谷氨酸盐在 PD 中起一定作用。PD 病人线粒体中氧化磷酸化水平下降，造成能量受损以及跨膜电位下降。这种点位的下降减少了细胞表面 N- 甲基 -D- 天冬氨酸（NMDA）受体的镁阻滞。谷氨酸盐能刺激 D- 天冬氨酸受体，如果镁阻滞作用减少，钙内流入细胞内。这种内流作用启动了一系列级联事件，包括一氧化氮合酶的激活，伴有一氧化氮生成的增加。此外，自由基生成增加，伴随蛋白酶和脂肪酶的激活。细胞内钙的增加也有利于黄嘌呤氧化酶通路通过黄嘌呤脱氢酶通路形成尿酸，同时可形成超氧自由基。一氧化氮和超氧自由基结合形成高危险性的过氧亚硝酸盐自由基，可导致一些凋亡的损伤性细胞事件 [65]。总体而言，兴奋性神经递质谷氨酸盐在 PD 病人中起了危险的作用。他们的细胞能量代谢的减少引起谷氨酸盐损伤性兴奋，在一些情况下，对被刺激的神经细胞是致命的伤害。

减少兴奋性毒素的作用是非常重要的，特别是 PD 的病人。阿司帕坦 [66, 67] 和味精（MSG）可增加谷氨酸盐的水平，应避免使用。L- 亮氨酸、异亮氨酸和 L- 缬氨酸之间氨基酸链的平衡可增加谷氨酸盐向非兴奋性氨基酸谷氨酰胺的转化 [68, 69]。因为 PD 病人脑脊液中支链氨基酸的水平下降 [70]，所以建议多摄取上述的氨基酸，并增加特异的蛋白质补充，如在饮食中增加糙米，通过增加瓜氨酸的摄取，使精氨酸代谢为一氧化氮和瓜氨酸。多吃西瓜，可通过降低的一氧化氮水平逆转形成的一氧化氮。最后，中药里的石杉碱 A，一种乙酰胆碱酯酶抑制剂，也能抑制谷氨酸盐对 D- 天冬氨酸受体的刺激 [71, 72]。石杉碱 A 的剂量是 50~200mg，每天 2 次。值得注意的是，PD 患者应禁用万艾可，因为它可以通过增加一氧化氮的生成发挥作用。

牛磺酸对兴奋毒性有明显的保护作用。牛磺酸是一个小分子，与氨基酸有关，但缺乏羧基或酸的成分。它不是蛋白质的组成成分，以独立的形式存在于体内，由半胱氨酸和维生素 B_6 合成而来。研究揭示，牛磺酸可以降低血压，限制糖尿病的长时程损害，并能减少体内的氧化应激。有趣的是，牛磺酸的在 PD 病人脑脊液中的水平降低 [73]。

牛磺酸能以多种方式调控兴奋毒性。它可增加谷氨酰胺酸脱羧酶（GAD）的表达，主导形成 γ- 氨基丁酸（GABA）的神经系统 [74] 中一种重要的抑制性和保护性的神经递质，并可直接激活 GABA 受体 [75]；它还可刺激谷氨酸盐兴奋毒性，减少细胞内钙离子内流的量 [76, 77]。在 Russell Blaylock 博士的书《兴奋性毒素：舌尖上的毒物》著作中提到了食物中的味精（MSG）和阿司帕坦 [78]。此外，提出一个半标准性的关于谷氨酸盐在神经退行性疾病中的理论，即机体内重要的、潜在性的兴奋性氨基酸有害的理论。谷氨酸盐的作用之一是增加细胞内的钙，反过来则减少线粒体（体内的能量炉）的能力消耗，并可通过第二信使（如蛋白激酶）导致细胞凋亡。我们研究了亮氨酸是如何阻止 β - 淀粉样蛋白的兴奋毒性 [79]。因为它的多种益处，在 PD 的治疗中推荐使用亮氨酸。

镁是人体必需元素之一，是细胞内仅次于钾离子的第二丰富的阳离子。镁在体内各种组织中普遍存在，参与许多生化反应和代谢过程。我们的食物中镁含量较低，原因之一是表层土营养物质的丢失，导致了我们吃的食物中维生素和矿物质的缺乏，另外就是我们采摘和食用营养物质还未达到较高水平的未成熟的蔬菜水果，还有在非有机农业中使用的化学物质阻碍了食物中营养物质的生成。因此人们的食物中普遍缺乏镁，故推荐食物中适当添加镁。

6. 线粒体

线粒体（Mitochondrion）是一种存在于大多数细胞中的由两层膜包被的细胞器，是细胞中制造能量的结构，被称为细胞的发电站。线粒体存在于原生动物、酵母、植物和动物中，并包含了克雷布斯圈和氧化磷酸化（电子传递链）中的酶。线粒体有自身的 DNA 和遗传体系，线粒体中有些蛋白质是由其自身 DNA 编码。对线粒体 DNA 的分析显示，人类实际上起源于 150 000 年前的非洲，60 000 至 70 000 年前，我们从非洲迁移到亚洲，并在 40 000 到 50 000 年前，从亚洲迁移到欧洲 [80]。DNA 的氧化损伤，包括细胞核和线粒体的损伤，目前被认为是衰老和退行性疾病的主要原因。线粒体 DNA 的氧化率是细胞核 DNA 的 10 倍。在年龄超过 70 岁的人群中，线粒体 DNA 的氧化率是细胞核 DNA 的 15 倍。这是由于线粒体中存在氧化磷酸化，以及缺乏修复的机制和保护性蛋白质（组蛋白）[81]。

在 19 世纪 80 年代，当时有"设计师街头毒品"（Designer street drug）之称的 MPTP 在其使用者中引起严重的 PD，从而引起人们多线粒体对 PD 作用的注意。MPTP 能抑制 NADH 脱氢酶，以及抑制线粒体中电子转移链的早期步骤。这种抑制作用可增加超氧自由基、过氧化氢和羟基的浓度，与 DNA 的破坏有关 [82]。MPP（+），激活的 MPTP 代谢物，也能减少细胞的 GSH（一种主要的细胞内抗氧化剂）水平。这种现象可能继发于 MPP（+）存在的情况下还原的线粒体能量的生成 [83]。明确 MPTP 损伤的机制对理解 PD 是怎样自然发生的非常有用。例如，环境中的毒素（异生物质）可能是以与 MPTP 毒性作用类似的方式损害 PD 病人的线粒体。

PD 病人的多种组织，包括血小板中线粒体电子转移链的复合物 I（NADH：是烟酰胺腺嘌呤二核苷酸的还原态，还原型辅酶 I）的活性显著降低。泛醌是辅酶 Q10（CoQ10）

的另一个名字。最近的遗传学研究提示，这种复合物 I 的缺陷可能发生于线粒体 DNA 的点突变[84]。有证据表明，慢性服用左旋多巴能改变大鼠线粒体呼吸链的活力，次发现支持左旋多巴的慢性服用对 PD 的进展产生作用[85]。同一研究还报道，维生素 C 和地普雷尼尔可防止左旋多巴和多巴胺对复合物 I 活性的抑制作用。我们的发现支持用抗氧化剂和单胺类氧化酶（MAO）抑制剂作为治疗策略可减慢 PD 的进展。单胺氧化酶是一种可以在多巴胺和神经细胞发生联络后打断这种交流的酶类之一。地普雷尼尔是一种用于治疗 PD 的 MAO 抑制剂。另外一种能够分解多巴胺的酶是儿茶酚 –O– 甲基转移酶（COMT）。这种酶的抑制剂是恩他卡朋片。地普雷尼尔片不能提供症状减轻的治疗效果，但可能对 PD 有较长时间的益处。另一方面，恩他卡朋片可增强单剂量的左旋多巴的疗效，并具有即刻疗效。

动物和人的一些研究[86]证实，口服添加 CoQ10 可增加复合物 I 的活性。添加 CoQ10 还可以保护神经元免受神经毒性剂的损害。PD 中充分补充缺乏的 CoQ10 可增加线粒体能量的生成，减少氧自由基的形成，提高细胞膜电位，从而保护兴奋性刺激和异生物质损害。最近的一项研究[87]证明，每天添加 1200mg 的 CoQ10 可引起 PD 病人在 16 个月的治疗中较对照组残疾症状显著减轻，但对于每天口服 CoQ10 300mg 和 600mg 的两组病人组，产生的疗效有限。此项工作的成果得到另一项 PD 临床研究的支持，该研究显示，CoQ10 可产生正向的治疗效果，以及症状的改善作用[88, 89]。其他的研究[90]也证实，CoQ10 能减慢 PD 的进展。CoQ10 似乎是 PD 患者的一个重要的添加剂。虽然传统剂量是每天 100~200mg，但圣地亚哥加利福尼亚大学的研究提示，CoQ10 最好每天服用 1200mg，可分成 3 次随餐服用。

银杏是一种单胺氧化酶抑制剂[91]，可缓解单胺代谢物对复合物 I 活性的抑制作用，抑制与多巴胺代谢有关的氧自由基的生成。银杏的剂量为 40mg，每天 3 次；或 60mg，每天 2 次。当它与其他血小板抑制剂或抗凝剂同时使用时，银杏需要谨慎添加。这些情况包括添加维生素 E 和必需的脂肪酸、口服苯丙酮、阿司匹林、盐酸噻氯匹定片（力抗栓）、抗中风药 Aggrenox。当病人同时有心脏病或中风，或病人同时服用多种药物时，使用银杏必须在医生的监督下进行。

7. α– 突触核蛋白

α– 突触核蛋白是一种在中枢神经系统突触前及核周围表达的可溶性蛋白质。它在大脑皮质及海马等记忆相关部位广泛分布，突触前末梢特别丰富。α– 突触核蛋白在突触的维持和可塑性中发挥作用[92]。每个神经细胞与其他神经细胞间有无数个突触连接，α-突触核蛋白的作用包括参与信号通路、细胞分化、细胞生存和多巴胺神经递质传递[93]。

α-突触核蛋白与神经退行性疾病有关。它最初以碎片的形式在 AD 的老年淀粉样蛋白斑块中被发现。随后在 PD 的常染色体显性遗传的负责 α-突触核蛋白的基因中发现两个突变。常染色体显性遗传的 PD 只占 PD 总病人数的小部分。最终，α-突触核蛋白被认为是 Lewy 小体的主要组成部分，在普通 PD 病例中作为异常标志物。这种蛋白与 AD 和 PD 的发病（展）有关。在肌萎缩性侧索硬化（Lou Gehrig 病）中也发现有 α-突触核蛋白。虽然 α-突触核蛋白对神经退行性疾病（如 AD 和 PD）的作用还不清楚。但在正常情况下，α-突触核蛋白常常折叠成一种 α 螺旋结构。上述提到的基因突变因子可能诱导 α-突触核蛋白形成 β 折叠的形状的因素。这种形状易于与 β 折叠分子相聚集，把不溶性的纤维留在脑中。一个新的帕金森病模型[94]证明杀虫剂也能刺激 α-突触核蛋白纤维形成 α-突触核蛋白，这一结构的变化将导致其功能丧失，促进 Lewy 小体形成，导致 PD 发生。

最近一项研究[95]探讨了 α-突触核蛋白对氧化应激的敏感性。结论显示，α-突触核蛋白在氧化应激情况下可引起钙蛋白的异常聚集，但这个过程可被一种重要的抗氧化添加剂 NAC 阻断。

8. 炎症

越来越多的证据表明，炎症在 PD 的发病中发挥着重要的作用。中枢神经系统（CNS）中的小胶质细胞，有助于维持神经元的健康，一项研究发现[96]，在 PD 患者大脑称为黑质和基底神经节的异常区域，小胶质细胞被激活，小胶质细胞分泌炎性物质，这些炎性因子在 PD 病人的脑脊液和大脑中增加，包括肿瘤坏死因子-α（TNF-α）、IL-1β、IL-2、IL-4 和 IL-6[97]。两种与炎症相关的酶，一氧化氮合酶、烟酰胺腺苷二核苷酸磷酸还原氧化酶在 PD 中被诱导。前者产生一氧化氮，激活一系列酶的级联反应，导致细胞凋亡[98]；后者可诱导产生氧家族（ROS）的分子和其他一些对神经细胞有毒性的化学物质。ROS 可激活小胶质细胞，引起一个自我增强的循环，使小胶质细胞产生 NADPH 氧化酶，从而产生 ROS。激活的小胶质细胞及炎性物质会分泌一种称为喹啉酸的兴奋性毒素。

兴奋性毒素是一种作用于体内的化学物质，对神经细胞起兴奋作用。如果兴奋性毒素过度作用，可损伤神经细胞，从而启动一个化学级联事件，导致细胞死亡（凋亡）。由内源性兴奋毒素喹啉酸引起的损伤与炎性过程密切相关。体内另一些兴奋性毒素包括神经递质谷氨酸盐及同型半胱氨酸，一种与心脏疾病、卒中和 AD 相关的危险因子。谷氨酸盐和同型半胱氨酸都与炎症过程密切相关 [99]。实际上，负责生成一氧化氮的酶在兴奋性毒素神经细胞损伤中紧密耦合于与炎症相关的酶 – 环加氧酶（COX-2）上。我们将在以下部分讨论同型半胱氨酸上调或激活核因子 KappaB，一种与炎症有关的细胞内信号分子。

COX-2 和 5- 脂氧化酶（5-LOX）是炎症中重要的组成成分，通过对小胶质细胞的激活也会表达。COX-2 只在炎症情况下存在于人体中，将花生四烯酸转化为炎性分子，称为前列腺素，而 5-LOX 将花生四烯酸转化为称为白三烯的炎性分子。前列腺素和白三烯称为类二十一烷酸，对人体有潜在的危害。需要注意的是，COX-2 和 5-LOX 通路的抑制剂能保护神经细胞免受损伤 [100]。新型的抗炎药，包括西乐堡、万络、Bextra（一种受体阻滞剂），能对 COX-2 起主要的抑制作用。这些抗炎剂被认为较美林、萘普生和托来汀等药有较小的副作用，而后者对 COX-1 和 COX-2 都有抑制作用，因而减少了前列腺素对胃和肾的保护作用。过去 5 到 10 年的临床研究对这些药物的安全性产生怀疑，特别是其对心脏的潜在作用。

能抑制 PD 中炎症反应的营养素和中草药物应成为 PD 患者饮食添加物的一部分。由于炎症的复杂性，中草药和营养素能干扰炎症级联反应的许多过程。菠萝蛋白酶有多种抗炎功效，使用很安全。至少有九种植物显示可抑制 COX-2 的作用。这些植物有（见图 6）：贝加尔黄芩、牛至和迷迭香 [101]。一种来源于亚洲黄柏树的树皮的提取物 Nexrutine，也是 COX-2 的抑制剂。5-LOX 的天然抑制剂包括阿育吠陀草药乳香 [102] 和姜黄根 [103]。这些草药的选择和剂量取决于各人的喜好及与何种口服药物一起服用。

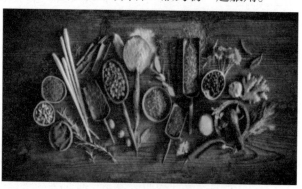

图 6 抑制 PD 中炎症反应的植物香料

姜黄根可作为 PD 抗炎食物疗法的最安全的添加剂。它不仅能抑制 COX-2 和 5-LOX 酶，而且它还能抑制 TNF[104] 的作用，并能抑制核因子 KappaB 的激活 [105]。NF-KappaB 是一个细胞内信号分子。小胶质细胞针对的 NF-KappaB 反应，合成 COX-2 及其他促炎物质。这种单一的分子在人体的各类反应中发挥作用，包括炎症、免疫、肿瘤和凋亡[106]。调节 NF-KappaB 是一个非常有效的方法，它能控制包括炎症及 COX-2 和 5-LOX 酶的一系列病理过程，被称为炎症的上游调控。在草药学中，姜黄根还有一些其他的用途，包括用于肝的滋补和溃疡疾病。对于服用其他药物的老年 PD 患者，姜黄根更具保护性。

ω-3 脂肪酸，二十二碳六烯酸（DHA）和二十碳五烯酸（EPA）能减轻炎症，DHA 和 EPA 存在于鱼油中，剂量大约是 DNA+EPA 每天 500~1000mg，以胶囊剂的形式服用。重要的是服用的鱼油应来自于无污染的、不含有重金属和杀虫剂残留的水源的鱼。Calson 的挪威鳕鱼肝油和北欧自然都是高质量鱼油产品的来源。γ-亚油酸（GLA）是一种 ω-6 脂肪酸，存在于琉璃苣油、黑加仑籽油和月见草油中。ω-6 脂肪酸的服用剂量是每天 GLA 加亚油酸 250~500mg。哈佛公共卫生学院的一项研究发现，当摄入 ω-3 脂肪酸增加时，包括 TNF 和 C- 反应蛋白在内的一些炎症标志物明显减少了。这种现象也见于 DHA 和 EPA，鱼油的主要脂肪酸中，而在亚麻籽油的 α-亚麻酸和反式亚麻酸中不常见。有趣的是，ω-6 脂肪酸的摄取可增加 ω-3 脂肪酸的抗炎效应[107]。

研究已证实，糖的摄取会增加炎性反应。一项研究[108]揭示，健康个体摄入葡萄糖溶液后，可以使自由基和 NF-KappaB 增加。提示糖会增加上游和下游的炎症级联事件。PD 病人避免服用单糖，如糖果、汽水和甜品里的糖。

9. 泛素 - 蛋白酶体系统

在过去的几年里，有一些重要的发现对我们预防和减缓神经退行性疾病的进展有重要的影响。荣获 2004 年诺贝尔奖的三位科学家，Aaron Ciechanover、Aram Hershko 和 Irwin Rose，他们推进了我们对细胞中蛋白质降解的理解。为了保持细胞内蛋白质，包括酶、信号分子和结构组分的平衡或稳态，蛋白质的形成和降解需要达到一个平衡。此外，氧化、聚集和错误折叠的蛋白质需要被识别和代谢。每个细胞中最重要的蛋白质降解，或蛋白质水解系统是泛素 - 蛋白酶体系统，2004 年诺贝尔化学奖阐述了泛素 - 蛋白酶体系统。越来越多的证据表明该系统的功能障碍在 PD 和 AD 的发生中起着特别的作用，也可能在卒中和 MS 的发生中起重要作用。

泛素蛋白酶体（UPS）包括泛素（一种蛋白质）和蛋白酶体（一种复合的多蛋白结构）。简单来说，泛素黏附在蛋白上，将该蛋白提呈给桶状的蛋白酶体消化。泛素实际上是三联的酶，可黏附在靶蛋白上。然后被识别的蛋白在圆柱状的蛋白酶体中进行消化，该蛋白酶体包括一个核心（20S）酶（蛋白酶）单位，带有两个（19S）调节性的颗粒（也称为 PA700 蛋白酶激活剂）。

蛋白酶体的活性随年龄增长而降低。这一事件发生于基底神经节，大脑皮质下与灰质结构相关的运动区域。在一项关于大鼠的研究中，这种蛋白酶体活性的衰退出现在大脑皮质和海马，但在脑干却未见[109]。对其他大鼠、小鼠和狒猴的研究提示，随着年龄的增加，蛋白酶体活性的减少出现在与 PD 相关的纹状体、苍白球和黑质区域。虽然蛋白酶体可代谢氧化了的蛋白，防止蛋白聚集，但随着年龄的增长这种功能会丧失，提示其在 PD 和 AD 中发挥作用，在这两个疾病中蛋白质氧化和聚集起重要作用。已知线粒体的功能也会随着年龄的增长和神经退行性疾病的发生而衰退。另一项研究证明，蛋白酶体功能的抑制会导致复合物 I 和 II 在线粒体电转移链的功能戏剧性地降低[232]。结果提示，蛋白酶体功能的衰退可能在线粒体功能丧失和细胞能力随着年龄的增长衰退中起关键作用。

多个研究中心证实，AD 患者大脑的细胞内出现神经原纤维原缠结（成对的螺旋丝 –PHFs）和细胞外 β – 淀粉样蛋白斑块蛋白酶体减低的现象。一项研究在 AD 患者大脑皮质标本中发现蛋白酶体功能下降到正常的 56%。而且 PHFs 在与蛋白酶体结合时，结合的程度与蛋白酶体活性功能丧失的量相关。这项研究单独发现，当 PHF Tau 蛋白抑制蛋白酶体达到极限时可导致细胞变性和死亡[110]。有趣的是，PHF 包含正常可溶性的 Tau 蛋白的不溶性聚集。AD 似乎包含一个正反馈系统，其中早期的蛋白酶体功能丧失可防止 Tau 蛋白聚集，这样又使 PHF 诱导蛋白酶体的功能进一步丧失。但这个反应为何发生在老年的大脑中呢？由于 UPS 遗传的复杂性，可能一种特定的遗传组合加速了自我诱导过程，从而导致了临床 AD 症状。

泛素蛋白酶体（UPS）和 PD 的关系是很复杂的，在很多方面它可解释 PD 的起源。在 2001 年，英国的研究者首次证明[111]，PD 致死者黑质蛋白酶体功能显著下降。黑质是一个包含多巴胺能神经元的脑干中的黑色的物质聚集区。研究还发现，Lewy 小体、PD 的特征性细胞内包涵体，包含聚集的 α – 突触核蛋白和泛素蛋白酶体（UPS）信号蛋白。

此外，在 PD 患者大脑中已证实聚集的 α – 突触核蛋白结合可抑制蛋白酶体的作用，这与成对的螺旋丝在 AD 中起的作用相类似[112]。另一个有趣的研究是对一些引起家族性 PD 的基因突变的基因进行观察，这些突变的基因涉及编码在泛素蛋白酶体（UPS）中起重要作用的酶被称为 Parkin– 泛素 C– 终末水解酶 1。这些酶可降解泛素蛋白酶体（UPS）中的异常可导致遗传传送的 PD。总之，泛素蛋白酶体（UPS）功能丧失在 PD 的发生中起主要作用。这个过程很复杂，与细胞外毒素、氧化损伤、线粒体功能障碍和遗传因素有关。

　　泛素蛋白酶体（UPS）对卒中和 MS 的作用是不同的，蛋白酶体在蛋白质的降解中起重要作用，这些降解的蛋白涉及炎症，细胞循环，新生血管的生长，凋亡和基因表达。UPS 系统能降解一种很特别的称为 IkappaB 的蛋白，它对 NF-KappaB 起抑制作用。NF-KappaB 是一种基因转录因子，可上调蛋白质的生成，包括炎症和细胞生长的蛋白质。通过降解 IkappaB，泛素蛋白酶体（UPS）上调 NF-KappaB，导致炎症和细胞生长增加。注射用的硼替佐米是批准用于多发性骨髓瘤的新药，它被认为可通过抑制 NF-KappaB 而抑制骨髓瘤细胞，而这一过程是通过其对蛋白酶体抑制的逆转作用实现的。虽然慢性炎症在 PD 和 AD 的发病中起一定作用，但急性炎症在卒中和 MS 的发病中起的作用更明显。对卒中实验动物模型用蛋白酶体抑制剂进行预治疗，可减小卒中区域的体积以及星形胶质和神经元的急性退行性变程度。此外，动物卒中模型中蛋白酶体抑制剂可显著减轻 NF-KappaB 的激活，这可能是通过减少 NF-KappaB 抑制剂 IkappaB 的降解来实现的。泛素蛋白酶体（UPS）抑制剂对卒中的益处似乎与 NF-KappaB 活性的降低有关[113]。与此相似，在 MS 中，通过下调蛋白酶体对炎症的抑制是一种有希望的治疗模式。法国的一项研究[114]证明，利托那韦，一种 HIV-1 的蛋白酶抑制剂，可通过调控蛋白酶体的功能，抑制实验动物中过敏性脑脊髓炎。目前在临床 MS 上应用蛋白酶体抑制剂没有全面的临床试验研究报道。

　　在葡萄、花生、松树中存在的天然产物白藜芦醇可增强蛋白酶体的功能。白藜芦醇是一种多酚类物质，也是一种抗氧化复合物，能解释法国悖论。法国悖论是指发生于法国的迷惑：为什么许多法国人吃高脂的饮食，然而其心率水平反而降低。目前有无数的对白藜芦醇的健康促进特性的研究，仅有其中的一部分与法国悖论有关。因为它是一种抗氧化剂[115]，可抑制促炎物质的形成，抑制血小板聚集，并诱导肿瘤细胞的凋亡[116]。其抗癌特性经过一系列研究被认为有临床应用的潜能[117]。白藜芦醇也能降低一氧化氮的水平，使自由基水平降低[118]。乙酰化酶是一种在所有有机体自然产生的酶，它在代谢、衰老和基因表达中起重要作用。由于乙酰化酶可使基因表达沉默，因此被命名为信息沉默调节器（Sir1、Sir2、Sir3 等）。未受抑制的基因表达似乎能导致衰老。通过降低基因表达，衰老也能减慢。众所周知，卡路里限制可以延长很多种系的寿命。目前乙酰化酶被认为可介导与卡路里限制相关的寿命延长[119]。白藜芦醇似乎能激活乙酰化酶。一个值得注意的研究证明，白藜芦醇能使酵母的寿命延长 70%[120]。最终白藜芦醇可激活蛋白酶体的功能。这种激活作用导致异常蛋白的处理加速，如 AD 中的 β-淀粉样蛋白。这已通过实验被证实,有待 AD 病人的临床验证[121]。基于以上的讨论,也需要在 PD 患者中正视白藜芦醇能增强蛋白酶体的功能。

以上证据还表明,对于 PD 和 AD 来说,一些抗氧化剂和生物活性物质对其治疗作用有部分重合,甚至在其治疗机制上有共同的重合部分,值得今后深入研究和探讨。

第二节 PD 患者药食疗法要览

1. 维生素 E 和地普雷尼尔

绝大多数临床前试验应用单一的抗氧化剂,主要是维生素 E 对 PD 进行治疗研究,但研究结论不一致。一项随机的双盲和有安慰剂对照的普雷尼尔和生育酚对帕金森病(PD)的抗氧化治疗临床前试验,评估了普雷尼尔 10mg/d)和生育酚(2000IU/d)单独或合应用对早期 PD 病人的功效。经过 8.2 年的追踪发现,地普雷尼尔的治疗是必需的,但是 α - 生育酚的治疗无效[122, 123]。膳食中单独添加抗氧化剂维生素 E,是该研究设计中的主要缺点,鉴于包括 PD 患者在内的绝大多数神经退行性疾病患者大脑中持续发现缺乏谷胱甘肽;因此,添加谷胱甘肽增强剂,如 α - 硫辛酸和 N- 乙酰半胱氨酸可能有助于维生素 E 发挥应有的作用。此外,线粒体功能障碍在 PD 和其他神级退行性疾病中也通常被观察到,添加辅酶 Q10 和 L- 肉碱以改善线粒体功能,就能发挥其对 PD 的有效治疗作用。

流行病学研究提示,饮食中富含维生素 E 可减少 PD 的发病风险[6, 124, 125]。这些对维生素 E 的流行病学研究结果与用维生素 E 进行治疗的临床前试验结果有冲突。其原因可能是饮食中包含的抗氧化剂不止维生素 E 一种。有可能维生素 E 与其他抗氧化剂相互作用,从而对减少 PD 的发生风险产生有益的作用。因此,流行病学研究结果提倡在 PD 的临床研究中应用多种抗氧化剂进行治疗。

2. 维生素 E 和维生素 C 与抗胆碱能药物联合应用

在一个公开的临床前试验中,高剂量的 α - 生育酚和维生素 C 的应用效果在早期 PD 病人中被检测。患者被允许服用金刚烷胺和抗胆碱能药物,但不能服用左旋多巴或 DA 激动剂。当病人需要左旋多巴治疗时,PD 主要症状表现延迟出现。结果提示,这些抗氧化剂推迟了需要左旋多巴介入治疗的时间约 2.5 年[40]。该研究显示,对于早期 PD 的患者来说，抗氧化剂的混合使用可能在推迟左旋多巴的使用方面相对于单独应用抗氧化剂来说是更好的策略。

3. 辅酶 Q10

在对一个多中心、随机和双盲、安慰剂对照的 80 岁的 PD 早期病人（此时不需要任何治疗）的研究中，辅酶 Q10（剂量为 300、600 或 1200mg/d）的疗效被评估。主要的试验结果用标化的帕金森病评分（UPDRS）表示，患者被随访 16 个月或随访至出现残疾，需要左旋多巴治疗为止。结果显示，辅酶 Q10 在最高剂量，即 1200mg/d 时，其应用是安全的，病人也能很好地耐受。且与安慰剂组比，病人发生残疾的比率在接受辅酶 Q10 治疗患者中显著降低；辅酶 Q10 治疗的效果在最高剂量（1200mg）组中最显著[126]。一些开放和对照的临床前试验也发现每天添加辅酶 Q10，要么对早期的 PD 没作用，要么作用甚微 [127，128]。

4.NAD/NADH

关于 NAD 或烟酰胺(维生素 B_3)，一种用于 PD 的治疗的 NAD 的前体，目前还未见报道。一篇有关降低 NAD（NADH）的临床效果的综述得出结论是 NADH 单独用于 PD 的治疗并不成熟[47]。因此，没有足够的证据表明单独应用 NADH 会产生任何有益于 PD 的预防和治疗的效果；然而，应用烟酰胺加微量元素可能对其增强 PD 的疗效起作用。

5.PD 的预防

在讨论 PD 的预防策略前，有必要定义 PD 的初级预防和二级预防的概念。初级预防的目的是保护健康个体，如 50 岁或以上的具有 PD 家族史的尚无 PD 症状的人群。二级预防的目的是延缓 PD 的进展。显示出 PD 早期征兆、尚未服用药物的人群都将包含在二级预防范畴。

6. 初级预防

为了发展初级预防策略，有必要识别可增加 PD 发生风险的内部因素。对人的流行病学研究发现环境和生活方式与 PD 发生风险的增加有相关性。这些因素包括暴露于锰（Mn）、杀虫剂、除草剂和特定的溶剂，诸如三氯乙烯（TCE）、四氯乙烯（PERC）和四氯化碳（CCl），以及药物哌啶。我们倡导，暴露于以上因素对于 PD 的初级预防来说应避免。

虽然流行病学研究提示吸烟可减少 PD 的发生风险，但我们并不提倡，因为吸烟可引起严重的健康问题。我们乐于推荐包含多种抗氧化剂的膳食，特定的多酚类复合物（姜黄素和白芦藜醇）、维生素 D、硒、左旋肉碱、维生素 B，包括高剂量的维生素 B₃。这些因子可通过直接增加抗氧化酶的水平减少氧化应激，其机制是通过激活 Nrf2/ARE 信号通路和直接清除氧自由基而实现的。

7. 二级预防

为了发展二级预防策略，有必要识别可增加 PD 发生风险的外部风险因素和参与 PD 进展的内部风险因素。除了以上提到的外部风险因素外，还有内部风险因素，包括氧化应激的增加，线粒体功能障碍和慢性炎症。因此，减弱氧化应激和慢性炎症反应可能是 PD 二级预防理性的选择。对于 PD 一级预防建议推荐的微营养添加同样适用于二级预防。阿司匹林，一种非甾体类抗炎剂，与抗氧化剂相结合，可最大限度地减少慢性炎症。

高风险人群包括有 PD 家族史的人群和 50 岁及以上的无症状的 PD 患者。这一人群非常适宜进行所提出的微营养添加物结合低剂量的阿司匹林的预防效果的调查评价。所选择的微营养添加物包括维生素 A（棕榈酸视黄酯）、维生素 E（d-α-生育酚和 d-α-生育酚琥珀酸盐），天然混合的类胡萝卜素、维生素 C（钙维生素 C 盐）、维生素 D，B 族维生素结合高水平的维生素 B₃（烟酰胺）、硒、辅酶 Q10、α-硫辛酸、NAC、L-肉碱、Omega-3 脂肪酸、白芦藜醇和姜黄素。以上添加物能最大限度地减少氧化应激和慢性炎症，通过激活 Nrf2/ARE 信号通路（无 ROS 刺激下）以及直接清除氧自由基起效。

在混合剂中应尽量避免含铁、铜、锰等金属元素，因为这些微量元素在抗氧化剂存在的情况下会被肠道吸收更多，导致机体中金属元素的含量增加，使一些包括 PD 在内的慢性疾病的发病风险增加[129]。

低剂量的阿司匹林由于有抗炎功效，以及与维生素 E 联合应用，可产生抑制环加氧酶的活性[130]，可与多种微营养物质联合应用，对降低慢性炎症的水平较单一的治疗更有效。微营养物质和阿司匹林在 PD 高发病风险和 PD 早期的病人中的联合应用应咨询医生或健康专家。我们期待所提出的这些微营养物质可使 PD 高风险人群减少 PD 发生的风险。这里所推荐使用的微营养物质添加剂日常剂量分为两次，早上服用一半，下午服用另一半，随餐服用。因为微营养物质的生物半衰期是高度可变的，会产生高水平的波动。为了维持大脑中相对稳定的微营养物质水平，我们所提出的微营养物质的添加方案为一天服用两次。

第三节 帕金森病的药食疗法

基于以上的论述，PD病人应从特定的饮食及添加剂和中草药中受益。每个PD病人的情况不同，需要他自己个体化的饮食计划。需要注意的是，轻型病人不需要重型病人那样严格的饮食计划。

1. 饮食

所有PD病人都应该努力进食有机食品。这样的食品不含杀虫剂，有毒的重金属含量的水平最低，又含高浓度的矿物质和维生素，包括抗氧化的营养物质。为了抑制便秘和增加从肠道吸收的左旋多巴的量，可进食小麦或米糠和磨碎的亚麻籽以增加不溶性纤维。同时，减少全麦食品中面包、饼干和谷物类的替代。磨碎的亚麻籽的剂量是每天1~2汤匙。蛋白质再分配饮食是受推荐的，特别是当左旋多巴在一定时期无效时。

2. 毒物暴露

应该马上去除任何正在进行中的毒物暴露，在饮食中强调有机食品的重要性，因为其含有微量的有毒金属，除草剂和杀虫剂。一些水溶性纤维，如车前子或磨碎的亚麻籽，应该随在肝脏解毒中提供帮助的维生素和矿物质一起添加到饮食中。这些营养物质，如钙、镁、锌、铬都能在一个高质量的微生物－矿物质添加剂中获得。避免添加含铁和铜的饮食，因为它们在PD中有破坏作用。硫黄含有对肝解毒有帮助的氨基酸，可以随蛋白粉添加剂加入膳食中。大蒜和洋葱也是在膳食中增加硫黄的好途径。一种中草药的提取物如混合牛奶蓟被推荐用于肝脏健康的PD病人，如果病人有毒物暴露史，则推荐五味子。五味子对有毒物暴露的病人使用最佳，另外也可以用于一些急性的疾病，包括疲劳和呼吸系统相关疾病的病人，但我们不推荐其长期用于PD的临床治疗。奶蓟也能减低黄嘌呤氧化酶的活性，从而减少氧自由基的形成。如果有明显的毒物暴露的可能性，则需要对头发、尿和血的重金属进行筛查，如果检测呈阳性，就要制订完善的解毒计划。解毒专科的内科医师或综合医学的意识在这个时候能提供很大帮助。

4. 氧化应激

上述推荐的维生素矿物质添加剂应包含高剂量的维生素C和维生素E，以及β－胡萝卜素以提供抗氧化保护。特别是使用d－α－生育酚，或天然形式的维生素E。另外，有必要用含有混合生育酚的产品，它们是维生素 E 的组成部分，在某些方面对机体功能的重要性不亚于 α－生育酚。由于最近发现 α－突触蛋白对 PD 有重要的抗氧化保护作用以及近来有关 NAC 功效的发现，应该考虑使用 NAC，即 GSH 的前体，NAC 能帮助解毒和减少一氧化氮的生成。此外，硫辛酸可推荐用于 PD 长期抗氧化治疗；褪黑激素也具有抗氧化特性，对神经退行性疾病的治疗有特别重要的价值，剂量因人而异；奶蓟也被认为适合用于抗氧化治疗；GSH 则被认为可作为 PD 的整体和综合治疗措施的一部分。

5. 多巴胺

在帕金森病的早期，多巴胺的获得不像该病晚期那么紧迫。中度 PD 患者因为开关效应的存在，可考虑加入 NADH，以增加多巴胺的生成量。如果对 NADH 没有反应，也可考虑加入烟酰胺，它是 NADH 的前体，可作为自由基清除剂（抗氧化剂）。如果服用左旋多巴有副作用，可加入 5- 羟色氨酸，以增加大脑血清素的水平。

向日葵、多巴豆等包含左旋多巴的产品有抗氧化的优势，可以作为额外的成分添加，剂量取决于患者对该中草药的反应。

6. 兴奋毒性

镁能阻断 NMDA 受体，减轻谷氨酸盐（一种兴奋性神经递质）的有害作用。确切来说可每天分 2 次添加 200mg 镁。也可在多种维生素－矿物质复合剂中适当添加镁，以缓解便秘。也可增加瓜氨酸的摄入量或使用石杉碱 A，二者均为谷氨酸盐生成物的抑制剂。另外，为了抑制谷氨酸盐的生成，可添加 L- 亮氨酸、L- 异亮氨酸和 L- 缬氨酸等支链氨基酸作为特殊添加剂。

7. 线粒体

辅酶 Q10 对 PD 是一种重要的添加剂。它能修复线粒体电传递链的缺陷。这可提高细胞能量，保护了大脑细胞免受氧化损伤和其他形式的毒性作用。此外，辅酶 Q10 对免疫和心功能是很重要的，对高血压和糖尿病是很有帮助的。传统剂量 100~200mg，因为最近圣地亚哥的加利福尼亚大学揭示，每天 1200mg 的辅酶 Q10 能促进疾病进展和改善运动功能。早、中、午三餐及就寝时分别服用辅酶 Q10。银杏叶提取物似乎可保护脑神经损伤，虽然这需要在内科医师指导下进行添加。

8. α- 突触蛋白

NAC（N- 乙酰 –L- 半胱氨酸），一种于体内自然形成的重要的抗氧化剂，可尝试用于神经内科疾病的饮食添加。NAC 可阻滞异常折叠的 α- 突触蛋白的聚集，提高 GSH（主要的细胞内抗氧化剂）的水平，保护线粒体，且在某些情况下保护免受汞的毒性作用[131, 132]。因其具有多种益处被建议用于 PD，剂量每天 2 次，每次 500mg，空腹服用。

9. 炎症

对于 PD 患者来说，应用饮食、中草药和添加剂来抑制炎症是必要的。建议每天服用 500~1000mg 的含有 EPA 加 DHA 的液体鱼油或鱼油胶囊。草药中能降低炎症反应的有贝加尔黄芩，姜黄，小白菊，生姜，绿茶，圣罗勒，荨麻叶，牛至和迷迭香。其他可能有帮助的提取物有：菠萝蛋白酶，每天 2~4 次，每次 2400GDU，黄柏（每天 250mg），阿育吠陀草药乳香树，以及中药白术。可根据个人的偏好选择这些草药。特别要提的是姜黄提取物，一种有效而安全的抗炎剂和肝脏补品，每天可服用 900mg。此外，病人也应从减少糖的摄入中获益。

10. 泛素 – 蛋白酶体系统（UPS）

蛋白酶体功能可通过服用白藜芦醇而得到加强。其剂量是每天 200mg，作为单剂服用，对葡萄产品敏感者禁用。

表 2.1 帕金森病药食治疗一览

添加剂	剂量	服用频率	注意事项
银杏叶提取物	60mg	2 次 /d	与血小板抑制剂或抗凝剂慎用
GLA& 亚油酸	250~500mg	1 次 /d	
磨碎的亚麻籽	1~2 汤匙	1 次 /d	
石杉碱	50~200mcg	2 次 /d	
镁	200mg	2 次 /d	
褪黑激素	共 1mg	1 次 /d	就寝时服用
奶蓟	175mg	2 次 /d	
N- 乙酰半胱氨酸	500mg	2 次 /d	空腹服用
NADH	5mg	2 次 /d	
黄柏	250mg	1 次 /d	
烟酰胺	500mg	2 次 /d	
白藜芦醇	200mg	1 次 /d	对葡萄制品过敏者禁用
五味子	500~1000mg	1 次 /d	只用于急症
牛磺酸	500mg	2 次 /d	空腹服用
姜黄	900mg	1 次 /d	
维生素 C	1000mg	1 次 /d	
维生素 E	200~600IU	1 次 /d	D-α 生育酚；混合生育酚

第四节 帕金森病的临床治疗策略

帕金森病（PD）是一种进展性的运动疾病，是仅次于 AD 的第二大常见的神经退行性疾病，它影响了 5% 年龄大于 65 岁的老年人群。PD 通常与大脑黑质区域多巴胺神经元的功能退化及死亡相关[133]。由于异常蛋白质的折叠和内质网（ER）的压力，在 PD 病人大脑中通常可以观察到一种毒性的，称为 Lewy 小体的蛋白质。这种毒性蛋白 Lewy 小体是由不同的蛋白质组成，如 α-突触核蛋白[134, 135]，synphilin-1 和泛素[136, 137]。

帕金森病（PD）临床特征表现为静止性震颤、运动迟缓、僵直和致死性不稳。疾病的主要部位是黑质纹状体通路涵盖区，包括黑质致密区（SNpc）的多巴胺能神经元及相应的壳核投射。恒定的 SNpc 多巴胺能神经元的丧失和继发的营养不良性的纹状体投射是 PD 的特征。然而，PD 病人经常遭受胃肠道、植物神经的和认知缺陷的症状，越来越多的证据提示其病理也分布于黑质纹状体通路之外，并且在明显的运动症状出现前许多年就发生了（Braak and Del Tredici 2008）。与其他神经退行性疾病，如阿尔茨海默病（AD）、亨廷顿病和海绵状脑病不同，PD 是以细胞内蛋白的累积，Lewy 小体和 Lewy 树突，主要是由 α-突触核蛋白组成为特征。因此，PD 被分类为最常见的共核蛋白病，以及脑淀粉样蛋白障碍。这一疾病也具有多方面迥然不同的病因学，一些临床症状，其病理也有诸多的不同，PD 目前更多被认为是一种综合征。我们认为将所有 PD 病人放入"纯的 PD"的伞下，会导致一些混淆，特别是当解释和拖延被当作纯 PD 的多有 PD 病人，而不是把他们看作不同总的 PD 亚型，如 PD 伴有痴呆或抑郁症。随着生物标志物发现的进展，影像学技术、综合临床检查以及神经病例评估方面的进步，将使 PD 的治疗获得新的发展。

目前，大多数 PD 的治疗集中于以运动症状为靶标的治疗。当前 PD 的病理学只限定在多巴胺能神经元的退行性变上，但它也可能包括非-运动的神经元病变，如认知损害，幻觉和其他源于自主神经系统障碍引起的紊乱也在 PD 病人的一系列损害中起主要作用。因此，在药物治疗过程中，应重点集中于治疗非运动性症状，同时也要减少运动症状。虽然当前的一些抗帕金森病疗法在临床前动物实验中显示出较好的保护效果，但没有一项治疗措施在病人身上成功。神经保护治疗的进展障碍部分是因为缺乏合适的动物模型，以及缺乏可靠的标志物让我们够检测到 PD 的早期症状。此外，研究的起点必须谨慎选择，治疗结果不能与 PD 治疗的症状相混淆。

虽然多数公认的药物在 PD 的动物模型上显示出较好的治疗效果，但实验结果并没有转化为 PD 病人临床的神经保护治疗策略。主要原因是目前用于评估疾病进展的临床手段的复杂性，以及药物开始干预和持续治疗的时间不明确，这些药物起得有益效果的时间并非是最佳时间。

1. 左旋多巴作为神经保护剂

当前 PD 的治疗策略大多集中于：（1）非药物方法，例如运动、舞蹈疗法等；（2）药物治疗，包括多巴胺替代治疗和非多巴胺治疗方法；（3）外科方法，如深部大脑刺激，干细胞替换治疗等。

多巴胺能神经元的丢失及其引起的 PD 的多巴胺能神经元缺陷是导致多巴胺治疗替换为基础治疗的原因,该治疗拟在恢复 PD 的功能。这些研究导致发现了左旋多巴（（L-DOPA，L-3，4- 二羟基苯丙氨酸）以及其他的多巴胺受体激动剂。这些多巴胺替换治疗改善和减轻了 PD 的运动症状[138]。目前，左旋多巴仍然是多巴胺替换治疗的一线药物[139]。虽然左旋多巴以用于一线药物干预 PD 已经四十年且有一些明显的副作用，比如运动障碍[140]。左旋多巴的其他为人熟知的副作用还包括幻觉和其他精神症状以及低血压[141, 142]。虽然用左旋多巴进行多巴胺替换治疗是一种广为认可的 PD 治疗手段，但是接受左旋多巴治疗的病人中只有 25% 在治疗 5 年后继续保持对左旋多巴的良好反应，其他的病人会遭遇运动波动和无意识的运动[143, 144]。寻找新的有效治疗不仅要改善 PD 的症状，而且还要减慢疾病进展时程。信尼麦（卡比多巴 - 左旋多巴）和雷沙吉兰最近已成为两种最适宜的 PD 治疗方法，它们可改善 PD 的运动症状。信尼麦是卡比多巴和左旋多巴的混合物，是多巴胺的前体，已成为治疗运动症状较为普遍的方法,可减少运动障碍的发生[145]。雷沙吉兰，一种选择性单胺氧化酶 B 抑制剂因为它具有减轻症状的潜能,也在多种用药中脱颖而出，但是最近对其副作用的大量报道引起了对其使用的担忧[146]。此外，其他的多巴胺受体激动剂，比如普拉克索和罗替高汀已成为较常用的组合治疗方式,因为它们不依赖于酶激活，并具有较长时间的持续治疗效果[145]。这些受体激动剂提供了对左旋多巴介导的肢体运动变化和运动障碍的一个保护线，并有助于减少左旋多巴的处方剂量。虽然这些激动剂治疗是有益的，但存在多种副反应，如低血压,恶心反胃，性欲亢进，幻觉和意识错乱等[147]。另一组与多巴胺相关的药物是与左旋多巴联用的儿茶酚 -O- 甲基转移酶抑制剂（COMT）。通常使用的 COMT 抑制剂恩他卡朋和托卡朋是通过抑制周围左旋多巴的降解发挥作用的，可增加它的半衰期、稳定性和生物利用度[148]。虽然有一些多巴胺替换治疗是可行的，但是选择非多巴胺治疗也能取得部分缓解 PD 症状的效果。其中的一个方法是以基底神经节为靶标，应用抗胆碱能药物，上海索（tri-hexyphenidyl）和苯扎托品实现胆碱能和多巴胺平衡的恢复。这些抗胆碱能剂在引入左旋多巴胺前形成了 PD 治疗的基础[149]并可用于治疗震颤。然而，一些治疗的副作用，特别是在老年病人上出现的包括认知损害，便秘和尿储留问题[150]限制了这些药物的应用。而其他的胆碱酯酶抑制剂，如多奈哌齐和利斯的明目前也正在进行治疗 PD 的研究。这些药物通过减缓新陈代谢而延长胆碱能通路的乙酰胆碱作用[151，152]。

2.通过应用多巴胺受体激动剂的神经保护作用

多巴胺受体激动剂较神经保护剂更早用于 D2 受体，该受体通常位于多巴胺合成的中脑黑质神经元的终端并可防止任何自由基诱发的细胞损伤。研究显示，多巴胺受体激动剂在体内可保护 TH 神经元的退行性变[153-157]。其中 D2 受体激动剂普拉克索，从其结构上看，具有抗氧化的作用[158，159]。

最近，一些大型的研究[160]探讨了应用多巴胺受体激动剂评估神经元保护的能力，这是通过应用神经影像学技术检测 PD 病人来实现的。虽然多巴胺受体激动剂具有神经保护性，但是该研究不能确认影像学评估是否与多巴胺系统的神经保护有关，因为影像学与多巴胺系统神经保护的关系并不是由放射性示踪剂的微细的化学修饰引起的[161，162]。

3.抗氧化剂的治疗潜力

一旦体内和体外的研究确认氧自由基诱导的压力在诱导帕金森病的发病过程中起关键作用，很多治疗措施就会被提出来，包括司立吉林、维生素 E 和雷沙吉兰。司立吉林通过减少多巴胺的氧化、抑制 B 型单胺氧化酶（MAO-B）的合成而起作用。MAO-B 已用于人 PD 的治疗。最近进行了一项 DATATOP 研究，以评估司立吉林与维生素 E 联合应用对早期症状的 PD 病人的治疗效果[136，137]。这一研究显示，司立吉林可能延迟疾病的进展。雷沙吉兰是另一种 MAO-B 抑制剂，它也可防止氧自由基诱导的损伤。这一 MAO 抑制剂也被用在 PD 人中进行其他疾病的应用前景的调查[163]。该研究提示，当 PD 病人用雷拉吉林进行早期治疗时，在减少运动缺陷方面有较好的疗效。另一个至少在动物模型中可提供神经保护作用的药物是辅酶 Q10[164]，对 PD 病人的一个小样本的研究[165]揭示，Q10的服用可导致 UDPRS 分数的改变。这一研究还提示，接受 CoQ10 治疗的 PD 患者 UDPRS 的降低与接受安慰剂的对照组个体是可比较的（p=0.09），且在接受 1200mg CoQ10 治疗的同类群体中可观察到有益的作用。

肌酸已显示出有神经保护的作用，并可促进动物模型中线粒体 ATP 的生成[166]。对包括 50 名诊断为帕金森病的患者进行了一个小型研究，患者要么被给予肌酸，要么被给予安慰剂进行两年的治疗，结果在 UDPRS 水平上两组未见显著性差异。因此，正如先前展望的那样，没有哪一种提到的神经保护剂在缓和 PD 的病理或减慢疾病的进展方面表现出巨大的前景。但是，先前提到的这些抗氧化剂都是安全的。一个包括大样本病例，使用更大剂量药物的研究将给抗氧化剂的治疗提供更多的希望。

4. 凋亡抑制因子

虽然已知有许多药物可以在动物模型体内抑制凋亡，但 TCH346 是近来唯一在人的临床前试验中被评估的药物。TCH346 具有的防止凋亡的能力是通过抑制一种糖酵解酶来实现的。这种药在 PD 动物模型体内显示出神经保护潜能。然而，一项在 PD 人中使用用 TCH346 的双盲的随机临床前试验并没有出现阳性结果[167]。与此类似，CEP-1347 在动物模型显示出了疗效[168]。然而，在 PD 病人的临床试验中进行评估时，无论是静止性震颤，还是认知缺陷，它都没表现出显著的疗效。这两项临床前试验的失败提出了一个重要的问题，即临床实验前构建的 PD 动物模型是否有效，在临床相关症状明显时进行抗凋亡治疗是否更有用，和 / 或是否这种治疗能与其他因子一起联合，以获得基于这种治疗的更好的疗效[169]。

5. 营养因子

一些神经营养因子虽然在动物模型中产生了神经保护效果，但它们很少被用于 PD 病人的临床试验研究。其中部分营养因子是胶质细胞源性神经营养因子或 GDNF，可以营养黑质多巴胺合成的神经元[170]。在人的临床试验中，GDNF 被直接灌注入大脑，但由于缺少阳性的结果[171]，大的临床试验并没有继续进行。该研究提出另一个令人担忧的问题，病人会产生抗 GDNF 的抗体。在随后进行的另一项猴子研究中，用了大剂量的 GDNF，结果观察到小脑细胞的明显丢失，提示这种营养因子治疗不安全。

最近的基因治疗方法包括神经铁蛋白，另一种神经营养因子，显示出可在体外增加包含多巴胺的神经元的寿命的能力。在 MPTP 处理的猴子或在 6-OHA 处理的大鼠中用病毒载体介导的方法传送神经铁蛋白[172]，可保护多巴胺能细胞的丢失。这种疗法已进行小样本人的临床试验研究。

神经嗜免疫剂是对免疫抑制药物有强亲和力的蛋白质，大量存在于大脑，可诱导神经元的生长。一项研究提示神经嗜免疫剂配体能保护 PD 动物模型大脑中的多巴胺能神经元，尽管其作用机制还不完全清楚，但是神经生长因子或谷胱甘肽的作用不能被控制。另外进行的一个神经嗜免疫剂配体 GPI-1485 小样本的临床试验得出了阴性结果。

第五节 帕金森病的中草药治疗

帕金森病是神经内科面临的一个巨大难题，属于神经退行性疾病的范畴，目前仍然没有有效的治疗方法。由于西医西药的治疗方法会产生很大的不良反应及较大的手术创伤。因此，传统中药在治疗帕金森病的应用具有很大的临床开发价值。

1. 中药防治帕金森病研究现状

1.1 病因机制研究

帕金森病的发病机制比较复杂。有学者曾指出，该病的基本发病病机为肝肾不足，脑髓、筋脉失养，而痰瘀阻络则为该病病情在发展变化过程中的一个不可或缺的病理环节。另有学者认为本病发病的机制主要是肝肾阴虚以及内风痰瘀所造成的。还有学者提出，该病的发病机制是由于患者年老体弱，而出现肾精渐亏的现象，或者是由于外伤、外感毒邪等原因，对肝、肾以及脑髓造成直接伤害而导致其发病的，病机为本虚标实范畴。本虚指的是气血亏虚以及肝肾不足；而标实则是指内风、瘀血、痰热等症。病的位置是在肝，患病时间长会对脾肾造成影响。也曾有学者指出该病的病理基础主要是肝肾亏虚，所导致的内风暗动以及痰瘀交阻等原因，可以说是虚实夹杂的范畴。简言之，帕金森病为本虚标实的范畴，肝肾亏损、气血不足为其本，而风、火、痰、瘀则是其标。

1.2 中药治疗现状

对帕金森病的病因病机而言，该病有阴虚内动、血瘀阻络、气血不足、痰浊阻滞等主要几种类型。有不少学者曾指出脾胃虚弱也是其中的一种证型。在本次研究中 我们得知，脾胃虚弱实际上是血瘀、血虚、气虚、痰浊的根本，不要予以别论。（1）阴虚内动型：该病型在帕金森病中占有主要地位，主要是由于肝肾阴虚以及虚风内动所致。对其进行治疗时应采用滋阴潜阳，平肝熄风的方法。一般临床上会对六味地黄丸、定振丸、镇肝熄风汤、羚角钩藤汤、大补阴丸、大定风珠等方剂予以选择应用。（2）气血不足型：该病型也是帕金森病的一种常见证型。中医言讲 "血为气之母，气为血之帅"，气血亏虚会导致血不养筋，而致虚风内动。在对其进行治疗时要以益气养血为主。一般临床会对人参养荣汤、八珍汤、四物汤等方剂予以选择应用。（3）血瘀阻络型：由于气虚或者是气滞而致血液推动，血滞脉中，被中医认为是瘀血。对其进行治疗时要以益气活血为主。一般临床上会对血府逐瘀汤、补阳还五汤、复元活血汤、桃红四物汤等方剂予以选择应用。（4）痰浊阻滞型：该病型在帕金森病中同样占据着极为重要的地位，能够与其他症型同时出现。对其进行治疗时一般采用化痰通络的方法。一如采用导痰汤、涤痰汤等方剂进行治疗。

2. 问题与前景

2.1 规范辨证分型与疗效判定标准

对最近一段时间的研究成果进行总结我们得出，帕金森病的辨证分型有好多种，一般会在 3～8 种之间，具有很大的差异。对其疗效进行判断的标准一般情况是依照症状而不是一些客观性的指标，具有十分巨大的随意性，这就给中医、中西医结合治疗本病的重复性以及可比性不是十分明显。所以，临床在今后的研究过程中，要对帕金森病病机转化规律进行认真探索，并以此为基础，对辨证论治的统一性和症候之间的有机联系予以高度重视，在对中医临床和中西医结合诊治与疗效评定的规范进行指定的过程中要本着科学的态度，对中医或中西医结合治疗的优势以及发病机制进行深入探索。

2.2 筛选并深入研究有效处方药

基于对该病归属于本虚标实的范畴，引起本虚的原因主要包括年龄因素、情志因素以及患病时间长对肾造成一定的伤害等。以上的各个因素是引起患者出现肝肾阴虚、气血两虚的病理基础，并且为导致内风痰瘀火的根源。采用中医治疗方法对帕金森病进行治疗的主要方法有补阴法、活血化瘀法、熄风止颤法、涤痰法等几种。尽管遣方用药均会有所不同，但是还是会有一些方药具有很高的出现率。譬如说羚角钩藤汤、地黄饮子、天麻钩藤汤、镇肝熄风汤、定振丸等；而对于单味中药而言，譬如羚羊角、地黄、钩藤、全蝎以及地龙等也具有较高的利用率。因此，需要对这些常用临床方药进行深入的研究，筛选出具有良好疗效的方剂及药物的有效成分，尽量给临床提供更好地服务。

对于更多的中草药生物活性物质或营养物质真正应用于临床 PD 患者的治疗，还有赖于有效而易吸收的剂型的科研突破，以及有益成分的不断探索和深入研究。

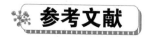

[1] LANG AE,LOZANO AM. Parkinson's disease. First of two parts[J]. N Engl J Med. 1998, 339(15): 1044-53.

[2] ABBOTT RD, ROSS GW, White LR, et al. Environmental, life-style, and physical precursors of clinical Parkinson's disease: recent findings from the Honolulu-Asia Aging Study[J]. J Neurol. 2003, 250 Suppl 3: III30-9.

[3] HELLENBRAND W, BOEING H, ROBRA BP, et al. Diet and Parkinson's disease. II: A possible role for the past intake of specific nutrients. Results from a self-administered food-frequency questionnaire in a case-control study[J]. Neurology. 1996, 47(3): 644-50.

[4] POWERS KM, SMITH-WELLER T, FRANKLIN GM, et al. Parkinson's disease risks associated with dietary iron, manganese, and other nutrient intakes[J]. Neurology. 2003, 60(11): 1761-6.

[5] GERLACH M, DOUBLE KL, BEN-SHACHAR D, et al. Neuromelanin and its interaction with iron as a potential risk factor for dopaminergic neurodegeneration underlying Parkinson's disease[J]. Neurotox Res. 2003, 5(1-2): 35-44.

[6] ZHANG SM, HERNAN MA, CHEN H, et al. Intakes of vitamins E and C, carotenoids, vitamin supplements, and PD risk[J]. Neurology. 2002, 59(8): 1161-9.

[7] ABBOTT RA, COX M, MARKUS H, et al. Diet, body size and micronutrient status in Parkinson's disease[J]. Eur J Clin Nutr. 1992, 46(12): 879-84.

[8] GAO HM, LIU B, ZHANG W, et al. Novel anti-inflammatory therapy for Parkinson's disease[J]. Trends Pharmacol Sci. 2003, 24(8): 395-401.

[9] LIU B, GAO HM, HONG JS. Parkinson's disease and exposure to infectious agents and pesticides and the occurrence of brain injuries: role of neuroinflammation[J]. Environ Health Perspect. 2003, 111(8): 1065-73.

[10] BARCIA C, FERNANDEZ BARREIRO A, POZA M, et al. Parkinson's disease and inflammatory changes[J]. Neurotox Res. 2003, 5(6): 411-8.

[11] ASTARLOA R, MENA MA, SANCHEZ V, et al. Clinical and pharmacokinetic effects of a diet rich in insoluble fiber on Parkinson disease[J]. Clin Neuropharmacol. 1992, 15(5): 375–80.

[12] VILMING ST. [Diet therapy in Parkinson disease][J]. Tidsskr Nor Laegeforen. 1995, 115(10): 1244–7.

[13] BERRY EM, GROWDON JH, WURTMAN JJ, et al. A balanced carbohydrate: protein diet in the management of Parkinson's disease[J]. Neurology. 1991, 41(8): 1295–7.

[14] BANDMANN O, VAUGHAN JR, HOLMANS P, et al. Detailed genotyping demonstrates association between the slow acetylator genotype for N–acetyltransferase 2 (NAT2) and familial Parkinson's disease[J]. Mov Disord. 2000, 15(1): 30–5.

[15] CARMINE A, BUERVENICH S, SYDOW O, et al. Further evidence for an association of the paraoxonase 1 (PON1) Met–54 allele with Parkinson's disease[J]. Mov Disord. 2002, 17(4): 764–6.

[16] TANNER CM. Abnormal liver enzyme–mediated metabolism in Parkinson's disease: a second look[J]. Neurology. 1991, 41(5 Suppl 2): 89–91; discussion 2.

[17] YANG MC, MCLEAN AJ, LE COUTEUR DG. Age–related alteration in hepatic disposition of the neurotoxin 1–methyl–4–phenyl–1,2,3,6–tetrahydropyridine and pesticides[J]. Pharmacol Toxicol. 2002, 90(4): 203–7.

[18] BALDERESCHI M, DI CARLO A, VANNI P, et al. Lifestyle–related risk factors for Parkinson's disease: a population–based study[J]. Acta Neurol Scand. 2003, 108(4): 239–44.

[19] DI MONTE DA, LAVASANI M, MANNING-BOG AB. Environmental factors in Parkinson's disease[J]. Neurotoxicology. 2002, 23(4–5): 487–502.

[20] ENGEL LS, CHECKOWAY H, KEIFER MC, et al. Parkinsonism and occupational exposure to pesticides[J]. Occup Environ Med. 2001, 58(9): 582–9.

[21] FALL PA, FREDRIKSON M, AXELSON O, et al. Nutritional and occupational factors influencing the risk of Parkinson's disease: a case–control study in southeastern Sweden[J]. Mov Disord. 1999, 14(1): 28–37.

[22] GORELL JM, JOHNSON CC, RYBICKI BA, et al. The risk of Parkinson's disease with exposure to pesticides, farming, well water, and rural living[J]. Neurology. 1998, 50(5): 1346–50.

[23] PETROVITCH H, ROSS GW, Abbott RD, et al.Plantation work and risk of Parkinson's disease in a population –based longitudinal study. Arch Neurol.2002:59(11):1787–1792.

[24] PRIYADARSHI A, KHUDER SA, Schaub EA, et al. A meta–analysis of Parkinson's disease and exposure to pesticides[J]. Neurotoxicology. 2000, 21(4): 435–40.

[25] RITZ B, YU F. Parkinson's disease mortality and pesticide exposure in California 1984–1994[J]. Int J Epidemiol. 2000, 29(2): 323–9.

[26] SEMCHUK KM, LOVE EJ, LEE RG. Parkinson's disease and exposure to agricultural work and pesticide chemicals[J]. Neurology. 1992, 42(7): 1328–35.

[27] GRASBON-FRODL EM, KOSEL S, SPRINZL M, et al. Two novel point mutations of mitochondrial tRNA genes in histologically confirmed Parkinson disease[J]. Neurogenetics. 1999, 2(2):121–7.

[28] FLEMING L, MANN JB, BEAN J, et al. Parkinson's disease and brain levels of organochlorine pesticides[J]. Ann Neurol. 1994, 36(1): 100–3.

[29] PIZZORNO JJ, MURRAY M.Textbook of Natural Medicine. 2ed: Churchill Livingston；1999.

[30] LUGLIE PF, FILIA G, CHESSA G, et al. [In vitro evaluation of mercury leakage from dental amalgam using atomic absorption spectrophotometry] [J]. Minerva Stomatol. 1999, 48(6): 239–45.

[31] NGIM CH, DEVATHASAN G. Epidemiologic study on the association between body burden mercury level and idiopathic Parkinson's disease[J]. Neuroepidemiology. 1989, 8(3): 128–41.

[32] SEIDLER A, HELLENBRAND W, ROBRA BP, et al. Possible environmental, occupational, and other etiologic factors for Parkinson's disease: a case–control study in Germany[J]. Neurology. 1996, 46(5): 1275–84.

[33] GORELL JM, JOHNSON CC, RYBICKI BA, et al. Occupational exposures to metals as risk factors for Parkinson's disease[J]. Neurology. 1997, 48(3): 650–8.

[34] ZECCA L, TAMPELLINI D, GATTI A, et al. The neuromelanin of human substantia nigra and its interaction with metals[J]. J Neural Transm (Vienna). 2002, 109(5–6): 663–72.

[35] DI MONTE DA, TOKAR I, LANGSTON JW. Impaired glutamate clearance as a

consequence of energy failure caused by MPP (+) in astrocytic cultures[J]. Toxicol Appl Pharmacol. 1999, 158(3): 296–302.

[36] FALLON J, MATTHEWS RT, HYMAN BT, et al. MPP+ produces progressive neuronal degeneration which is mediated by oxidative stress[J]. Exp Neurol. 1997, 144(1): 193–8.

[37] LEVINE SA, KIDD PM. Antioxidant Adaptation. Its Role in Free Radical Pathology:Allergy Research Group；1994.

[38] FAHN S, COHEN G. The oxidant stress hypothesis in Parkinson's disease: evidence supporting it[J]. Ann Neurol. 1992, 32(6): 804–12.

[39] FAUCHEUX BA, MARTIN ME, BEAUMONT C, et al. Neuromelanin associated redox–active iron is increased in the substantia nigra of patients with Parkinson's disease[J]. J Neurochem. 2003, 86(5): 1142–8.

[40] FAHN S. A pilot trial of high–dose alpha–tocopherol and ascorbate in early Parkinson's disease[J]. Ann Neurol. 1992, 32 Suppl: S128–32.

[41] BAKER SK, TARNOPOLSKY MA. Targeting cellular energy production in neurological disorders[J]. Expert Opin Investig Drugs. 2003, 12(10): 1655–79.

[42] Fitzmaurice PS, Ang L, Guttman M, et al. Nigral glutathione deficiency is not specific for idiopathic Parkinson's disease[J]. Mov Disord. 2003, 18(9): 969–76.

[43] SECHI G, DELEDDA MG, BUA G, et al. Reduced intravenous glutathione in the treatment of early Parkinson's disease[J]. Prog Neuropsychopharmacol Biol Psychiatry. 1996, 20(7): 1159–70.

[44] LOMBARD J, GERMANO C. The Brain Wellness Plan. New York:Kensington Books；1997.

[45] KOTLER M, RODRIGUEZ C, Sainz RM, et al. Melatonin increases gene expression for antioxidant enzymes in rat brain cortex[J]. J Pineal Res. 1998, 24(2): 83–9.

[46] SHEU SY, LAI CH, CHIANG HC. Inhibition of xanthine oxidase by purpurogallin and silymarin group[J]. Anticancer Res. 1998, 18(1A): 263–7.

[47] SWERDLOW RH. Is NADH effective in the treatment of Parkinson's disease? [J]. Drugs Aging. 1998, 13(4): 263–8.

[48] BERGSTROM P, ANDERSSON HC, GAO Y, et al. Repeated transient sulforaphane stimulation in astrocytes leads to prolonged Nrf2–mediated gene expression and protec-

tion from superoxide-induced damage[J]. Neuropharmacology. 2011, 60(2-3): 343-53.

[49] ZOU Y, HONG B, FAN L, et al. Protective effect of puerarin against beta-amy-loid-induced oxidative stress in neuronal cultures from rat hippocampus: involvement of the GSK-3beta/Nrf2 signaling pathway[J]. Free Radic Res. 2013, 47(1): 55-63.

[50] WRUCK CJ, GOTZ ME, HERDEGEN T, et al. Kavalactones protect neural cells against amyloid beta peptide-induced neurotoxicity via extracellular signal-regulat-ed kinase 1/2-dependent nuclear factor erythroid 2-related factor 2 activation[J]. Mol Pharmacol. 2008, 73(6): 1785-95.

[51] CHOI HK, POKHAREL YR, LIM SC, et al. Inhibition of liver fibrosis by solubilized coenzyme Q10: Role of Nrf2 activation in inhibiting transforming growth factor-beta1 expression[J]. Toxicol Appl Pharmacol. 2009, 240(3): 377-84.

[52] XI YD, YU HL, DING J, et al. Flavonoids protect cerebrovascular endothelial cells through Nrf2 and PI3K from beta-amyloid peptide-induced oxidative damage[J]. Curr Neurovasc Res. 2012, 9(1): 32-41.

[53] SUH JH, SHENVI SV, DIXON BM, et al. Decline in transcriptional activity of Nrf2 causes age-related loss of glutathione synthesis, which is reversible with lipoic acid[J]. Proc Natl Acad Sci U S A. 2004, 101(10): 3381-6.

[54] TRUJILLO J, CHIRINO YI, MOLINA-JIJON E, et al. Renoprotective effect of the antioxidant curcumin: Recent findings[J]. Redox Biol. 2013, 1: 448-56.

[55] STEELE ML, FULLER S, PATEL M, et al. Effect of Nrf2 activators on release of glutathione, cysteinylglycine and homocysteine by human U373 astroglial cells[J]. Redox Biol. 2013, 1: 441-5.

[56] KODE A, RAJENDRASOZHAN S, CAITO S, et al. Resveratrol induces glutathione synthesis by activation of Nrf2 and protects against cigarette smoke-mediated oxida-tive stress in human lung epithelial cells[J]. Am J Physiol Lung Cell Mol Physiol. 2008, 294(3): L478-88.

[57] GAO L, WANG J, SEKHAR KR, et al. Novel n-3 fatty acid oxidation products acti-vate Nrf2 by destabilizing the association between Keap1 and Cullin3[J]. J Biol Chem. 2007, 282(4): 2529-37.

[58] SAW CL, YANG AY, GUO Y, et al. Astaxanthin and Omega-3 fatty acids individu-ally and in combination protect against oxidative stress via the Nrf2-ARE pathway[J].

Food Chem Toxicol. 2013, 62: 869-75.

[59] JI L, LIU R, ZHANG XD, et al. N-acetylcysteine attenuates phosgene-induced acute lung injury via up-regulation of Nrf2 expression[J]. Inhal Toxicol. 2010, 22(7): 535-42.

[60] ZAMBRANO S, BLANCA AJ, RUIZ-ARMENTA MV, et al. The renoprotective effect of L-carnitine in hypertensive rats is mediated by modulation of oxidative stress-related gene expression[J]. Eur J Nutr. 2013, 52(6): 1649-59.

[61] BIRKMAYER JG, VRECKO C, VOLC D, et al. Nicotinamide adenine dinucleotide (NADH)--a new therapeutic approach to Parkinson's disease. Comparison of oral and parenteral application[J]. Acta Neurol Scand Suppl. 1993, 146: 32-5.

[62] MUKHERJEE SK, KLAIDMAN LK, YASHAREL R, et al. Increased brain NAD prevents neuronal apoptosis in vivo[J]. Eur J Pharmacol. 1997, 330(1): 27-34.

[63] BASTARD J, TRUELLE JL, EMILE J. [Effectiveness of 5 hydroxy-tryptophan in Parkinson's disease][J]. Nouv Presse Med. 1976, 5(29): 1836-7.

[64] PERLMUTTER D. Toxicity and Neurodegenerative Disorders. Paper presented at:The Sixth International Symposium on Functional Medicine.1999.

[65] CHRISTIAN B, MCCONNAUGHEY K, BETHEA E, et al. Chronic aspartame affects T-maze performance, brain cholinergic receptors and Na+,K+-ATPase in rats[J]. Pharmacol Biochem Behav. 2004, 78(1): 121-7.

[66] COULOMBE RA, JR., SHARMA RP. Neurobiochemical alterations induced by the artificial sweetener aspartame (NutraSweet)[J]. Toxicol Appl Pharmacol. 1986, 83(1): 79-85.

[67] EGUCHI K, YONEZAWA M, MITSUI Y, et al. Developmental changes of glutamate dehydrogenase activity in rat liver mitochondria and its enhancement by branched-chain amino acids[J]. Biol Neonate. 1992, 62(2-3): 83-8.

[68] ZHOU X, THOMPSON JR. Regulation of glutamate dehydrogenase by branched-chain amino acids in skeletal muscle from rats and chicks[J]. Int J Biochem Cell Biol. 1996, 28(7): 787-93.

[69] MOLINA JA, JIMENEZ-JIMENEZ FJ, GOMEZ P, et al. Decreased cerebrospinal fluid levels of neutral and basic amino acids in patients with Parkinson's disease[J]. J Neurol Sci. 1997, 150(2): 123-7.

[70] PATOCKA J. Huperzine A-an interesting anticholinesterase compound from the Chi-

nese herbal medicine[J]. Acta Medica (Hradec Kralove). 1998, 41(4): 155-7.

[71] CHENG DH, REN H, TANG XC. Huperzine A, a novel promising acetylcholinesterase inhibitor[J]. Neuroreport. 1996, 8(1): 97-101.

[72] ENGELBORGHS S, MARESCAU B, DE DEYN PP. Amino acids and biogenic amines in cerebrospinal fluid of patients with Parkinson's disease[J]. Neurochem Res. 2003, 28(8): 1145-50.

[73] EL IDRISSI A, TRENKNER E. Taurine as a modulator of excitatory and inhibitory neurotransmission[J]. Neurochem Res. 2004, 29(1): 189-97.

[74] BELLUZZI O, PUOPOLO M, BENEDUSI M, et al. Selective neuroinhibitory effects of Taurine in slices of rat main olfactory bulb[J]. Neuroscience. 2004, 124(4): 929-44.

[75] EL IDRISSI A, TRENKNER E. Taurine regulates mitochondrial calcium homeostasis[J]. Adv Exp Med Biol. 2003, 526: 527-36.

[76] EL IDRISSI A, TRENKNER E. Growth factors and Taurine protect against excitotoxicity by stabilizing calcium homeostasis and energy metabolism[J]. J Neurosci. 1999, 19(21): 9459-68.

[77] BLAYLOCK R. Excitotoxins: the taste that killls. Santa Fe, New Mexico:Health Press；1997.

[78] LOUZADA PR, PAULA LIMA AC, MENDONCA-SILVA DL, et al. Taurine prevents the neurotoxicity of beta-amyloid and glutamate receptor agonists: activation of GABA receptors and possible implications for Alzheimer's disease and other neurological disorders[J]. FASEB J. 2004, 18(3): 511-8.

[79] WALLACE DC, BROWN MD, LOTT MT. Mitochondrial DNA variation in human evolution and disease[J]. Gene. 1999, 238(1): 211-30.

[80] MECOCCI P, MACGARVEY U, KAUFMAN AE, et al. Oxidative damage to mitochondrial DNA shows marked age-dependent increases in human brain[J]. Ann Neurol. 1993, 34(4): 609-16.

[81] PARKER WD, JR. SWERDLOW RH. Mitochondrial dysfunction in idiopathic Parkinson's disease. Am J Hum Genet.1998；62(4):758-762.

[82] MITHOFER K, SANDY MS, SMITH MT, et al. Mitochondrial poisons cause depletion of reduced glutathione in isolated hepatocytes[J]. Arch Biochem Biophys. 1992, 295(1): 132-6.

[83] KOSEL S, HOFHAUS G, MAASSEN A, VIEREGGE P, GRAEBER MB. Role of mitochondria in Parkinson's disease. Biol Chem.1999；380(7–8):865–870.

[84] PRZEDBORSKI S, JACKSON-LEWIS V, FAHN S. Antiparkinsonian therapies and brain mitochondrial complex I activity[J]. Mov Disord. 1995, 10(3): 312–7.

[85] SHULTS CW, HAAS RH, BEAL MF. A possible role of coenzyme Q10 in the etiology and treatment of Parkinson's disease[J]. Biofactors. 1999, 9(2–4): 267–72.

[86] BEAL MF. Bioenergetic approAChEs for neuroprotection in Parkinson's disease[J]. Ann Neurol. 2003, 53 Suppl 3: S39–47； discussion S–8.

[87] MULLER T, BUTTNER T, GHOLIPOUR AF, et al. Coenzyme Q10 supplementation provides mild symptomatic benefit in patients with Parkinson's disease[J]. Neurosci Lett. 2003, 341(3): 201–4.

[88] BEAL MF. Mitochondria, oxidative damage, and inflammation in Parkinson's disease[J]. Ann N Y Acad Sci. 2003, 991: 120–31.

[89] WHITE HL, SCATES PW, COOPER BR. Extracts of Ginkgo biloba leaves inhibit monoamine oxidase[J]. Life Sci. 1996, 58(16): 1315–21.

[90] LOTHARIUS J, BRUNDIN P. Impaired dopamine storage resulting from alpha–synuclein mutations may contribute to the pathogenesis of Parkinson's disease[J]. Hum Mol Genet. 2002, 11(20): 2395–407.

[91] LUCKING CB, BRICE A. Alpha–synuclein and Parkinson's disease[J]. Cell Mol Life Sci. 2000, 57(13–14): 1894–908.

[92] JELLINGER KA. Recent developments in the pathology of Parkinson's disease[J]. J Neural Transm Suppl. 2002(62): 347–76.

[93] VANACORE N, NAPPO A, GENTILE M, et al. Evaluation of risk of Parkinson's disease in a cohort of licensed pesticide users[J]. Neurol Sci. 2002, 23 Suppl 2: S119–20.

[94] HASHIMOTO M, TAKEDA A, HSU LJ, et al. Role of cytochrome c as a stimulator of alpha–synuclein aggregation in Lewy body disease[J]. J Biol Chem. 1999, 274(41): 28849–52.

[95] CZLONKOWSKA A, KURKOWSKA-JASTRZEBSKA I, CZLONKOWSKI A, et al. Immune processes in the pathogenesis of Parkinson's disease – a potential role for microglia and nitric oxide[J]. Med Sci Monit. 2002, 8(8): RA165–77.

[96] NAGATSU T, MOGI M, ICHINOSE H, et al. Changes in cytokines and neurotroph–

ins in Parkinson's disease[J]. J Neural Transm Suppl. 2000(60): 277–90.

[97] HIRSCH EC, BREIDERT T, ROUSSELET E, et al. The role of glial reaction and inflammation in Parkinson's disease[J]. Ann N Y Acad Sci. 2003, 991: 214–28.

[98] KLEGERIS A, MCGEER PL. Cyclooxygenase and 5-lipoxygenase inhibitors protect against mononuclear phagocyte neurotoxicity[J]. Neurobiol Aging. 2002, 23(5): 787–94.

[99] LAVALLE JB. The Cox-2 Connection. Rochester. Vermont: Healing Arts Press; 2001.

[100] SAFAYHI H, BODEN SE, SCHWEIZER S, et al. Concentration-dependent potentiating and inhibitory effects of Boswellia extracts on 5-lipoxygenase product formation in stimulated PMNL[J]. Planta Med. 2000, 66(2): 110–3.

[101] RESCH M, HEILMANN J, STEIGEL A, et al. Further phenols and polyacetylenes from the rhizomes of Atractylodes lancea and their anti-inflammatory activity[J]. Planta Med. 2001, 67(5): 437–42.

[102] HONG J, BOSE M, JU J, et al. Modulation of arachidonic acid metabolism by curcumin and related beta-diketone derivatives: effects on cytosolic phospholipase A(2), cyclooxygenases and 5-lipoxygenase[J]. Carcinogenesis. 2004, 25(9): 1671–9.

[103] GUPTA B, GHOSH B. Curcuma longa inhibits TNF-alpha induced expression of adhesion molecules on human umbilical vein endothelial cells[J]. Int J Immunopharmacol. 1999, 21(11): 745–57.

[104] CHUN KS, KEUM YS, HAN SS, et al. Curcumin inhibits phorbol ester-induced expression of cyclooxygenase-2 in mouse skin through suppression of extracellular signal-regulated kinase activity and NF-kappaB activation[J]. Carcinogenesis. 2003, 24(9): 1515–24.

[105] AGGARWAL BB, TAKADA Y, SHISHODIA S, et al. Nuclear transcription factor NF-kappa B: role in biology and medicine[J]. Indian J Exp Biol. 2004, 42(4): 341–53.

[106] JANSSEN-HEININGER YM, POYNTER ME, BAEUERLE PA. Recent advances towards understanding redox mechanisms in the activation of nuclear factor kappaB[J]. Free Radic Biol Med. 2000, 28(9): 1317–27.

[107] PISCHON T, HANKINSON SE, HOTAMISLIGIL GS, et al. Habitual dietary intake of n-3 and n-6 fatty acids in relation to inflammatory markers among US men and women[J]. Circulation. 2003, 108(2): 155–60.

[108] DHINDSA S, TRIPATHY D, MOHANTY P, et al. Differential effects of glucose and alcohol on reactive oxygen species generation and intranuclear nuclear factor-kappaB in mononuclear cells[J]. Metabolism. 2004, 53(3): 330-4.

[109] KELLER JN, HANNI KB, MARKESBERY WR. Possible involvement of proteasome inhibition in aging: implications for oxidative stress[J]. Mech Ageing Dev. 2000, 113(1): 61-70.

[110] ZENG BY, MEDHURST AD, JACKSON M, et al. Proteasomal activity in brain differs between species and brain regions and changes with age[J]. Mech Ageing Dev. 2005, 126(6-7): 760-6.

[111] SULLIVAN PG, DRAGICEVIC NB, DENG JH, et al. Proteasome inhibition alters neural mitochondrial homeostasis and mitochondria turnover[J]. J Biol Chem. 2004, 279(20): 20699-707.

[112] KECK S, NITSCH R, GRUNE T, et al. Proteasome inhibition by paired helical filament-Tau in brains of patients with Alzheimer's disease[J]. J Neurochem. 2003, 85(1): 115-22.

[113] MCNAUGHT KS, JENNER P. Proteasomal function is impaired in substantia nigra in Parkinson's disease[J]. Neurosci Lett. 2001, 297(3): 191-4.

[114] SNYDER H, WOLOZIN B. Pathological proteins in Parkinson's disease: focus on the proteasome[J]. J Mol Neurosci. 2004, 24(3): 425-42.

[115] OLAS B, WACHOWICZ B. Resveratrol and vitamin C as antioxidants in blood platelets[J]. Thromb Res. 2002, 106(2): 143-8.

[116] GRANADOS-SOTO V. Pleiotropic effects of resveratrol[J]. Drug News Perspect. 2003, 16(5): 299-307.

[117] WOJCIK C, DI NAPOLI M. Ubiquitin-proteasome system and proteasome inhibition: new strategies in stroke therapy[J]. Stroke. 2004, 35(6): 1506-18.

[118] CHAUDHURI KR, HEALY DG, SCHAPIRA AH, et al. Non-motor symptoms of Parkinson's disease: diagnosis and management[J]. Lancet Neurol. 2006, 5(3): 235-45.

[119] CHAUDHURI KR, ODIN P, ANTONINI A, et al. Parkinson's disease: the non-motor issues[J]. Parkinsonism Relat Disord. 2011, 17(10): 717-23.

[120] CHAUDHURI KR, SCHAPIRA AH. Non-motor symptoms of Parkinson's disease: dopaminergic pathophysiology and treatment[J]. Lancet Neurol. 2009, 8(5): 464-74.

[121] KASTEN M, KERTELGE L, BRUGGEMANN N, et al. Nonmotor symptoms in genetic Parkinson disease[J]. Arch Neurol. 2010, 67(6): 670-6.

[122] WIRDEFELDT K, ADAMI HO, COLE P, et al. Epidemiology and etiology of Parkinson's disease: a review of the evidence[J]. Eur J Epidemiol. 2011, 26 Suppl 1: S1-58.

[123] IRIZARRY MC, GROWDON W, GOMEZ-ISLA T, et al. Nigral and cortical Lewy bodies and dystrophic nigral neurites in Parkinson's disease and cortical Lewy body disease contain alpha-synuclein immunoreactivity[J]. J Neuropathol Exp Neurol. 1998, 57(4): 334-7.

[124] DE RIJK MC, BRETELER MM, DEN BREEIJEN JH, et al. Dietary antioxidants and Parkinson disease. The Rotterdam Study[J]. Arch Neurol. 1997, 54(6): 762-5.

[125] ETMINAN M, GILL SS, SAMII A. Intake of vitamin E, vitamin C, and carotenoids and the risk of Parkinson's disease: a meta-analysis[J]. Lancet Neurol. 2005, 4(6): 362-5.

[126] SHULTS CW, OAKES D, KIEBURTZ K, et al. Effects of coenzyme Q10 in early Parkinson disease: evidence of slowing of the functional decline[J]. Arch Neurol. 2002, 59(10): 1541-50.

[127] WEBER CA, ERNST ME. Antioxidants, supplements, and Parkinson's disease[J]. Ann Pharmacother. 2006, 40(5): 935-8.

[128] STORCH A, JOST WH, VIEREGGE P, et al. Randomized, double-blind, placebo-controlled trial on symptomatic effects of coenzyme Q(10) in Parkinson disease[J]. Arch Neurol. 2007, 64(7): 938-44.

[129] OLANOW CW, ARENDASH GW. Metals and free radicals in neurodegeneration[J]. Curr Opin Neurol. 1994, 7(6): 548-58.

[130] ABATE A, YANG G, DENNERY PA, et al. Synergistic inhibition of cyclooxygenase-2 expression by vitamin E and aspirin[J]. Free Radic Biol Med. 2000, 29(11): 1135-42.

[131] KUZUHARA S, MORI H, IZUMIYAMA N, et al. Lewy bodies are ubiquitinated. A light and electron microscopic immunocytochemical study[J]. Acta Neuropathol. 1988, 75(4): 345-53.

[132] BRAAK H, DEL TREDICI K, RUB U, et al. Staging of brain pathology related to sporadic Parkinson's disease[J]. Neurobiol Aging. 2003, 24(2): 197-211.

[133] CHESSELET MF, RICHTER F. Modelling of Parkinson's disease in mice[J]. Lancet Neurol. 2011, 10(12): 1108-18.

[134] CALABRESI P, PICCONI B, TOZZI A, et al. Direct and indirect pathways of basal ganglia: a critical reappraisal[J]. Nat Neurosci. 2014, 17(8): 1022-30.

[135] KRAVITZ AV, KREITZER AC. Striatal mechanisms underlying movement, reinforcement, and punishment[J]. Physiology (Bethesda). 2012, 27(3): 167-77.

[136] WEINTRAUB D, COMELLA CL, HORN S. Parkinson's disease--Part 2: Treatment of motor symptoms[J]. Am J Manag Care. 2008, 14(2 Suppl): S49-58.

[137] WEINTRAUB D, COMELLA CL, HORN S. Parkinson's disease--Part 3: Neuropsychiatric symptoms[J]. Am J Manag Care. 2008, 14(2 Suppl): S59-69.

[138] BOLAM JP, PISSADAKI EK. Living on the edge with too many mouths to feed: why dopamine neurons die[J]. Mov Disord. 2012, 27(12): 1478-83.

[139] MILNERWOOD AJ, RAYMOND LA. Early synaptic pathophysiology in neurodegeneration: insights from Huntington's disease[J]. Trends Neurosci. 2010, 33(11): 513-23.

[140] BURKE RE, O'MALLEY K. Axon degeneration in Parkinson's disease[J]. Exp Neurol. 2013, 246: 72-83.

[141] YACOUBIAN TA, STANDAERT DG. Targets for neuroprotection in Parkinson's disease[J]. Biochim Biophys Acta. 2009, 1792(7): 676-87.

[142] WANG X, PEREZ E, LIU R, et al. Pyruvate protects mitochondria from oxidative stress in human neuroblastoma SK-N-SH cells[J]. Brain Res. 2007, 1132(1): 1-9.

[143] VALKO M, LEIBFRITZ D, MONCOL J, et al. Free radicals and antioxidants in normal physiological functions and human disease[J]. Int J Biochem Cell Biol. 2007, 39(1): 44-84.

[144] ALAM ZI, JENNER A, DANIEL SE, et al. Oxidative DNA damage in the parkinsonian brain: an apparent selective increase in 8-hydroxyguanine levels in substantia nigra[J]. J Neurochem. 1997, 69(3): 1196-203.

[145] DEXTER DT, SIAN J, ROSE S, et al. Indices of oxidative stress and mitochondrial function in individuals with incidental Lewy body disease[J]. Ann Neurol. 1994, 35(1): 38-44.

[146] SCHAPIRA AH, COOPER JM, DEXTER D, et al. Mitochondrial complex I defi-

ciency in Parkinson's disease[J]. Lancet. 1989, 1(8649): 1269.

[147] BETARBET R, SHERER TB, MACKENZIE G, et al. Chronic systemic pesticide exposure reproduces features of Parkinson's disease[J]. Nat Neurosci. 2000, 3(12): 1301-6.

[148] LANGSTON JW, BALLARD P, TETRUD JW, et al. Chronic Parkinsonism in humans due to a product of meperidine-analog synthesis[J]. Science. 1983, 219(4587): 979-80.

[149] LANGSTON JW, FORNO LS, REBERT CS, et al. Selective nigral toxicity after systemic administration of 1-methyl-4-phenyl-1,2,5,6-tetrahydropyrine (MPTP) in the squirrel monkey[J]. Brain Res. 1984, 292(2): 390-4.

[150] CANTUTI-CASTELVETRI I, LIN MT, ZHENG K, et al. Somatic mitochondrial DNA mutations in single neurons and glia[J]. Neurobiol Aging. 2005, 26(10): 1343-55.

[151] SCHAPIRA AH. Mitochondria in the aetiology and pathogenesis of Parkinson's disease[J]. Lancet Neurol. 2008, 7(1): 97-109.

[152] WOOTEN GF, CURRIE LJ, BENNETT JP, et al. Maternal inheritance in Parkinson's disease[J]. Ann Neurol. 1997, 41(2): 265-8.

[153] RIEDERER P, SOFIC E, RAUSCH WD, et al. Transition metals, ferritin, glutathione, and ascorbic acid in parkinsonian brains[J]. J Neurochem. 1989, 52(2): 515-20.

[154] PERRY TL, YONG VW. Idiopathic Parkinson's disease, progressive supranuclear palsy and glutathione metabolism in the substantia nigra of patients[J]. Neurosci Lett. 1986, 67(3): 269-74.

[155] SIAN J, DEXTER DT, LEES AJ, et al. Alterations in glutathione levels in Parkinson's disease and other neurodegenerative disorders affecting basal ganglia[J]. Ann Neurol. 1994, 36(3): 348-55.

[156] SOFIC E, LANGE KW, JELLINGER K, et al. Reduced and oxidized glutathione in the substantia nigra of patients with Parkinson's disease[J]. Neurosci Lett. 1992, 142(2): 128-30.

[157] CLARK IE, DODSON MW, JIANG C, et al. Drosophila pink1 is required for mitochondrial function and interacts genetically with parkin[J]. Nature. 2006, 441(7097): 1162-6.

[158] KIM RH, SMITH PD, ALEYASIN H, et al. Hypersensitivity of DJ-1-deficient mice

to 1-methyl-4-phenyl-1,2,3,6-tetrahydropyrindine (MPTP) and oxidative stress[J]. Proc Natl Acad Sci U S A. 2005, 102(14): 5215-20.

[159] PARK J, LEE SB, LEE S, et al. Mitochondrial dysfunction in Drosophila PINK1 mutants is complemented by parkin[J]. Nature. 2006, 441(7097): 1157-61.

[160] SCHAPIRA AH. Neuroprotection in Parkinson's disease[J]. Parkinsonism Relat Disord. 2009, 15 Suppl 4: S41-3.

[161] HOOZEMANS JJ, VAN HAASTERT ES, EIKELENBOOM P, et al. Activation of the unfolded protein response in Parkinson's disease[J]. Biochem Biophys Res Commun. 2007, 354(3): 707-11.

[162] KITADA T, ASAKAWA S, HATTORI N, et al. Mutations in the parkin gene cause autosomal recessive juvenile parkinsonism[J]. Nature. 1998, 392(6676): 605-8.

[163] IMAI Y, SODA M, INOUE H, et al. An unfolded putative transmembrane polypeptide, which can lead to endoplasmic reticulum stress, is a substrate of Parkin[J]. Cell. 2001, 105(7): 891-902.

[164] SARKAR S, CHIGURUPATI S, RAYMICK J, et al. Neuroprotective effect of the chemical chaperone, trehalose in a chronic MPTP-induced Parkinson's disease mouse model[J]. Neurotoxicology. 2014, 44: 250-62.

[165] LEROY E, BOYER R, AUBURGER G, et al. The ubiquitin pathway in Parkinson's disease[J]. Nature. 1998, 395(6701): 451-2.

[166] KLUCKEN J, SHIN Y, MASLIAH E, et al. Hsp70 Reduces alpha-Synuclein Aggregation and Toxicity[J]. J Biol Chem. 2004, 279(24): 25497-502.

[167] MOORE DJ, WEST AB, DIKEMAN DA, et al. Parkin mediates the degradation-independent ubiquitination of Hsp70[J]. J Neurochem. 2008, 105(5): 1806-19.

[168] CHUNG KK, DAWSON VL, DAWSON TM. The role of the ubiquitin-proteasomal pathway in Parkinson's disease and other neurodegenerative disorders[J]. Trends Neurosci. 2001, 24(11 Suppl): S7-14.

[169] MCNAUGHT KS, MYTILINEOU C, JNOBAPTISTE R, et al. Impairment of the ubiquitin-proteasome system causes dopaminergic cell death and inclusion body formation in ventral mesencephalic cultures[J]. J Neurochem. 2002, 81(2): 301-6.

[170] NISHIKAWA K, LI H, KAWAMURA R, et al. Alterations of structure and hydrolase activity of parkinsonism-associated human ubiquitin carboxyl-terminal hydrolase

L1 variants[J]. Biochem Biophys Res Commun. 2003, 304(1): 176–83.

[171] ESPOSITO E, DI MATTEO V, BENIGNO A, et al. Non−steroidal anti−inflamma−tory drugs in Parkinson's disease[J]. Exp Neurol. 2007, 205(2): 295–312.

[172] MCGEER EG, MCGEER PL. The role of anti−inflammatory agents in Parkinson's disease[J]. CNS Drugs. 2007, 21(10): 789–97.

[173] 李雪华. 中药治疗帕金森病的研究进展 [J]. 临床合理用药杂志. 2012, 5(09): 148.

[174] 柴天川, 杨松涛, 黄国钧, 等. 震颤停颗粒对帕金森氏病豚鼠左旋模型保护作用的实验研究 [J]. 成都中医药大学学报. 2005(01): 47–8.

[175] 谢安木, 刘焯霖, 朱蔚文, 等. 灵芝孢子粉对帕金森病模型鼠黑质酪氨酸羟化酶的影响 [J]. 中华神经科杂志. 2005(06): 355–8.

[176] 李玮, 曹学兵. 帕金森病发病机制与神经元保护性治疗的研究进展 [J]. 国外医学（物理医学与康复学分册）. 2002(04): 145–8.

第三章 多发性硬化症

多发性硬化（Multiple Sclerosis，MS）是以中枢神经系统白质炎性脱髓鞘病变为主要特点的自身免疫病，它可影响中枢神经系统（Central Nervous System，CNS）全球诊断病例大约有 230 万。多发性硬化以急性或亚急性起病为多见，由于疾病的影响，不同的区域，如脑、脊髓和视神经、髓磷脂丢失。这导致在神经系统传递的信号功能障碍，并能导致广泛的、不可预测的症状，如疲劳、抑郁、行走困难、眩晕、麻木、记忆障碍、直肠/膀胱功能紊乱、性功能改变、视力障碍或疼痛。症状往往因人而异，且随时间而改变。MS 通常表现为明显的复发和缓解过程，或病程呈缓慢进展。病因目前仍不清楚，但有明确的自身免疫的特征，包括疾病发作时和促炎性细胞素、干扰素-γ 和肿瘤坏死因子-α 增加时，抑制性淋巴细胞的减少。

IFN-β-1b（Betaseron，0.25mL 皮下注射，隔天 1 次）以及 IFN-β-1a（Avonex，30mcg 肌内注射，每周 1 次）两种干扰素似乎能抑制 IFN-γ 肿瘤坏死因子（TNF）的释放，部份恢复抑制淋巴细胞功能，并减少疾病的活动。使用这两种药物能使复发率大约降低 30%，新的损伤也减少，这是通过患者的 MRI 片显示的结论。不过，治疗 24 个月后，IFN-β-1b 和 IFN-β-1a 治疗病人的 40% 和 16% 产生了中和抗体。中和抗体和病人机体产生的蛋白可阻断药效。另一种治疗 MS 的药帕松（Copaxone）（格拉默 醋酸盐）是一种合成的多肽的醋酸盐，含有 7 种天然产生的氨基酸：左旋谷氨酸，左旋丙氨酸，左旋酪氨酸和左旋赖氨酸。它降低了过敏性脑脊髓膜炎（EAE）实验动物模型的发病率。它也能降低对髓磷脂的免疫反应，通过刺激淋巴细胞释放抗炎信号分子，诱导大脑细胞释放营养物质，称为脑源性神经营养因子（BDNF）。接受帕松治疗的病人复发率降低大约 30%[1]。此外，与上述的干扰素比较，帕松副作用显著减少。帕松的抗体与其发生作用，但不能较少其效能。帕松的剂量是每天 20mg，皮下注射。

MS 引发的健康问题注定是全民健康问题的一部分[2]。值得研究探讨。其有效治疗随着人们对神经退行性疾病的关注越来越受到重视。

第一节 药食疗法与病因

1. 与非持续性的农业发展相关的必需营养成分的普遍性缺乏相关的病因

根据《矿物质的治疗作用》（*Paul Bergner*，Prima 出版社，1997）一书的描述，蔬菜的矿物成分与 1914 年相比下降超过 80%。我们已经丧失了头层土壤以及腐殖层，这部分土壤含有的矿物质和其他营养物质对人类的健康是必须的。此外，水果和蔬菜通常在成熟前就被采摘，导致水果和蔬菜的黄酮类和其他重要营养物质未达到到成熟的浓度。喜欢研究这些问题的读者可参考 Berger 先生的这部作品。超过 50% 的人口不能摄取推荐的每日维生素和矿物质的摄取量（RDA）。解决这个问题的方法是购买有机食物，有机食品含有更高含量的维生素和矿物质，且是用可持续性的方法栽种，能有效保护环境。

2. 食用加工食品、人造奶油和精致谷物使膳食中缺乏必需脂肪酸引起的病因

许多加工的食品将脂肪酸中正常的顺式结构转化为毒性的反式结构，带有这结构的脂肪酸称为反式脂肪 [3] 和氢化或部分氢化的油，其被证明可导致疾病，甚至很小的量就可导致。有必要检查食品标签，预防所有食物中含有反式脂肪或氢化油。

3. 暴露于氧化水平不断增加的环境中的病因

这与丧失大气层的保护（臭氧洞），环境中增加氧化毒素（杀虫剂及污染），以及内源性抗氧化剂的减少（那些存在于体内的抗氧化剂）有关。

4. 暴露于有毒环境的机会增加相关的病因

暴露重金属环境，如来自杀虫剂喷洒的铅，以及来自炊具和吸烟中的铬和铅；来自被污染的鱼、化妆品和抗酸药中的铝，均对健康特别有害，要注意避免。

5. 胃肠健康程度降低相关的病因

抗生素及非固醇类抗炎药，如布洛芬、萘普生或其他能导致肠道菌群和肠壁活性变化的抗炎药的使用可导致肠道生态失调，一种肠道菌群不平衡和肠道的通透性综合征。由于保护屏障的损伤，毒性物质会穿过肠壁。根据医生的建议，应尽可能减少这些药物

的服用，增加健康饮食（L. 嗜酸、B. 双歧的、S. 嗜热的、L. 保加利亚乳酸杆菌）的摄入，酸奶能改善胃肠道健康。益生菌的添加剂也对改善胃肠道有益。

6. 增加的毒性和炎症相关的病因

包含谷氨酸一钠（MSG）、水解植物蛋白和阿司帕坦成分的消费品可引起神经细胞的过度刺激和导致致死性的损害。这一兴奋毒性的过程可导致 MS 的进展。而炎症在 MS 的发生中也起着重要作用。

第二节 多发性硬化的饮食和营养添加

1. 饮食

流行病学证实，MS 与饮食中动物和乳制品的高摄入直接相关，这些食物含有饱和脂肪。这是由 Ray Swank 先生在 1950 年 [4] 第一次提出来，并被后续的一些研究支持，包括 1952 年 [5] 的挪威研究及其后的研究 [6, 7]。这些早期的观察示图阐明 MS 随纬度的增高发病率陡增，这种相关性是源于人们在冷的气候下饮食中要消耗更多的脂肪。挪威的研究特别强调了某些必要的脂肪在 MS 发病中的重要性。在内陆生活的人们，由于饮食中动物的脂肪含量高，其 MS 的发病率比居住在海岸边的居民高 8 倍，而后者饮食中包含大量的鱼类。

Sinclair 在 1956 年提出，摄入多聚不饱和脂肪酸的缺乏，可解释流行病学发现的 MS 发病与饮食的关系 [8]。后来在 MS 病人血清、红细胞、淋巴细胞和血小板 [9] 中发现多聚不饱和脂肪酸，亚油酸的水平减少证实了 Sinclair 的观点。一项对三种亚油酸的 meta 分析揭示，有轻度残疾的病人在开始试验之初，经饮食添加亚油酸后，较对照组很少发生病情恶化。该项研究还显示，亚油酸添加后可减少复发的严重性和增加复发间隔时间 [10]。在挪威的另一项包含 16 例病人的研究 [11] 中，病人的饮食中每天添加 5ml 鱼油，其中包括 400mg 二十五碳烯酸（EPA）和 500mg 二十二碳六烯酸（DHA）这两种重要的必需多聚不饱和脂肪酸。有的病人也接受 3333IU 维生素 A、400IU 维生素 D 以及每天维大约 5.5IU 生素 E 治疗。此外，病人被建议减少糖、咖啡、茶、酒精（酒精可增加体内促炎性前列腺素 2 的水平，这将加重 MS 的炎症过程）和来自肉和乳制品中的饱和脂肪酸的摄入，增加鱼、水果、蔬菜和全麦面包在其饮食中的消耗。残疾状态量表（EDSS）揭示，与基线状态相比，这些病人每年的 MS 恶化率下降了 96%，残疾分数下降 25%。在两年中 16 个病人中的 11 人症状明显改善，4 例病人保持原样，只有 1 例发生恶化。研究期间复发的 2 个病人是继续抽烟的。这是一个引人注目的、未设立对照的研究。它证实了 Swank 先生在 34 年中对 144 例病人进食低饱和脂肪，添加多聚不饱和脂肪，较普通的 MS 人群效果更好 [12] 的结论。虽然这项研究被批评缺少对照组，但 Swank 本人认为，在如此长时间的研究中，设立对照组是不切实际的。它的结果中的图可以和 MS 预后的普通的流行病学的图进行比较，揭示低脂肪酸和高多聚不饱和脂肪酸饮食对于 MS 病人是有益的。他推荐的 MS 病人的每日饮食包括：5mg 鳕鱼甘油，10~40mg 蔬菜油以及限制性饱和脂肪酸不到 20mg。他强调病人每天消耗 10~15mg 饱和脂肪酸，在能量恢复方面效果更好。

必需脂肪酸不能在体内产生但确是饮食需要的，它的多种作用可解释其对 MS 的益处。EPA 和 DHA 可减少体内的炎症物质，包括前列腺素 E2，白血细胞分泌的物质如白三烯 B4 和其他炎症因子。此外，EPA 和 DHA 是抗炎前列腺素 3 的前体。DHA 也许是神经细胞膜的必需脂肪酸，包括髓磷脂（包绕神经外的鞘），在婴儿期和少年发育时期非常重要的是，DHA 缺乏可能与认知和视力的损害相关。必需脂肪酸特别是 DHA 的重要性，可以解释为什么在 15 岁前的从疾病高风险区域迁移到低风险区域后 MS 的风险降低。

总体来说，饱和脂肪酸的摄取应限制在每天 10~20mg。可以通过减少饮食中动物脂肪的摄取，而用鱼类代替而实现。鱼类含有丰富的 ω-3 脂肪酸，应该每周进食至少 3 次。由于普通大众和 MS 病人缺乏 ω-6 和 ω-3 脂肪酸，其饮食应该添加必需脂肪酸。研究发现，MS 病人在饮食中添加了 ω-6 和 ω-3 脂肪酸后复发的频率和严重程度明显减少 [13]。此外，ω-3 和 ω-6 脂肪酸与同种代谢酶竞争，于是我们的食物供应也从富含 ω-3 的食物转变为富含 ω-6 的食物，原因是 ω-6 油有更长的保质期。ω-6 脂肪酸产生抗炎性前列腺素 1 系列和促炎性前列腺素 2 系列。ω-3 脂肪酸产生抗炎性前列腺素 3 系列。我们需要所有的前列腺素类，这对平衡我们的摄入以对抗炎症是很重要的。通常推荐摄入 4：1 的 ω-6 和 ω-3。

亚麻籽油富含 ω-3 脂肪酸，然而，我们只能转化亚麻籽油中的 3% 亚油酸为 DHA（一种重要的必需脂肪酸）。DHA 和 EPA 都是在鱼油中发现，可减少促炎性前列腺素 2 的形成 [14]。剂量是大约每天 500~1000mg，DHA 加 EPA 都能以胶囊剂口服。重要的是鱼油来自生活在无污染的水域的鱼，药瓶上要有标签标记限制无重金属或杀虫剂残留。Carlson 挪威鳕鱼肝油和北欧天然物可提供这类产品。一些含 ω-6 脂肪酸和 γ-亚油酸（GLA）

的添加剂能保证个体进食非加工的、有机的产品。GLA 是一种 ω-6 脂肪酸，在琉璃苣油、黑加仑种子和月见草油中含有这种成分。ω-6 脂肪酸的剂量每天 250mg。

2. 谷胱甘肽（GSH）

谷胱甘肽过氧化物酶（GP）是体内一个重要的酶 – 抗氧化酶系统，GP 在体内能将危险的过氧化物，如氢和脂质过氧化物转化为无害的脂质过氧化物。GP 在 MS 患者体内的活性降低会引发 MS 患者清除自由基的能力下降[15]。通过髓磷脂氧化而形成的脂质过氧化物是危险的，它会损害髓鞘[16]。一项研究对 MS 病人脑脊液中的 GP 进行了检测，与对照组相比，MS 病人的 GP 水平显著降低。这项研究结果与其他的研究相结合，证明氧化应激是引发 MS 或使其加重的原因[17, 18]。

谷胱甘肽过氧化物酶（GP）有硒依赖性的和硒非依赖性两种形式。硒是一种必需的微量元素，对免疫系统和抗氧化酶的功能很重要。一项 1988 年的研究证实，MS 病人的硒缺乏与氧化紊乱有关[19]。这个报道与近来的研究共同揭示 MS 病人中的硒缺陷可通过添加抗氧化剂有效逆转[20]。在后者的研究中，给病人添加硒和维生素 C、E，而前者的研究只添加了硒。维生素 E 是一种脂溶性的抗氧化剂，对保护髓磷脂非常重要，特别是在个体摄取多聚不饱和脂肪酸不断增加时。多余的必需脂肪酸在机体中要求额外的抗氧化保护。这些研究强调，对 MS 患者进行抗氧化剂添加是非常必要的。维生素 E 的剂量是每天 200~600IU，硒的剂量是每天 200mcg，维生素的剂量是每天 1000mg。重要的是使用 d-α-生育酚，它是维生素 E 的天然形式。当然，使用包括混合性生育酚的产品也是非常必要的。这些产品有些功能和 α-生育酚同等重要，但略逊于 α-生育酚。

GP 需要谷胱甘肽（GSH）、半胱氨酸、甘氨酸来行使其功能。GSH 口服吸收很少，但可被抗氧化剂间接吸收，如 α-亚麻酸（ALA），一种强力的脂和水溶性抗氧化剂，可在细胞内和细胞外工作，易于透过血脑屏障，它在肝脏和其他组织内合成。因为它是脂溶性的，故可保护髓鞘免于脂质过氧化。研究还发现，ALA 能改善线粒体的功能。线粒体在细胞中产生能量，包括神经细胞。健康的能量生成对神经细胞维持正常功能是必要的，包括保护免受毒性损伤等。ALA 有助于维护维生素 C 和 E 的活性，并增加 GSH 的水平。但 ALA 半衰期仅 30 分钟，能很快被人体清除。基于这个原因，推荐使用持续释放型，剂量为每天 300mg。

硫黄是一种抗氧化剂，其主要成分为氨基酸和 N- 乙酰半胱氨酸（NAC），能帮助解毒体内的重金属和毒性复合物，增加 GSH 的水平并降低肿瘤坏死因子 –α（TNF-α）的水平。TNF 是由白血细胞分泌的一种细胞素或信号分子，在 MS 患者中水平很高，导致氧自由基形成增加。此外，TNF 可诱导细胞上衬于脑血管壁内层的黏附分子，有助于炎性的白血细胞迁移到大脑[21]。以色列的一项研究证明，NAC 能显著减少急性变应性脑脊髓炎（EAE）的发生[22]。此外，NAC 可消碱一种普遍存在于机体中的一组金属蛋白酶（MMPs）中的组成成分[23, 24]，清除在损伤修复和组织生长中死去的物质。有证据表明 MS 病人中 MMPs 增高的，基于以上的信息和 NAC 的安全性，推荐给 MS 病人添加 NAC，剂量为每天 2 次，每次 500mg，空腹服用。

MS 病人也应该了解磷酸酰丝氨酸（PS）的潜在益处，它是大脑细胞膜上主要的酸性脂肪物质（磷脂）[25, 26]。除了能在慢性应激的病人减少可的松的使用，增加脑的神经递质外，PS 还可以抑制 TNF 的释放。一项阿尔伯特爱因斯坦大学医学院的研究表明，PS 能显著降低小鼠中变应性脑脊髓炎（EAE）的发生率[27]。PS 的推荐剂量是每天 300mg。

3. 维生素 B_{12}

英国神经科学家报道，以维生素 B_{12} 缺乏为病因在 MS 病人中占了显著的比率[28]。一项研究显示，较低的维生素 B_{12} 水平多见于起病在 18 岁前的 MS 病人[29]。维生素 B_{12} 缺乏与 CNS 脱髓鞘相关。维生素 B_{12} 也与甲基化过程有关，给蛋白质和其他物质加一个甲基基团（一个碳和四个氢），对于髓鞘碱性蛋白（髓鞘中一种重要的蛋白）的甲基化中是必需的。维生素 B_{12} 对于髓鞘的形成和修复是必要的，修复主要指的是 MS 中受炎症损伤的组织。

Goodkin 等在一个有趣的实验中发现，在 156 例 MS 病人中的 32 例患者维生素 B_{12} 处于低水平，但他们同时发现，这 156 例病人中的 7 例[30]出现同型半胱氨酸和甲基丙二酸（MMA）水平增高的情况。这些化合物在维生素 B_{12} 缺乏的情况下累积，因为它们的代谢酶需要维生素 B_{12} 作为辅因子。Goodkin 等得出结论：MS 中维生素 B_{12} 的缺乏可能没有临床意义。另一方面，MS 病人可能有一些小问题，比如中枢神经系统转运维生素 B_{12} 障碍，发生于疾病刚开始时维生素 B_{12} 在同型半胱氨酸和 MMA 的代谢中起正常作用时。一项研究显示，MS 中的血清、脑脊液维生素 B_{12} 比率的降低，支持了 MS 中维生素 B_{12} 转运入 CNS 存在障碍的观点[31]。1994 年一项日本的研究，每天将 60mg 甲基钴胺素给六例患慢性进展性 MS 的病人，连续服用 6 个月后，病人的视力、脑干诱发电位改善，但运动障碍没有明显变化[32]。在该研究中，虽然维生素 B_{12} 的基线水平正常，但不饱和的维生素 B12 结合能力却显著降低。

维生素 B_{12} 没有毒性，有证据支持其可作为 MS 的饮食添加剂。常用的维生素 B_{12} 口服添加剂是氰钴胺，肝脏可将其转化为甲钴胺。推荐的剂量是每天 1–2mg，甲钴胺是首选的维生素 B_{12} 的添加剂，它可从保健食品专卖店购买。

应该注意的是，另外三种 B 族维生素，维生素 B_6，尼克酸和核黄素，对髓鞘形成也很重要。推荐添加高质量的维生素 – 矿物质添加剂，包含大约 10mg 的维生素 B_6，150mg 的尼克酸，及 10mg 的核黄素。

4. 维生素 D

近来重要的科学发现包括维生素 D 缺乏对 MS 的作用，一项研究揭示，MS 病人的维生素 D 水平不足，与这些病人骨矿物密度减少相关 [33]。后续的研究显示，维生素 D 的激素活性形式能防止实验性变态反应性脑脊髓炎（EAE）的发生 [34]，提示维生素 D 是一个免疫系统的激素调节剂。此外，离赤道越远的地区，光照的减少将导致维生素 D 的水平降低，维生素 D 的水平是依赖于太阳的光照时间的。太阳光照强度随着纬度增高而递减，因此离赤道越远 MS 的发病率越高，MS 发病率与太阳光辐射的变化成相关性。维生素 D 的水平可解释 MS 在瑞士的低海拔地区的高发病率，而在高海拔为低发病率，因为紫外线强度决定了维生素 D 的形成率在高海拔时较高。维生素 D 的浓度同样可解释在挪威海岸 MS 的低发生率，及在内陆的高发生率。因为鱼油中维生素 D 的含量高，而鱼是挪威海岸居民的主要产品。内陆的挪威人依赖于动物的肉作为他们的饮食。作者得出结论：MS 在遗传性易感人群是可以预防的，只要早期采取干预措施，提供适宜水平的激素活性 1，25– 二羟维生素 D_3 或它的类似物 [35]。

维生素 D 具有免疫调节的特性。它可抑制白细胞介素 –12（IL-12）的生成，这是一种由淋巴细胞分泌的物质，与自身免疫疾病，如 MS 的发展有关。维生素 D 也能刺激由白血细胞分泌的两种抗炎物质（细胞素）的生成，即白细胞介素 –4（IL-4）和转移性生长因子 β–1。2000 年的一项研究显示，一种维生素 D_3 类似物能预防慢性复发形式的 EAE 的发生 [36]。另一项研究证实，维生素 D_3 部分性地防止 EAE 发生，并减少巨噬细胞在实验动物 CNS 的累积 [37]。巨噬细胞是在 MS 发作时消耗髓磷脂片段的白血细胞。

基于以上研究结果，我们推荐 MS 患者治疗中添加维生素 D 口服辅助治疗。为了确保足够的血清浓度，推荐剂量为 100mcg（4000IU）。事实上，每天给予 250mcg（10，000IU）不会产生副作用，这个量相当于人体暴露于太阳光下一整天的量。但每天摄入大于或等于 1000mcg 对高钙血症者可能产生毒性 [38]。

5. 松果体腺和褪黑激素

松果体腺是大脑基部一个微小的结构，分泌一种调节睡眠的激素，称为褪黑激素。松果体腺在 MS 中起一定作用。一项最近的研究显示，夜间的褪黑激素水平和 MS 发生年龄的大小呈正相关，褪黑激素的水平和 MS 疾病持续时间呈负相关[39]。换句话说，褪黑激素的水平越高，将对 MS 提供更好的保护作用。有趣的是，在怀孕期间，褪黑激素处于高水平，而在分娩前降低。这导致怀孕期间 MS 复发率降低，而在分娩后 MS 的复发率升高[40]。另一有趣的方面是，褪黑激素的分泌随季节的变化、月经周期、思春期和绝经期而不同。它调控免疫系统的生理节奏，似乎能影响 CNS 的髓鞘形成。这些研究结果可以解释一些关于 MS 流行病学方面的问题，包括纬度和与 MS 发展阶段，思春期和绝经期有关的发病率的关系。基于这些研究，在就寝时服用小剂量褪黑激素（0.2~1mg）之间是必要的。

6. 抗原 - 抗体复合物

有证据表明在 MS 中，循环的抗原 - 抗体复合物及免疫反应调节剂增加。循环复合物的减少与 MS 临床改善相关。可减少抗原 - 抗体复合物的添加剂包括植物源性蛋白水解酶，菠萝蛋白酶和木瓜蛋白酶。有的添加剂用了不同酶类的多种组合。胰酶的推荐剂量是每天 3 次，每次 350~700mg，餐间服用，用 10× 的缓冲液进行配置。菠萝蛋白酶，一种菠萝的提取物，从多种途径干扰了人体的炎症通路。目前尚未见菠萝蛋白酶治疗 MS 的对照研究报道；然而，它的抗炎特性及其安全性提示它可用于 MS 的治疗。菠萝蛋白酶的经典剂量是每天 2~4 次，每次 2400GDU，空腹服用。木瓜蛋白酶的剂量参见药瓶上的使用说明。对于组合应用的产品，使用药剂商推荐的剂量。

7. 消化和吸收障碍

研究表明，MS 病人中的很大比例有一定程度的消化和吸收不良[41]。脂肪吸收的减少，对肉类的消化不良，以及维生素 B_{12} 吸收障碍，分别占 MS 病人的 42%、41% 和 12%。这一研究也发现，在大部分病人中，维生素 A 和胡萝卜素的水平都是处于正常的最低值。一项对空肠（小肠）的活检提示，麻疹病毒抗体、补体（一种重要的在炎症中激活的级联蛋白）和可能抗原抗体复合物发生沉积。早些时候的研究揭示，在 MS 病人中有部分空肠活检显示精细结构异常，与吸收不良的问题相关[42]。吸收不良将导致营养缺乏，将加重疾病的进程。此外，消化不良，或腐败的食物，将导致肠道内毒性生成产物损伤肠壁，进而使得肠壁对病原微生物和毒性化学物质的通透性增加。这将会给免疫系统"施压"，使氧化应激增加，并加重病情。如果个体有任何不适的消化症状，应考虑服用消化酶及精选的营养产品以恢复肠壁。

8. 感染

感染长期被认为是 MS 的病因之一。MS 的感染源至少有 16 种[43]。最新的一种病原体是肺炎衣原体，这种微生物可引起上呼吸道疾病，并同时与关节炎和冠状动脉疾病有关。1999 年，范德比尔特医学院的研究者发现这 97% 的 MS 病人脑脊液中这种微生物的免疫学证据，而在对照组的 18% 中也被发现[44]。在后续的德国海德堡的研究也发现 MS 病人脑脊液中存在肺炎衣原体的证据[45]。但在最近的对 MS 病人尸检中并未发现病变脑区存在肺炎衣原体[46]。对于 MS 这类的研究，通常是要寻找适宜的抗感染剂。其他的潜在相关的微生物包括加拿大乳头状体，人类疱疹病毒 6。由于缺乏确凿的证据，对 MS 病人的病原微生物感染的治疗必须以单个的个体治疗为基础。如果肺炎衣原体的证据被找到，就可以考虑用敏感抗菌素进行治疗。

9. 甘氨酸

甘氨酸能通过抑制脊髓的运动反射弧，控制痉挛状态。苏氨酸是一个潜在行的甘氨酸前体，它可透过血脑屏障。一项研究显示，每天 7.5mg 的苏氨酸可以减少体查时痉挛的体征，尽管没有症状的改善。苏氨酸没有副作用，所以被推荐可潜在性地用于 MS 的治疗[47]。在这项研究中苏氨酸的口服剂量是每天 7.5mg。

10. 镁

一项尸检研究揭示，MS 病人 CNS 和其他器官中镁的水平显著降低。最显著的降低是在大脑白质，MS 斑块区域[48]。镁对于 N- 甲基 -D- 天冬氨酸(NMDA)受体的功能是必需的，NMAD 受体是兴奋性神经递质谷氨酸盐的神经细胞受体。镁缺乏增强了谷氨酸盐的效应，导致钙内流入神经细胞，对细胞造成损伤。镁对于三磷酸腺苷（ATP）（体内主要的能量分子）的功能也是必要的。ATP 与体内百种不同的化学反应有关。镁的添加剂量为每天 2 次，口服每次至少 200mg。

11. 肌酐

肌酐是一种在 DNA 中发现的嘌呤。它在植物、动物和其他生物中存在。它与另一种嘌呤 – 腺苷的关系很密切。研究揭示，肌酐可增加细胞内 ATP 的水平 [49]。ATP 是体内能量储备分子，肌酐是嘌呤降解到它的终产物 – 尿酸的中间物质。多项研究显示，MS 病人尿酸水平降低，痛风和 MS 共患的概率很小 [50, 51]。这个是很重要的，因为痛风发生于尿酸水平很高的情况下。此外，复发的 MS 病人尿酸水平较病情减轻时低，而那些血脑屏障障碍的病人尿酸水平也是偏低。尿酸是过氧亚硝酸盐的清除剂，后者是体内最危险的自由基。过氧亚硝酸盐来源于一氧化氮和超氧自由基，与 MS 和 EAE 的发病机制有关 [52]。值得注意的是，尿酸在动物模型中可抑制 EAE。这可能与抗炎作用有关。一项研究发现，肌酐可抑制 TNF 的炎性效应，并抑制其他炎性物质的产生，如白细胞介素 –8（IL–8）[53]。其他关于肌酐有趣的事是它在 CNS 可显著地增强神经原纤维（轴突）生长，这一作用有多种可能的机制 [54]。

以上研究提示应用肌酐来增加 MS 病人的尿酸水平的益处。这可以导致 ATP 水平增高，为病人提供更多的能量，减少过氧化硝酸盐的水平和减少导致疾病进展的自由基。通过口服肌酐每天 5mg，就可以达到以上效果。一项无对照的研究报道提示，在 MS 疾病活跃期，可每 2 小时给予 500mg [55] 为推荐剂量。而另一项研究得出结论，肌酐治疗 EAE 小鼠的作用机制是通过肌酐代谢为尿酸而实现的 [56]。同一组研究人员发现，11 例 MS 病人中有 3 例显示有临床改善，另外的 8 例病人显示没有疾病进展，这是在口服肌酐治疗 10 个月后得出的结论 [57]。他们还发现，口服尿酸不能增加血清尿酸的水平，而口服肌酐却能增加尿酸的水平，且没有副作用。有趣的是，Copaxone，一种治疗 MS 的已被广泛接受的免疫调节药物，能显著地增加尿酸的水平 [58]。唯一潜在的副反应是增加的尿酸水平可能导致痛风。在治疗前和治疗过程中，应对尿酸水平进行检测。如果出现痛风的症状，必须暂停添加。对伴有肾脏疾病或痛风的病人禁用。

12. 兴奋性中毒和炎症

越来越多的证据表明，一种被称为兴奋性中毒的不正常的过程，可引起 MS 疾病的进展。兴奋性中毒使神经细胞在过度刺激下发生致死性损伤。这种兴奋可由自身的神经递质引起，比如谷氨酸盐，或者通过我们摄入的物质，如 MSG，水解植物蛋白，或阿司帕坦。谷氨酸盐水平的增高是发生兴奋性中毒的危险因素，与 MS 的病理有关。MS 病人有高水平的脑脊液谷氨酸盐，其复发率显著高于谷氨酸盐水平稳定的患者。即使病人的脑脊液谷氨酸盐水平稳定，具有活跃的发病区较不具有活跃的发病区域的患者的脑脊液谷氨酸盐的水平要高得多[59]。脑脊液谷氨酸盐水平的增高可能是 MS 病人白质中清除多余的谷氨酸盐的能力受损，而白质病变是 MS 神经系统病理的一部分[60]。不能维持正常谷氨酸盐水平的能力说明白质病理在 MS 形成中起作用[61, 62]。而最近的研究显示，MS 中白质损伤的机制是兴奋性中毒[63-66]。

MS 也包括自身免疫炎性反应，该反应导致神经原纤维（轴突）损伤和脱髓鞘。神经元轴突的损伤和髓鞘的隔离部分是由炎性介质，如细胞素、前列腺素和 TNF[67-70]引起。神经病毒学实验室提供的信息阐明了炎症和兴奋性毒性的作用和关系。研究者得出结论：谷氨酸盐诱导了少突胶质细胞（CNS 的髓鞘产生细胞）的兴奋性损伤，对 MS 的病变起了作用[71]。科学家们发现，环加氧酶 -2（COX-2）和一氧化碳合酶在 MS 的病变早期共同表达。正如在 PD 章节的讨论，由一氧化碳合酶产生的一氧化碳与 COX-2 一起，在炎性和兴奋毒性神经细胞损伤中发挥了关键作用。另外的研究结果支持兴奋毒性在 MS 中起了犬牙交错的作用，一项研究结果显示，兴奋毒性部分是由免疫细胞激活引起的高水平谷氨酸盐造成的，是 MS 病变潜在的炎性过程的机制之一[72-73]。理解了炎症和兴奋毒性二者在 MS 中所起的作用，把中草药和营养物质的用途发挥出来，就能很好地帮助 MS 病人。

MS 的病人需要减少神经系统兴奋性中毒的来源。去除饮食中的味精（MSG）、水解植物蛋白和阿司帕坦很重要。这些食物添加剂是为人熟知的兴奋毒素类。添加支链氨基酸、L- 亮氨酸、L- 异亮氨酸以及 L- 缬氨酸可帮助减少兴奋毒性，因为它们能增加谷氨酸盐的代谢。蛋白添加剂，如牛磺酸可帮助把谷氨酸盐转化为抑制性的神经递质 -γ 氨基丁酸（GABA），并减少由谷氨酸盐引起的细胞内钙离子外流。牛磺酸的剂量是每天 2 次，每次 500mg，空腹服用。

一些添加剂可减少炎症和特异地抑制 COX-2 酶。原因可在 PD 的炎症章节查询。重要的是饮食中避免单糖，因为它可在体内通过多种途径增加炎症反应。在众多可以抑制 COX-2 的中草药中，姜黄提取物可能是最有效的。姜黄能抑制 TNF 的作用，TNF 是 MS 疾病的其中一种机制的调节剂[74]。ω-3 脂肪酸 DHA 和 EPA 也是抗炎的，联合使用液体或胶囊的 DHA 和 EPA，剂量是每天 500~1000mg。北欧天然食品和 Carlson 实验室是鱼油的安全来源，需要排除含有达到监测水平的杀虫剂和重金属。可在饮食中适当添加 γ- 亚麻酸（GLA），它通常与亚油酸一起服用，GLA 和亚油酸的混合剂量是每天 250mg。GLA 发现于琉璃苣油、黑醋栗油和遇见草油中。其他起作用的添加剂有菠萝蛋白酶，口服，每天四次，每次 2400GDU（凝胶溶解单位）。减少兴奋性中毒和炎症引起的 MS 复发。

13. 草药补品

MS 的活性和次级症状包括痉挛、疼痛、失眠症和膀胱紊乱都可以通过草药的添加而减少，草药方案包括以下几种：

（1）Padma 28

包括瑞士、波兰、澳大利亚、以色列和美国的一些国家都研究过 Padma 28，这是一种由 25 种草药成分组成的草药混合剂，有着特别的组分和严格的重量比，对不同疾患的疗效与免疫功能调节有关。包括以色列在内的一些研究提示它有抗炎效果[75]。Padma 28 能抑制溶菌酶（一种能降解组织的物质），这种溶菌酶从刺激性的人类中性白细胞释放，减少巨噬细胞的一氧化氮生成。一氧化氮是体内一种小的和侵袭性分子，与炎性反应过程有关。Padma 28 的两个主要成分，木香（青木香属的根）和诃子的干果实本身就能抑制一氧化氮的生成。一项美国 1999 年的研究显示，Padma 28 对小鼠的 EAE 有剂量依赖性效应[76]。Badmaev 及同事提出，Padma 28 的保护效应可用被称为非特异性抵抗（NSR）的生物和心理学应激源的保护作用机制来解释。这些中草药或物质被称为适应原和生物保护原。一项 1982 年波兰的研究显示，在 T 淋巴细胞暴露于 Padma28 时抑制的细胞功能出现改善[77]。被抑制的细胞是一种淋巴细胞亚类，与炎症反应抑制有关，该研究发现 T 淋巴细胞的抑制细胞亚群分化和成熟得以改善。

另一项波兰的研究是用 Padma 28 治疗 29 例复发和 28 例慢性进展的 MS 病人。复发病人组中的 52% 症状改善，10% 出现恶化，38% 维持稳定。而对照组没有显示病例改善，其中 35% 出现病情恶化，65% 维持稳定。在缓慢进展组，33% 病症改善，14% 出现恶化，52% 维持稳定。而在慢性进展的对照组中，没有改善的病例，47% 出现恶化，剩余的人病情稳定。此外，三分之一的视觉诱发电位（VEP）异常的病人在 Padma 28 治疗后显示 VEP 改善。而听觉诱发电位没有改变。病人的锥体、小脑和括约肌的神经功能症状得到改善，没有出现副作用，另外，本研究中血常规检查未显示任何异常[78]。Padma28 的剂量是每天 2 次，一次 2 片。

（2）银杏叶提取物

银杏叶提取物是一种抗氧化剂，它能增加脑微循环和神经递质水平同时也能抑制血小板聚集。MS 的复发与炎症和白血细胞被输送到 CNS，以及血脑屏障的损伤相关。血小板激活因子可以被银杏提取物 – 银杏苦内脂的复合物抑制，在炎症的血管阶段起重要作用。此外，银杏苦内脂可预防和治疗 EAE。一个法国多中心的安慰剂对照研究没有显示

7天IV银杏内脂的治疗有显著的益处，但这一复合物有剂量-效应关系的趋势[79]。一个给予氧化钆造影剂的MRI检查揭示，银杏内脂B可减少CNS的病灶区。应用银杏叶提取物中的其他成分，可能会有更显著的疗效。根据银杏叶提取物对CNS的多种疗效以及本次研究的结果，它应用于MS的剂量应该是标准剂量，即每天3次，每次40mg；或每天两次，每次60mg。当它与小板抑制剂或抗凝剂同时使用时，银杏叶提取物需要谨慎添加。在有心脏疾病和卒中或者与多种药物共同服用时，要咨询内科医师。

（3）金丝桃素

金丝桃（见图7）素是一种抗炎、抗菌和抗抑郁制剂，也是神经系统的创伤修复药，可考虑用于MS。另外两种印度传统医学的草药，南非醉茄和假马齿苋也是抗氧化剂，对神经系统有柔和的恢复作用。南非醉茄在印度等同于藜芦，有助于缓解紧张、促进睡眠。假马齿苋因其促智作用而引起注意。以上提到的草药对改善MS症状都是有益的。金丝桃素的推荐剂量为每天3次，每次300mg；南非醉茄为每天、次，每次500mg；假马齿苋为每天、次，每次100mg，随餐服用。

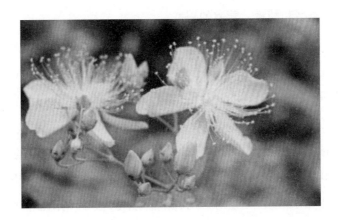

图7 金丝桃

14. 其他干预方式

研究证实，体育锻炼对MS病人的身体机能、社交联系、情绪状态是有益的[80]，但对MS病人的作用也存疑，一方面体育锻炼会引起疲劳而增加患病率；但更多的研究显示有氧运动对MS有实质性的疗效。这个研究包括对体育锻炼15周的MS病人的观察，他们的肌肉强度因运动而明显增加，伴有离床活动、移动性和身体护理的改善，同时抑郁、愤怒和疲劳减轻，体育运动对他们的生活质量产生了深远的影响。基于该项研究的结果，MS病人在相应的药物治疗后，应配合进行规律性的有氧运动。

有研究发现针灸对 MS 的疗效与减轻三叉神经痛及面部痉挛相关[81]。针灸是以中医理论为基础一种古老的治疗模式，有很多在不同医疗条件下的应用历史。基于针灸的安全性和实用性，推荐针灸作为治疗 MS 的一种治疗选择。

对 MS 病人的意象和认知治疗的研究被报道过两次。与对照组相比，意象治疗可导致病人的焦虑状态显著减少。而 MS 病人接受多种形式的认知治疗后的研究结果表明，部分 MS 病人在词汇学习、词汇抽象、语义及握力测量和触觉敏感度方面的表现得到显著改善。参加该研究的包括心理治疗组、视觉技术组、引导意象组、药物治疗组、放松组、精神和物理运动组。

15. MS 的食疗推荐

神经内科的专家认为，营养问题是多发病 - 多发性硬化（MS）的发病原因之一。营养或微营养物质的饮食介入可作为补充疗法，以控制多发性硬化的进展。下面推介几种 MS 的科学有效的饮食疗法：

（1）饮食类型和能量、营养的摄取

Saka 等[82]报道，MS 患者每天平均摄取的能量男性为 2730 ± 841 Kcal，女性为 1967 ± 647 kcal。在总能量的摄取中，碳水化合物占 46.9%，蛋白质占 14.6%，脂肪占 38.4%。Mohammad-Shirazi 等[83]发现，所研究的人群摄入蛋白质和碳水化合物低于推荐的参考值。他们摄入多不饱和脂肪酸和膳食纤维的量少于推荐值[83]。研究也显示，饮食偏肉食，动物脂肪，氢化脂肪，高糖而进食谷物少与 MS 的高发生率有关[84]。而食用水果、蔬菜和适量的肉类是健康的饮食习惯，也是机体体格和精神良好状态的指示器，可减少合并残疾的发生率[85, 86]。一项对妇女的生活方式和医疗情况的前瞻性研究研究显示，饮酒与 MS 的发生在 MS 患者和健康的人群对照组间未见显著性差异[87, 88]。

（2）营养不良和 MS 的临床分析

MS 患者的 BMI（一种营养不良的指标）明显低于正常范围，这可能与 MS 患者的代谢变化有关，或与因神经元损害而造成肌肉活力下降有关[88]。这种慢性营养不良的患病率在 MS 患者中为 11.8%，但在罹患其他慢性病的病人仅 2%[89]。

（3）临床分析用于识别 MS 的潜在标志物

研究发现，临床稳定期 MS 患者血浆中的总同型半胱氨酸和 HDL 胆固醇浓度偏高，同时伴有维生素 E 和维生素 E- 胆固醇比率血浆浓度降低的现象[90]。

（4）饮食添加

对 MS 患者进行饮食添加或干预是很常用的方法。添加物包括维生素类、必需脂肪酸，矿物质类和其他草药制品，如蓝莓、葡萄籽提取物、银杏、人参和缬草等。研究表明，MS 病人接受绿茶儿茶素治疗再配上中等强度的体育活动，其肌肉代谢和对抗疲劳程度明显得到改善[91]，但饮用咖啡与 MS 的发病没有显著的相关性[87]。其他的如同种疗法，针刺疗法，或者饮食中添加辅酶 Q10，肉碱和褪黑激素等都被进行了研究，其中饮食疗法对病人限制得最严格 [92-94]。

（5）脂肪酸（FAs）

食物中摄取的饱和脂肪酸（SFAs）和氢化的脂肪酸必须控制量，以避免 MS 炎性过程的增加。抗氧化剂添加伴随低脂饮食可导致 C- 反应蛋白浓度较安慰剂组显著降低。氧化应激和炎性标志物 -8- 同位 - 前列腺素 F2α（8-iso-PGF2α）和 IL-6 在饮食干预后也可降低，而同时过氧化氢酶的活性增高。这些结果说明，饮食补充长链 Omega-3 PUFAs 后，例如 EPA 和 DHA，可调控细胞代谢和 MS 相关的炎性过程[95, 96]。

低脂饮食添加 ω-3 FAs 可降低复发的概率并能减轻疲劳[97]，效果≤60%[98]，EDSS（扩展的劳动能力丧失情况评分）显著改善，并降低了该病的发生风险[99]。这也可在富集维生素 A 和维生素 E 的饮食添加中观察到[100]。例如，摄入芝麻、大麻、和 / 或月见草油，鳕鱼肝油，或在幼年期和青春期服用≥ 3 times/wk 的鱼肝油[99, 101]。此外，经常晒太阳可使长链 PUFAs 的消耗水平低，降低 MS 的发生风险。

（6）维生素 D

人血浆维生素 D 的浓度受其生物利用度、新陈代谢和 / 或功能障碍的影响，也与低阳光暴露有关。饮食中维生素 D 摄入量低，或晒太阳少（是维生素 D 的重要来源），与 MS 的高危发生率相关，也与该病的恶化和复发风险相关[102]。维生素 D 缺乏被认为是 MS 发生的危险因素之一[103, 104]。

既往研究的共性结果表明，MS 是继发性骨质疏松发病的可能原因，添加维生素 D 对预防和治疗这种疾病有益。当 MS 患者接受高剂量的维生素 D 治疗时[102]，通过保持钙和磷的体内平衡，维生素 D 在维持病人的骨健康中可发挥重要的作用[102-104]。维生素 D 的剂量在不同的研究报道有很大的差异。结果随着干预系统的不同而不同，有些研究分析了血中维生素 D 的浓度增加与 MS 的复发率，疲劳症状和 EDSS 评分相关[105-110]；而另外的研究分析了病人新的损害或已存在损害进展的 MRI 表现，也有关于长期服药后高维生素 D 剂量的耐受和维持时间的研究，结果未发现高钙血症和高钙尿症的风险[102-107]。Kampman 等的研究[106] 显示维生素 D 与 IFN-β 类的药物一起服用时有抗炎和免疫调节的效果，免疫系统产生了调节作用[103]，因此对 MS 的治疗也会产生额外的有益作用[104-108]。

（7）其他微营养物质

其他可用于 MS 食疗的微营养物质有：维生素 A[111、112]、维生素 B$_{12}$[113]、α-硫辛酸的辅酶[114] 及叶酸[115] 等。

第三节 多发性硬化（MS）的药食疗法要览

每个 MS 病人的病情都是个性化的，因而每个人的需求不同，但治疗方法只能推荐普遍性的，每个人可以根据自身情况选择使用，基于科学的证据和我们对 MS 病人的研究，推荐如下：

1. 饮食

DHA 和 EPA 有胶囊和液体剂型两种选择。由于 FDA 已证实鱼中的汞毒性对 MS 发病有影响，所以建议鱼油要来源于无污染水域的鱼，如 Carlson 实验室和北欧天然物品都能提供安全和高品质的鱼油产品。在胶囊剂中，DHA 加 EPA 的联合剂量应达到每天 1mg。一些 GLA 添加剂，如 ω-6 脂肪酸也是有益的，特别对食用加工食品较多的人。GLA 加亚油酸的剂量为每天 20mg。饱和脂肪限制摄取量为 10~20mg/d，可通过限制肉类和乳制品的摄入达到，也可采取食用低脂肪或无脂肪的饮食。食用有机食物，有机食物富含维生素、矿物质和不含杀虫剂。可在食物中添加益生菌，维持肠道食物摄入增加。

2. 谷胱甘肽（GSH）

为了增加谷胱甘肽（GSH）的水平，缓解重金属中毒和增加抗氧化活性推荐，每天服用持续释放型的 ALA 300mg，以及每天 2 次 500mg NAC，减少皮质醇并抑制 TNF 的释放。添加维生素 E（200~600IU/d）、硒（每天大于 200mcg）以及维生素 C（每天超过 1000mg）抗氧化剂是必需的。

3. 维生素 B$_{12}$

推荐服用甲钴胺每天 1~2mg。

4. 维生素 D

普通的复合维生素只包含小量的维生素 D，推荐使用 4000IU，根据现有的医学科学证据，该剂量是安全的。

5. 褪黑激素

推荐在就寝时口服 0.2~1.0mg 的褪黑激素。

6. 抗原－抗体复合物

能减少抗原－抗体复合物的添加剂是胰酶（每天 3 次，每次 350~700mg，餐间服用，用 10× 缓冲液配置）。菠萝蛋白酶（每天 2~4 次，每次 2400GDU，空腹服用），木瓜蛋白酶（按产品说明服用）。从其自身来看，菠萝蛋白酶是最好的单酶。有一些组合产品是十分有用的。剂量应参照药瓶标签上厂商列的用药指导。

7. 消化不良和吸收不良

假若出现不正常的消化症状，应考虑使用能使肠道恢复正常功能的植物消化酶和营养产物。

8. 感染

首先确定是否有感染的证据，例如肺炎衣原体，并进行妥善治疗。

9. 甘氨酸

推荐口服甘氨酸，每天的剂量是 7.5gm。

10. 镁

推荐每天口服 2 次镁，每次至少 200mg；为了避免腹泻，可以和 400mg 钙一起服用。

11. 肌酐

为了增加尿酸水平，建议每天服用肌酐 5mg，同时对肠道尿酸水平进行监测。

12. 添加剂

根据其安全性，实验证据和我们在应用中的经验，建议每天使用 Padma 28 三次，每次 2 片。在连续服用 3 个月后，病人就开始获益。另一个被推荐的是金丝桃素（每天 3 次，每次 300mg）。牛磺酸（每天 2 次，每次 500mg，空腹服用），姜黄提取物（每天 900mg）。还有两种印度传统医学的草药，南非醉茄（每天 2 次，每次 500mg）和假马齿苋（每天 2 次，每次 100mg，随餐吃）。银杏叶提取物（每天 2 次，每次 60mg），这些草药需要在专科医师的指导下服用。

13. 其他方式

有氧运动与心里训练如气功、意象或祈祷等相结合，可从心理上影响疾病的过程。另外，针灸治疗也能发挥作用。

14. 用药

内科医生为 MS 病人探索和推荐适宜的药物，包括免疫调节剂等。

15. 健康危害

避免食用氢化的油、味精、阿司帕坦、单糖、重金属（见于一些化妆品中，以及炊具、抗酸药，止汗剂、铝和污染的鱼中），含有杀虫剂的食物或露于周围含有杀虫剂环境中的食物。

第四节 多发性硬化症的新进展

多发性硬化（Multiple Sclerosis，MS）是中枢神经系统（Central Nervous System，CNS）慢性复发性炎症性疾病，其病理改变为脱髓鞘，神经元及轴索损伤，炎症细胞浸润。随着 MS 发病机制研究的深入，人们对 MS 的治疗有了更多新的观点。既往 MS 患者多应用免疫调节治疗如 β 干扰素（IFN-β）或醋酸格拉替雷[116]。这些药物有良好的安全性及耐受性，并且大规模的随机对照临床试验已经证实了临床疗效[116]。尽管如此，接受治疗的患者仍可能出现复发和病情恶化，因此仍需研究改善复发缓解 MS（Relapsing-Remitting Multiple Sclerosis，RRMS）患者预后的新药物及治疗策略[116]。

1. MS 急性期治疗

（1）糖皮质激素

甲泼尼龙可抑制炎症反应，减少炎症细胞激活及进入 CNS，诱导淋巴细胞凋亡，减轻水肿，修复脑屏障（Brain-Blood Barrier，BBB）破坏，从而在 MS 中发挥治疗作用。糖皮质激素可缩短 MS 急性发作后功能缺损恢复时间，2002 年美国神经病学会（American Academy of Neurology，AAN）指南（A 级推荐）[117]及 2010 年国内专家共识[118]将糖皮质激素作为 MS 急性期的首选治疗。糖皮质激素的长期疗效并不十分确定，有限的临床试验显示规律的激素冲击疗法或许可改善 RRMS 患者长期预后[119]。甲泼尼龙的推荐治疗方案为:1 g/d 开始，静脉滴注 3~4 h，共 3 d，然后剂量减半并改为口服，每 3 天量减半，一般 28 d 减完。短期使用糖皮质激素产生的不良反应如多毛、痤疮、高血糖及低血钾等；长期不良反应包括肥胖、骨质疏松、无菌性股骨头坏死、糖尿病、高血压、青光眼、白内障、感染、消化道溃疡等[120]。

（2）血浆置换

血浆置换可将循环中特异性淋巴细胞、免疫活性物质去除。然而 MS 主要是细胞免疫介导的疾病，血浆置换的效果欠佳。AAN 指南指出血浆置换对于进展型 MS 几乎没有任何价值，对既往无神经功能缺损的 MS 患者严重的急性发作可能有益[116, 117]。总体来说，血浆置换并不作为 MS 治疗首选，仅为常规治疗效果欠佳时一种备选治疗。

（3）静脉注射大剂量免疫球蛋白（IVIg）

IVIg 含有特异型抗体，可通过中和血液循环中针对髓鞘蛋白的自身抗体，减少 B 细胞产生抗体，封闭巨噬细胞 Fc 受体，抑制 T 细胞活化等作用机制，调节免疫系统，达到治疗 MS 的目的[120]。目前的证据表明 IVIg 治疗对于缓解 MS 病程疗效甚微[117]。因此，部分专家建议：MS 急性期首选大剂量甲泼尼龙治疗，对糖皮质激素反应差的患者可用 IVIg 或血浆置换。IVIg 用量是 0.4 g/（kg·d），连续用 5d 为 1 疗程；5d 后，如果没有疗效，则不建议患者再继续用；如果有疗效但疗效不是特别满意，可继续每周用 1 d，连用 3~4 周[118]。

2. MS 缓解期治疗（Disease-Modifying Therapy，DMTs）

目前有 8 种药物被美国食品和药物管理局（Food and Drug Administration，FDA）批准用于 MS 疾病缓解治疗，总结见表 1。更多的 MS 疾病缓解药物不久也将应用于临床。此外，一些既往应用于其他疾病的药物在 MS 患者中治疗的安全性及有效性目前也正在进行评估。

（1）免疫调节剂

β 干扰素（IFN-β）

用于治疗 MS 的 IFN-β 分为 IFN-β 1a 和 IFN-β 1b。带糖基的 IFN-β 1a 活性大于 IFN-β 1b，且用药后产生中和抗体（NAb）的时间较长，滴度较低。研究显示，IFN-β 可通过多种机制发挥免疫调节作用如调解细胞因子的产生、抑制细胞迁移进入脑内、抑制 T 细胞活化、抑制其他炎性 T 细胞等 [121]。IFN-β 治疗适用于临床确诊的 MS（Clinical Definited Multiple Sclerosis，CDMS）高危人群以及仍有复发的 RRMS 或继发进展型 MS（Secondery Progressive Multiple Sclerosis，SPMS）患者，对于无缓解的 SPMS 疗效尚不肯定。它可以减少 MS 患者或临床孤立综合征（Clinical Isolated Syndrome，CIS）的发作（包括临床及影像学现象），改善患者 T2 病灶的严重程度及延缓功能残疾进展 [118]。在 PRISMS 试验（关于 IFN-β 1a 最关键的临床试验）中，22 μg IFN-β 1a 及 44ug IFN-β 1a 治疗组 RRMS 患者复发率较安慰剂组分别减少 27% 和 33%（P < 0.005），试验终点累积的功能残疾也分别减少 1.2% 和 3.8%（P < 0.0001）[122]。一旦开始 IFN-β 治疗，如果疗效肯定且患者可以耐受，则应长期连续治疗，一般持续两年。长期 IFN-β 治疗可刺激机体产生中和抗体降低疗效，有研究显示 MS 患者一开始接受 IFN-β 治疗时联合应用甲泼尼龙、米托蒽醌、硫唑嘌呤或进行血浆置换可减少中和抗体的发生率，但对已产生中和抗体的患者无效。另外 IFN-β 的制作工艺也是减少免疫原性的重要方法 [123]。IFN-β 药物耐受性较好，常见的不良反应包括注射部位反应、流感样症状、疲倦、头痛、白细胞减少、肝酶升高、抑郁、肌痛等 [124]。

醋酸格拉替雷（glatiramer acetate，GA）

醋酸格拉替雷（GA）具有多聚物分子特性，能有效地与抗原提呈细胞表面的 MHC Ⅱ 类分子结合，竞争性抑制髓鞘碱性蛋白等抗原与抗原提呈细胞结合，并促使 T 细胞从 Th1 向 Th2 转换，从而促进抗炎因子的释放 [125]。GA 可减少 RRMS 患者的复发次数（包括临床发作和 MRI 表现），改善患者 T2 病灶严重程度，还能延缓 RRMS 患者功能残疾进展速度，但尚无确切证据支持 GA 对 SPMS 患者有益 [126]。2007 年 REGARD 和 BEYOND 研究发现 GA 和 IFN-β 在减少复发和 MRI 病灶等方面疗效相当，对 IFN-β 无反应或不能耐受的患者换用 GA 能显著减少复发。2009 年 PreCISe 研究显示 GA 能显著延缓 CIS 发展至 CDMS 的时间，因此 FDA 批准扩大 GA 的适用范围 [127]。总的来说 GA 耐受性良好，最见的不良反应有注射部位反应、注射后全身反应、胸痛及淋巴结肿大等 [128]。

芬戈莫德（Fingolimod）

芬戈莫德是一种口服鞘氨醇 1- 磷酸（Dphingosine 1-Phosphate，S1P）受体调节剂，2010 年北美及 2011 年欧洲批准用于 MS 治疗。它经鞘氨醇激酶磷酸化后转变为对 S1P 受体（SIP receptor，S1PR）结合具有高亲和力的活性形式 [129]。磷酸化的芬戈莫德与淋巴细胞表面的 S1PR 结合后，导致 S1PR 内吞及降解，S1PR mRNA 表达下调。淋巴细胞表面的 S1PR 减少，抑制其由淋巴组织进入外周循环系统 [130]。这一作用与 MS 患者血液和脑脊液（Cerebrospinal Fluid，CSF）淋巴细胞水平下降及炎性事件风险降低有关[131]。芬戈莫德显著减少实验性自身免疫性脑脊髓炎（Experimental Autoimmune Encephalomyelitis，EAE）的疾病进展，而在S1P 1和S1P 5缺陷小鼠中其疗效消失[131]。为期12个月的随机双盲对照的Ⅲ期试验TRANSFORMS显示，口服芬戈莫德（0.5mg或1.25mg/d）与肌注IFN-β-1a（30μg/w）相比，RRMS患者的年复发率（Anual Relapse rate，ARR）显著降低，T2高信号病灶及T1钆强化病灶明显减少，不过两种药物治疗组的EDSS评分无明显差异[130]。为期24个月的3期试验FREEDOMS显示芬戈莫德除能降低ARR，减少新发T2病灶或T1钆增强病灶及T1低信号病灶负荷外，还能降低功能残疾进展[131]。在该临床试验中，芬戈莫德组患者下呼吸道感染较安慰剂组常见（芬戈莫德组9.6%~11.4%，慰剂组6%）。其他不良反应事件包括黄斑水肿、转氨酶升高[132]。TRANSFORMS试验中，23例（5.5%）高剂量芬戈莫德治疗组（1.25 mg/d）及12例（2.8%）安慰剂组RRMS患者出现肝炎病毒感染。

那他珠单抗（natalizumab）

那他珠单抗是一种人源性单克隆抗体，特异性针对活化淋巴细胞及单核细胞细胞表面表达的糖蛋白α4整合素（α4 integrin）——一种在炎性细胞黏附至血管内膜向内迁移过程中发挥重要作用白细胞黏附分子，进而阻止炎症反应。那他珠单抗能够有效地降低RRMS患者的复发率和延缓功能残疾进展[133]。AFFIRM研究显示那他珠单抗在降低MS复发率方面具有显著的优势：在2年内那他珠单抗治疗组年复发率较安慰剂组降低68%（P<0.001）[133]。由于增加了进行性多灶性白质脑病（Progressive Multifocal Leukoencephalopathy，PML）的发病风险该药曾一度在欧美市场停止使用。鉴于那他珠单抗在治疗MS中的突破性疗效且暂无其他药物可以取代，欧洲药品评估局（The European Agency for the Evaluation of Medicinal Products，EMEA）和FDA经过对那他珠单抗药效及安全性的综合评估后批准该药在2006年重新上市。尽管如此，人们对那他珠单抗的严重副作用仍高度关注，有关那达珠单抗药物安全性方面的数据也在不断完善中。截至2011年2月，已确诊的那他珠单抗相关PML的患者有95例，接受那他珠单抗治疗罹患PML的总风险为1：1000[134]。那达珠单抗的其他副作用还包括过敏反应、疲劳感等。

（2）免疫抑制剂

米托蒽醌（Mitoxantrone）

米托蒽醌是一类具有免疫调节成分的蒽环类免疫抑制剂，可以通过抑制拓扑异构酶Ⅱ来抑制分裂细胞和未分裂细胞的DNA修复剂合成。接受米托蒽醌治疗的EAE模型复发率减少[135]。一项为期 2 年多中心双盲安慰剂对照临床试验显示该药可显著减少 MS 复发率、MRI 上新发病灶数量，延缓功能残疾进展[136]。米托蒽醌作为 FDA 推荐用于治疗恶化性 RRMS，SPMS 和进展复发型 MS（Progressive Relapsing Multiple Sclerosis，PRMS）的药物，其推荐剂量为 12 mg/m2(m2 是药物剂量单位，指每平方米体表面积所用的药物的量)，每月 1 次，连用 3 个月，累积剂量不得超过 40 mg/m2[135]。虽然米托蒽醌疗效显著，但在疾病早期，其潜在的毒性作用可能比临床疗效更加突出。常见的不良反应有恶心、脱发、尿路感染、继发性闭经等，尤其是该药的心脏毒性限制了其临床应用[136]。

（3）其他免疫抑制剂

硫唑嘌呤缺乏相关的随机对照临床试验证据，仅有来自专家委员会的报告或建议，或公认权威的临床经验支持。根据一些Ⅰ期和Ⅱ期临床试验结果，硫唑嘌呤可能有助于减少 MS 患者的复发率（C 级推荐），但对延缓患者功能残疾的进展无效（U 级推荐）。目前缺乏足够的临床证据证实环磷酰胺（Cyclophosphamide，CTX）对 MS 有效。根据Ⅰ期临床试验结果，加用 CTX 治疗并不能影响 MS 疾病病程（B 级推荐）。一项Ⅲ期临床试验显示年轻的进展型 MS 患者可能从 CTX 冲击加强化治疗中获益（U 级推荐）。另外，环孢素及甲氨蝶呤对进展型 MS 可能具有一定的治疗效果（C 级推荐）[137]。

（4）其他治疗

他汀类药物

他汀类药物是广泛应用于临床的降脂药物，然而近年来的研究发现该类药物可抑制淋巴细胞激活、减少淋巴细胞向 CNS 趋化及调节免疫[138]。Ⅱ期临床试验虽然未能显示他汀类药物能够改善 EDSS 评分，但 RRMS 患者接受大剂量他汀类药物治疗（80 mg/d，6 个月）后，MRI 增强病灶总数和平均容积值较治疗前有所减少[139]。且该类药物耐受性好、不良反应少且轻微。

造血干细胞治疗

造血干细胞具有高度的自我更新、多向分化、重建造血潜能以及损伤后修复能力，且具有广泛迁移及特定的定向特性。其治疗 MS 的理论基础是清除异常的免疫活性细胞，重建免疫系统，诱导免疫耐受。动物实验支持大剂量免疫抑制剂后抑制造血干细胞恢复免疫系统来治疗 MS 的设想[140]。个别难治性 MS 接受造血干细胞治疗后也获得了优于传统治疗的效果。但是尚有许多令人困惑的问题需要解决，如造血干细胞治疗的远期疗效及并发症尚不清楚，如何选择患者及治疗时机以及如何减少移植后各种并发症风险等亦未明确。

正在临床试验阶段的新药

由于 MS 缓解期传统药物 IFN-β 给药方式的不便影响了患者的用药依从性及治疗效果，越来越多的专家学者将目光转向口服药物的研发。芬戈莫德已经在欧美获批上市。其他一些口服药物也已进入 Ⅱ 期或 Ⅲ 期临床试验，包括富马酸二甲酯（BG-12）、拉喹莫德（Laquinimod）、特立氟胺（teriflunomide）。另外单克隆抗体的分子靶向治疗也日益受到关注。除那他珠单抗外，目前正在研发的用于治疗 MS 的单克隆抗体有阿仑单抗（Alemtuzumab）、利妥昔单抗（Rituximab）、Ocrelizumab、Ofatumumab、赛尼哌（Daclizumab）。现有的临床试验数据显示这些药物在降低 RRMS 患者 ARR、新发 T2 病灶及 T1 钆增强病灶数量及延缓疾病进展等方面均有显著的疗效，不过还需要大规模临床试验进一步评估其药物安全性。

3. MS 的对症治疗

（1）针对疲劳的治疗

目前尚无一种常规推荐用于治疗疲劳的药物。①每日 200 mg 的金刚烷胺可能对轻微的症状有效。②肌强直和痛性痉挛：可选用肌松药、抗癫痫药及苯二氮卓类药物，药物治疗反应差的可予以神经阻滞，针对一些症状特别严重的患者可行手术治疗。③疼痛：首选抗惊厥药物如卡马西平、加巴喷丁，可加用抗焦虑抑郁药物，继发于姿势和肌张力障碍的异常疼痛可予巴氯芬治疗。④共济失调和震颤：常用药物包括卡马西平、普萘洛尔、氯硝西泮、异烟肼等，然而疗效有限且临床试验结果不一致。适度康复治疗显示出一定疗效如肢体远端敷以重物，使用拐杖等。对于药物及康复锻炼无效且患者生活质量极差时可考虑手术治疗如丘脑毁损术和深部脑刺激术。⑤吞咽障碍：加强护理及吞咽功能训练。⑥认知功能障碍：安理申在一定程度上可改善认知障碍，神经心理康复锻炼的研究尚在起步阶段。⑦抑郁：使用抗抑郁药物如 5-羟色胺再摄取抑制剂，积极寻找病因予以治疗如减轻疼痛、疲劳感等[141]。

4.MS 的治疗策略

（1）早期治疗

MS 患者中有 80% 首先表现为 CIS，因此阻止或缓解 CIS 向 MS 转化很重要。研究表明对于高度提示 MS 转化风险的 CIS 患者，早期应用 β 干扰素（IFN–β）、醋酸格拉替雷（GA）等治疗可有效降低其转化成为 MS 的概率[142]。另外，MS 确诊后，尤其是对于进展较快，提示预后不良的 MS 患者进行早期强化治疗（应用疗效更好的二线药物）能够减缓病情恶化。一项随机临床试验中，对于疾病进展较快的 RRMS 患者早期接受米托蒽醌治疗 6 个月继之以 IFN–β 维持治疗比单纯 IFN–β 维持治疗复发时间延迟[143]。

（2）联合治疗

MS 联合治疗有利于减少单药治疗不良反应，增强疗效。近年来相继开展了一些针对 MS 患者的联合治疗研究。Edan 等[144] 对比米托蒽醌联合甲强龙联合治疗与单用甲强龙治疗的临床疗效发现，在头颅新发病灶、复发率、EDSS 评分方面，联合治疗组明显优于单药治疗组。其他的联合治疗方案如 IFN–β 联合那他珠单抗，IFN–β 联合硫唑嘌呤等也优于单药治疗[145]。

（3）不同类型 MS 的治疗方案总结见下表[110，112，145]。

不同类型 MS 的治疗策略

临床类型	治疗
急性期（所有类型 MS）	大剂量糖皮质激素冲击治疗（首选）；血浆置换或 IVIG（激素无效时）
有较高风险转化为 MS 的临床孤立综合征（CIS）	IFN-β，GA
复发缓解型 MS	一线:IFN-β，GA；二线:那他珠单抗，米托蒽醌
继发进展型 MS	一线:IFN-β；二线:米托蒽醌，环磷酰胺
原发进展型 MS	暂无推荐治疗
进展复发型 MS	米托蒽醌

（4）MS 新疗法的优点和局限性

新药物能够更有效地改变疾病病程

传统 MS 药物的疗效多体现在减少患者疾病复发，减少头颅 MRI 病灶数量及延缓功能残疾进展速度，但对于许多 MS 患者来说消除疾病，即无复发、无残疾进展的治疗目标尚未实现。近年来一些新药已显示出在改变 MS 疾病病程方面的优越性。例如，在 AFFIRM 试验中接受那他珠单抗治疗的 MS 患者有 29.5% 无疾病活动，这是评估 MS 新疗法的一个合理标准。此外，来自 CAMMS223 的研究数据表明阿仑单抗更倾向于降低 EDSS 评分，而非减缓 EDSS 进展。

患者选择和治疗期间监测方面面临的挑战

新的治疗方法虽然可能为 MS 患者提供更好的疗效，但对 MS 病人选择和治疗期间监测方面也提出了挑战。例如，专家学者建议 MS 患者在开始芬戈莫德治疗前进行心电图，黄斑水肿评估，肺功能评估，肝功能检查。接受阿仑单抗治疗的患者也需要密切监测继发自身免疫反应发生情况，治疗前检测外周血 IL-21 水平可能有利于评估应用该药的风险。应用利妥昔单抗则需要监测神经功能变化情况，因为临床试验提示该药可增加患 PML 的风险。这一要求可能会扩大到任何批准用于 MS 治疗的抗 B 细胞抗体。基于 II 期及 III 期临床试验有关药物安全性方面的数据，绝大多数治疗 MS 的新药在临床应用时需要密切监测发生感染及恶性肿瘤的风险。

综上所述，MS 尽管目前仍难以根治，但近年来涌现出很多治疗 MS 尤其 RRMS 的新药物及新策略，临床试验已显示出较传统治疗更好的疗效。但对于进展型 MS 的治疗还有很多问题需要解决。MS 患者要充分利用现有药物，做到个体化治疗。

第五节 发性硬化的中医药治疗

当前对于多发性硬化的西医治疗方法是多样化的，常见的有激素及免疫抑制剂，但西药带来的副作用及费用昂贵，限制其发展。中医药治疗[146]安全有效，可减少 MS 的复发、延长缓解期、疗效稳定，大大改善了患者的生活质量。但中医治疗多发性硬化临床疗效评价欠规范，须依据中医的起效特点构建有效的评价体系；大多临床研究仅局限于近期疗效，缺乏远期追踪观察。该病临床表现形式复杂多样，中医辨证论治具有高效性、持久性、安全性等特点，在临床上具有推广意义。

目前，在中国的临床有一些关于 MS 的中医药治疗的报道[146-152]。其中以广州中医药大学的刘友章教授多年来治疗多发性硬化的取得一定成果和经验较有系统性[153]。以下是刘教授的经验 MS 中医药治疗的总结：

（1）多发性硬化的中医分型

中医无"多发性硬化"这一病名，但根据该病的临床表现可分属于"风痱"、"痿证"（肢体无力或瘫痪）、"痱"（语言障碍、肢体无力或瘫痪）、"眩晕"、"骨繇"（头晕、走路不稳、共失济调）、"青盲"、"视瞻昏渺"（内障、视力障碍）等病证范畴。目前国内外对多发性硬化的治疗，主要是采用激素或其他免疫疗法，早期用药后虽多能缓解，但在激素减量或停药时病情又有复发。所以多数患者是患病多少年，则用激素多少年。

根据中国现有资料表明，中医药或中西医结合对多发性硬化有较好的疗效，毒副作用甚微。刘友章教授对本病潜心研究后，认为本病初起多由外感邪热入里至气血阻滞，筋脉失养而成，反复发作，病久而成肝肾亏损，或脾胃虚弱，或瘀血阻络等见，中药具有补益肝肾、益气健脾、活血化瘀，清热化湿通络的功效，故能使临床疗效明显提高。对于本病，通过辨证论治，刘友章教授认为本病病位在肝、脾、肾，病机为：风、痰、瘀、气、血、虚，临床治疗可以分为7个证型：①湿热浸淫型。证见：肢体痿软无力，尤以下肢为重，兼见手足麻木微肿，胸脘痞闷，恶心呕吐，头晕头沉，舌苔黄，脉濡数。治宜清热化湿通络，予加味三仁汤加减。②风痰瘀痹型。证见：风寒外侵入络忽发头晕，视物模糊，或伴发热、恶寒、头疼、项强，肢麻，手足笨拙，举步维艰，甚或瘫痪不起，舌质淡红，苔白滑或薄白，脉细迟。治以祛风化痰，活血通络，方选大秦艽汤加减。③瘀血阻络型。证见：四肢痿软，手足麻木不仁，肢体抽掣作痛，舌质黯有瘀斑或瘀点，脉涩不利。治宜益气活血通络。选通窍活血汤加减。④气虚血瘀型证见：头晕、眼花，面色萎黄，气短乏力，走路不稳，肢体麻木、束带感，舌质紫暗或有瘀点，瘀斑，苔白，脉细涩或迟涩。治以益气养血活血，方选补阳还五汤加减。⑤肝肾亏损型。证见：四肢痿软无力，腰膝酸软，不能久立，或伴视力障碍、眩晕、耳鸣，甚则腿胫大肉渐脱，舌红少苔，脉沉细数。治宜补益肝肾，滋阴清热。予六味地黄丸加减。⑥脾胃虚损型。证见：肢体痿软无力，食少纳呆，腹胀，便溏，面色不华，神疲乏力，舌体胖大，苔薄白，脉沉细或沉弱。治宜益气健脾为主。予补中益气汤加减。⑦肾阳亏虚型。证见：头晕，言语不利，视物昏花，畏寒肢冷，肢麻筋紧，下肢无力，甚至瘫痪，尿频数或失禁，大便稀溏，舌质淡，舌体胖大，苔薄白，脉沉细。治以温补肾阳，方选二仙汤加味。其中以脾胃虚弱型、肝肾亏损型多见，其次为湿热浸淫型、瘀血阻络型、气虚血瘀型，风痰瘀痹型、肾阳亏虚型最少见。

（2）多发性硬化症的中医治疗要点

中医治疗 MS 要注意以下 3 点：①早期、长程用药：临床观察中药疗程长则预后好，疗效与疗程成正比关系。此外，疗效与病程也有一定关系，病程短，早期患者神经髓鞘溶解期，及时应用中药治疗疗效明显；病程长，晚期患者的神经轴突崩解，残留的轴突肿胀断裂，神经细胞减少，神经胶质细胞进行修复，形成硬化斑块时，中药治疗效果也差。另外，本病常有复发，因此，凡临床治愈后需要继续服用中药 2 年（此时不用任何西药），以巩固疗效。②中西医结合用药：目前对于本病无特殊疗法，西医一般多采用激素治疗，大多病情得以缓解及控制，但绝大多数患者在激素减量或停药时病情复发，只好再加大激素用量，致使部分患者长期不能停用激素，长期用药无益处，因此，如何合理使用以及尽量减少激素用量而达到治疗目的是治疗的关键。刘友章教授认为，采用激素治疗的同时，加用中医辨证治疗，不但能提高临床疗效，而且能减轻激素带来的不良反应。滋阴养血等方剂除有皮质激素作用外，生地、枸杞、知母等尚有拮抗皮质激素反馈性脑垂体抑制作用，从而保护长期使用皮质激素者肾上腺皮质的结构和功能，有利于加强巩固疗效，减少副作用。③重用补法：中医理论认为，"邪之所凑，其气必虚"。多发性硬化患者因机体抵抗力低下，易受感染而发病。因此，提高机体免疫力，防止重复感染是巩固疗效和预防复发的关键。刘友章教授认为本病病机关键为脾胃虚损，气血亏虚，经言："虚者补之"，故用补中益气汤以补益中气，重用五爪龙、黄芪、加归头、枸杞子、鸡血藤等药，疗效比较满意。

总体来说，中国强大的中医药治疗对于诸如多发性硬化这样的神经退行性疾病有非常坚实的理论基础，也有不少临床经验作为支撑的。尽管目前还尚未见我们之前报道的药食疗的生物活性物质等的制剂在中国临床治疗 MS 的报道，但我们相信，在不久的将来，中草药活性物质制剂、药食疗制剂能在多发性硬化患者的治疗中起到重要的作用，从而开辟除西药外的更丰富、更有效、选择面更广阔的治疗谱前景！

参考文献

[1] MARTINELLI BONESCHI F, ROVARIS M, JOHNSON KP, et al. Effects of glati-ramer acetate on relapse rate and accumulated disability in multiple sclerosis: meta-analysis of three double-blind, randomized, placebo-controlled clinical trials[J]. Mult Scler. 2003, 9(4): 349-55.

[2]MURRAY M,PIZZORNO J.Encyclopedia of Natural Medicine.Rocklin,California:Prima Publishing; 1998.

[3] LUPTON JR.Dietary reference intakes for trans fatty acids:National Academy Press; 2002.

[4] SWANK RL. Multiple sclerosis; a correlation of its incidence with dietary fat[J]. Am J Med Sci. 1950, 220(4): 421-30.

[5] SWANK RL, LERSTAD O, STROM A, et al. Multiple sclerosis in rural Norway its geographic and occupational incidence in relation to nutrition[J]. N Engl J Med. 1952, 246(19): 722-8.

[6] ESPARZA ML, SASAKI S, KESTELOOT H. Nutrition, latitude, and multiple sclerosis mortality: an ecologic study[J]. Am J Epidemiol. 1995, 142(7): 733-7.

[7] BEN-SHLOMO Y, DAVEY SMITH G, MARMOT MG. Dietary fat in the epidemiology of multiple sclerosis: has the situation been adequately assessed?[J]. Neuroepidemiology. 1992, 11(4-6): 214-25.

[8] SINCLAIR HM. Deficiency of essential fatty acids and atherosclerosis, etcetera[J]. Lancet. 1956, 270(6919): 381-3.

[9] TSANG WM, BELIN J, MONRO JA, et al. Relationship between plasma and lymphocyte linoleate in multiple sclerosis[J]. J Neurol Neurosurg Psychiatry. 1976, 39(8): 767-71.

[10] DWORKIN RH, BATES D, MILLAR JH, et al. Linoleic acid and multiple sclerosis: a reanalysis of three double-blind trials[J]. Neurology. 1984, 34(11): 1441-5.

[11] NORDVIK I, MYHR KM, NYLAND H, et al. Effect of dietary advice and n-3 supplementation in newly diagnosed MS patients[J]. Acta Neurol Scand. 2000, 102(3):

143–9.

[12] SWANK RL, DUGAN BB. Effect of low saturated fat diet in early and late cases of multiple sclerosis[J]. Lancet. 1990, 336(8706): 37–9.

[13] BATES D. Dietary lipids and multiple sclerosis[J]. Ups J Med Sci Suppl. 1990, 48: 173–87.

[14] PERLMUTTER D.BrainRecovery com.Naples. Florida: Perlmutter Health Center; 2000.

[15] SHUKLA VK, JENSEN GE, CLAUSEN J. Erythrocyte glutathione perioxidase deficiency in multiple sclerosis[J]. Acta Neurol Scand. 1977, 56(6): 542–50.

[16] CALABRESE V, RAFFAELE R, COSENTINO E, et al. Changes in cerebrospinal fluid levels of malondialdehyde and glutathione reductase activity in multiple sclerosis[J]. Int J Clin Pharmacol Res. 1994, 14(4): 119–23.

[17] PAYNE A. Nutrition and diet in the clinical management of multiple sclerosis[J]. J Hum Nutr Diet. 2001, 14(5): 349–57.

[18] BESLER HT, COMOGLU S. Lipoprotein oxidation, plasma total antioxidant capacity and homocysteine level in patients with multiple sclerosis[J]. Nutr Neurosci. 2003, 6(3): 189–96.

[19] CLAUSEN J, JENSEN GE, NIELSEN SA. Selenium in chronic neurologic diseases. Multiple sclerosis and Batten's disease[J]. Biol Trace Elem Res. 1988, 15: 179–203.

[20] MAI J, SORENSEN PS, HANSEN JC. High dose antioxidant supplementation to MS patients. Effects on glutathione peroxidase, clinical safety, and absorption of selenium[J]. Biol Trace Elem Res. 1990, 24(2): 109–17.

[21] RIECKMANN P, ALBRECHT M, KITZE B, et al. Tumor necrosis factor–alpha messenger RNA expression in patients with relapsing–remitting multiple sclerosis is associated with disease activity[J]. Ann Neurol. 1995, 37(1): 82–8.

[22] LEHMANN D, KARUSSIS D, MISRACHI-KOLL R, et al. Oral administration of the oxidant–scavenger N–acetyl–L–cysteine inhibits acute experimental autoimmune encephalomyelitis[J]. J Neuroimmunol. 1994, 50(1): 35–42.

[23] WEISS A, GOLDMAN S, BEN SHLOMO I, et al. Mechanisms of matrix metalloproteinase–9 and matrix metalloproteinase–2 inhibition by N–acetylcysteine in the human term decidua and fetal membranes[J]. Am J Obstet Gynecol. 2003, 189(6): 1758–63.

[24] GALIS ZS, ASANUMA K, GODIN D, et al. N–acetyl–cysteine decreases the matrix–degrading capacity of macrophage–derived foam cells: new target for antioxidant therapy?[J]. Circulation. 1998, 97(24): 2445–53.

[25] RAMANATHAN M, WEINSTOCK-GUTTMAN B, NGUYEN LT, et al. In vivo gene expression revealed by cDNA arrays: the pattern in relapsing–remitting multiple sclerosis patients compared with normal subjects[J]. J Neuroimmunol. 2001, 116(2): 213–9.

[26] KOUWENHOVEN M, OZENCI V, GOMES A, et al. Multiple sclerosis: elevated expression of matrix metalloproteinases in blood monocytes[J]. J Autoimmun. 2001, 16(4): 463–70.

[27] MONASTRA G, CROSS AH, BRUNI A, et al. Phosphatidylserine, a putative inhibitor of tumor necrosis factor, prevents autoimmune demyelination[J]. Neurology. 1993, 43(1): 153–63.

[28] REYNOLDS EH. Multiple sclerosis and vitamin B_{12} metabolism[J]. J Neuroimmunol. 1992, 40(2–3): 225–30.

[29] SANDYK R, AWERBUCH GI. Vitamin B_{12} and its relationship to age of onset of multiple sclerosis[J]. Int J Neurosci. 1993, 71(1–4): 93–9.

[30] GOODKIN DE, JACOBSEN DW, GALVEZ N, et al. Serum cobalamin deficiency is uncommon in multiple sclerosis[J]. Arch Neurol. 1994, 51(11): 1110–4.

[31] FREQUIN ST, WEVERS RA, BRAAM M, et al. Decreased vitamin B_{12} and folate levels in cerebrospinal fluid and serum of multiple sclerosis patients after high–dose intravenous methylprednisolone[J]. J Neurol. 1993, 240(5): 305–8.

[32] KIRA J, TOBIMATSU S, GOTO I. Vitamin B_{12} metabolism and massive–dose methyl vitamin B12 therapy in Japanese patients with multiple sclerosis[J]. Intern Med. 1994, 33(2): 82–6.

[33] NIEVES J, COSMAN F, HERBERT J, et al. High prevalence of vitamin D deficiency and reduced bone mass in multiple sclerosis[J]. Neurology. 1994, 44(9): 1687–92.

[34] HAYES CE. Vitamin D: a natural inhibitor of multiple sclerosis[J]. Proc Nutr Soc. 2000, 59(4): 531–5.

[35] HAYES CE, CANTORNA MT, DELUCA HF. Vitamin D and multiple sclerosis[J].

Proc Soc Exp Biol Med. 1997, 216(1): 21-7.

[36] MATTNER F, SMIROLDO S, GALBIATI F, et al. Inhibition of Th1 development and treatment of chronic-relapsing experimental allergic encephalomyelitis by a non-hypercalcemic analogue of 1,25-dihydroxyvitamin D(3)[J]. Eur J Immunol. 2000, 30(2): 498-508.

[37] NASHOLD FE, MILLER DJ, HAYES CE. 1,25-dihydroxyvitamin D3 treatment decreases macrophage accumulation in the CNS of mice with experimental autoimmune encephalomyelitis[J]. J Neuroimmunol. 2000, 103(2): 171-9.

[38] VIETH R. Vitamin D supplementation, 25-hydroxyvitamin D concentrations, and safety[J]. Am J Clin Nutr. 1999, 69(5): 842-56.

[39] SANDYK R, AWERBUCH GI. Nocturnal plasma melatonin and alpha-melanocyte stimulating hormone levels during exacerbation of multiple sclerosis[J]. Int J Neurosci. 1992, 67(1-4): 173-86.

[40] SANDYK R. Multiple sclerosis: the role of puberty and the pineal gland in its pathogenesis[J]. Int J Neurosci. 1993, 68(3-4): 209-25.

[41] GUPTA JK, INGEGNO AP, COOK AW, et al. Multiple sclerosis and malabsorption[J]. Am J Gastroenterol. 1977, 68(6): 560-5.

[42] LANGE LS, SHINER M. Small-bowel abnormalities in multiple sclerosis[J]. Lancet. 1976, 2(7999): 1319-22.

[43] SRIRAM S, STRATTON CW, YAO S, et al. Chlamydia pneumoniae infection of the central nervous system in multiple sclerosis[J]. Ann Neurol. 1999, 46(1): 6-14.

[44] LAYH-SCHMITT G, BENDL C, HILDT U, et al. Evidence for infection with Chlamydia pneumoniae in a subgroup of patients with multiple sclerosis[J]. Ann Neurol. 2000, 47(5): 652-5.

[45] KE Z, LU F, ROBLIN P, et al. Lack of detectAble Chlamydia pneumoniae in brain lesions of patients with multiple sclerosis[J]. Ann Neurol. 2000, 48(3): 400.

[46] HAUSER SL, DOOLITTLE TH, LOPEZ-BRESNAHAN M, et al. An antispasticity effect of threonine in multiple sclerosis[J]. Arch Neurol. 1992, 49(9): 923-6.

[47] YASUI M, YASE Y, ANDO K, et al. Magnesium concentration in brains from multiple sclerosis patients[J]. Acta Neurol Scand. 1990, 81(3): 197-200.

[48] FUJIMORI H, YASUDA M, PAN-HOU H. Enhancement of cellular adenosine triphosphate levels in PC12 cells by extracellular adenosine[J]. Biol Pharm Bull. 2002, 25(3): 307-11.

[49] TONCEV G, MILICIC B, TONCEV S, et al. Serum uric acid levels in multiple sclerosis patients correlate with activity of disease and blood-brain barrier dysfunction[J]. Eur J Neurol. 2002, 9(3): 221-6.

[50] DRULOVIC J, DUJMOVIC I, STOJSAVLJEVIC N, et al. Uric acid levels in sera from patients with multiple sclerosis[J]. J Neurol. 2001, 248(2): 121-6.

[51] SPITSIN S, HOOPER DC, LEIST T, et al. Inactivation of peroxynitrite in multiple sclerosis patients after oral administration of inosine may suggest possible approAChEs to therapy of the disease[J]. Mult Scler. 2001, 7(5): 313-9.

[52] MARTON A, PACHER P, MURTHY KG, et al. Anti-inflammatory effects of inosine in human monocytes, neutrophils and epithelial cells in vitro[J]. Int J Mol Med. 2001, 8(6): 617-21.

[53] CHEN P, GOLDBERG DE, KOLB B, et al. Inosine induces axonal rewiring and improves behavioral outcome after stroke[J]. Proc Natl Acad Sci U S A. 2002, 99(13): 9031-6.

[54] COOPER R, NACLERIO F, ALLGROVE J, et al. Creatine supplementation with specific view to exercise/sports performance: an update[J]. J Int Soc Sports Nutr. 2012, 9(33):1-11.

[55] SCOTT GS, SPITSIN SV, KEAN RB, et al. Therapeutic intervention in experimental allergic encephalomyelitis by administration of uric acid precursors[J]. Proc Natl Acad Sci U S A. 2002, 99(25): 16303-8.

[56] CONSTANTINESCU CS, FREITAG P, KAPPOS L. Increase in serum levels of uric acid, an endogenous antioxidant, under treatment with glatiramer acetate for multiple sclerosis[J]. Mult Scler. 2000, 6(6): 378-81.

[57] SARCHIELLI P, GRECO L, FLORIDI A, et al. Excitatory amino acids and multiple sclerosis: evidence from cerebrospinal fluid[J]. Arch Neurol. 2003, 60(8): 1082-8.

[58] PITT D, NAGELMEIER IE, WILSON HC, et al. Glutamate uptake by oligodendrocytes: Implications for excitotoxicity in multiple sclerosis[J]. Neurology. 2003, 61(8):

1113–20.

[59] WERNER P, PITT D, RAINE CS. Multiple sclerosis: altered glutamate homeostasis in lesions correlates with oligodendrocyte and axonal damage[J]. Ann Neurol. 2001, 50(2): 169–80.

[60] MATUTE C, DOMERCQ M, FOGARTY DJ, et al. On how altered glutamate homeo-stasis may contribute to demyelinating diseases of the CNS[J]. Adv Exp Med Biol. 1999, 468: 97–107.

[61] ROSIN C, BATES TE, SKAPER SD. Excitatory amino acid induced oligodendrocyte cell death in vitro: receptor–dependent and –independent mechanisms[J]. J Neurochem. 2004, 90(5): 1173–85.

[62] MATUTE C, ALBERDI E, DOMERCQ M, et al. The link between excitotoxic oligo-dendroglial death and demyelinating diseases[J]. Trends Neurosci. 2001, 24(4): 224–30.

[63] WERNER P, PITT D, RAINE CS. Glutamate excitotoxicity––a mechanism for axonal damage and oligodendrocyte death in Multiple Sclerosis?[J]. J Neural Transm Suppl. 2000(60): 375–85.

[64] PITT D, WERNER P, RAINE CS. Glutamate excitotoxicity in a model of multiple sclerosis[J]. Nat Med. 2000, 6(1): 67–70.

[65] RIECKMANN P, MAURER M. Anti–inflammatory strategies to prevent axonal injury in multiple sclerosis[J]. Curr Opin Neurol. 2002, 15(3): 361–70.

[66] KIDD PM. Multiple sclerosis, an autoimmune inflammatory disease: prospects for its integrative management[J]. Altern Med Rev. 2001, 6(6): 540–66.

[67] OWENS T. The enigma of multiple sclerosis: inflammation and neurodegeneration cause heterogeneous dysfunction and damage[J]. Curr Opin Neurol. 2003, 16(3): 259–65.

[68] ROSE JW, HILL KE, WATT HE, et al. Inflammatory cell expression of cyclooxygen-ase–2 in the multiple sclerosis lesion[J]. J Neuroimmunol. 2004, 149(1–2): 40–9.

[69] CHAN MM. Inhibition of tumor necrosis factor by curcumin, a phytochemical[J]. Bio-chem Pharmacol. 1995, 49(11): 1551–6.

[70] MATZNER Y, SALLON S. The effect of Padma–28, a traditional Tibetan herbal preparation, on human neutrophil function[J]. J Clin Lab Immunol. 1995, 46(1): 13–23.

[71] BADMAEV V, KOZLOWSKI PB, SCHULLER-LEVIS GB, et al. The therapeutic

effect of an herbal formula Badmaev 28 (padma 28) on experimental allergic encepha-lomyelitis (EAE) in SJL/J mice[J]. Phytother Res. 1999, 13(3): 218–21.

[72] BRZOSKO. Padma 28, a new supplement for patients with HBsAg positive or nega-tive chronic aggressive hepatitis. Hepatology, Rapid Literature Review 8 1982; Me-mo–H–1971.

[73] LIU Y, JIANG M, XUE J, et al. Serum HBV RNA quantification: useful for monitoring natural history of chronic hepatitis B infection[J]. BMC Gastroenterol. 2019, 19(1): 53.

[74] BROCHET B, GUINOT P, ORGOGOZO JM, et al. Double blind placebo controlled multicentre study of ginkgolide B in treatment of acute exacerbations of multiple scle-rosis. The Ginkgolide Study Group in multiple sclerosis[J]. J Neurol Neurosurg Psychi-atry. 1995, 58(3): 360–2.

[75] PETAJAN JH, GAPPMAIER E, WHITE AT, et al. Impact of aerobic training on fit-ness and quality of life in multiple sclerosis[J]. Ann Neurol. 1996, 39(4): 432–41.

[76] SPENCER JW, JACOBS JJ. Complementary/Alternative Medicine. An Evidence Based Approach. Philadelphia. Pennsylvania. Mosby; 1999.

[77] MAGUIRE BL. The effects of imagery on attitudes and moods in multiple sclerosis patients[J]. Altern Ther Health Med. 1996, 2(5): 75–9.

[78] RODGERS D, KHOO K, MACEACHEN M, et al. Cognitive therapy for multiple sclerosis: a preliminary study[J]. Altern Ther Health Med. 1996, 2(5): 70–4.

[79] LANG AE, LOZANO AM. Parkinson's disease. First of two parts[J]. N Engl J Med. 1998, 339(15): 1044–53.

[80] ABBOTT RD, ROSS GW, WHITE LR, et al. Environmental, life–style, and physical precursors of clinical Parkinson's disease: recent findings from the Honolulu–Asia Aging Study[J]. J Neurol. 2003, 250 Suppl 3: III30–9.

[81] HELLENBRAND W, BOEING H, ROBRA BP, et al. Diet and Parkinson's disease. II: A possible role for the past intake of specific nutrients. Results from a self–adminis-tered food–frequency questionnaire in a case–control study[J]. Neurology. 1996, 47(3): 644–50.

[82] SAKA M, SAKA M, KOSELER E, et al. Nutritional status and anthropometric mea-surements of patients with multiple sclerosis[J]. Saudi Med J. 2012, 33(2): 160–6.

[83] MOHAMMAD-SHIRAZI M, TALEBAN FA, GHAFARPOOR M.Macronutrients intake in Iranian multiple sclerosis patients. J Med Sci. 2007；7:422-6.

[84] JAHROMI SR, TOGHAE M, JAHROMI MJ, et al. Dietary pattern and risk of multiple sclerosis[J]. Iran J Neurol. 2012, 11(2): 47-53.

[85] HADGKISS EJ, JELINEK GA, WEILAND TJ, et al. The association of diet with quality of life, disability, and relapse rate in an international sample of people with multiple sclerosis[J]. Nutr Neurosci. 2015, 18(3): 125-36.

[86] BAGHERI M, MAGHSOUDI Z, FAYAZI S, et al. Several food items and multiple sclerosis: A case-control study in Ahvaz (Iran)[J]. Iran J Nurs Midwifery Res. 2014, 19(6): 659-65.

[87] MASSA J, O'REILLY EJ, MUNGER KL, et al. Caffeine and alcohol intakes have no association with risk of multiple sclerosis[J]. Mult Scler. 2013, 19(1): 53-8.

[88] NORTVEDT MW, RIISE T, MAELAND JG. Multiple sclerosis and lifestyle factors: the Hordaland Health Study[J]. Neurol Sci. 2005, 26(5): 334-9.

[89] SORGUN MH, YUCESAN C, TEGIN C. Is malnutrition a problem for multiple sclerosis patients?[J]. J Clin Neurosci. 2014, 21(9): 1603-5.

[90] SALEMI G, GUELI MC, VITALE F, et al. Blood lipids, homocysteine, stress factors, and vitamins in clinically stAble multiple sclerosis patients[J]. Lipids Health Dis. 2010, 9: 19.

[91] MAHLER A, STEINIGER J, BOCK M, et al. Metabolic response to epigallocatechin-3-gallate in relapsing-remitting multiple sclerosis: a randomized clinical trial[J]. Am J Clin Nutr. 2015, 101(3): 487-95.

[92] SCHWARZ S, KNORR C, GEIGER H, et al. Complementary and alternative medicine for multiple sclerosis[J]. Mult Scler. 2008, 14(8): 1113-9.

[93] LEONG EM, SEMPLE SJ, ANGLEY M, et al. Complementary and alternative medicines and dietary interventions in multiple sclerosis: what is being used in South Australia and why?[J]. Complement Ther Med. 2009, 17(4): 216-23.

[94] MASULLO L, PAPAS MA, COTUGNA N, et al. Complementary and alternative medicine use and nutrient intake among individuals with multiple sclerosis in the United States[J]. J Community Health. 2015, 40(1): 153-60.

[95] MAURIZ E, LALIENA A, VALLEJO D, et al. Effects of a low-fat diet with antioxidant supplementation on biochemical markers of multiple sclerosis long-term care residents[J]. Nutr Hosp. 2013, 28(6): 2229-35.

[96] SHINTO L, MARRACCI G, BALDAUF-WAGNER S, et al. Omega-3 fatty acid supplementation decreases matrix metalloproteinase-9 production in relapsing-remitting multiple sclerosis[J]. Prostaglandins Leukot Essent Fatty Acids. 2009, 80(2-3): 131-6.

[97] WEINSTOCK-GUTTMAN B, BAIER M, PARK Y, et al. Low fat dietary intervention with Omega-3 fatty acid supplementation in multiple sclerosis patients[J]. Prostaglandins Leukot Essent Fatty Acids. 2005, 73(5): 397-404.

[98] JELINEK GA, HADGKISS EJ, WEILAND TJ, et al. Association of fish consumption and Omega 3 supplementation with quality of life, disability and disease activity in an international cohort of people with multiple sclerosis[J]. Int J Neurosci. 2013, 123(11): 792-800.

[99] REZAPOUR-FIROUZI S, AREFHOSSEINI SR, EBRAHIMI-MAMAGHANI M, et al. Erythrocyte membrane fatty acids in multiple sclerosis patients and hot-nature dietary intervention with co-supplemented hemp-seed and evening-primrose oils[J]. Afr J Tradit Complement Altern Med. 2013, 10(6): 519-27.

[100] PANTZARIS MC, LOUKAIDES GN, NTZANI EE, et al. A novel oral nutraceutical formula of Omega-3 and omega-6 fatty acids with vitamins (PLP10) in relapsing remitting multiple sclerosis: a randomised, double-blind, placebo-controlled proof-of-concept clinical trial[J]. BMJ Open. 2013, 3(4).

[101] KAMPMAN MT, WILSGAARD T, MELLGREN SI. Outdoor activities and diet in childhood and adolescence relate to MS risk above the Arctic Circle[J]. J Neurol. 2007, 254(4): 471-7.

[102] SMOLDERS J, PEELEN E, THEWISSEN M, et al. Safety and T cell modulating effects of high dose vitamin D3 supplementation in multiple sclerosis[J]. PLoS One. 2010, 5(12): e15235.

[103] TOGHIANIFAR N, ASHTARI F, ZARKESH-ESFAHANI SH, et al. Effect of high dose vitamin D intake on interleukin-17 levels in multiple sclerosis: a randomized,

double-blind, placebo-controlled clinical trial[J]. J Neuroimmunol. 2015, 285: 125-8.

[104] VAN DER MEI IA, PONSONBY AL, DWYER T, et al. Vitamin D levels in people with multiple sclerosis and community controls in Tasmania, Australia[J]. J Neurol. 2007, 254(5): 581-90.

[105] DORR J, OHLRAUN S, SKARABIS H, et al. Efficacy of vitamin D supplementation in multiple sclerosis (EVIDIMS Trial): study protocol for a randomized controlled trial[J]. Trials. 2012, 13: 15.

[106] KAMPMAN MT, STEFFENSEN LH, MELLGREN SI, et al. Effect of vitamin D3 supplementation on relapses, disease progression, and measures of function in persons with multiple sclerosis: exploratory outcomes from a double-blind randomised controlled trial[J]. Mult Scler. 2012, 18(8): 1144-51.

[107] KIMBALL SM, URSELL MR, O'CONNOR P, et al. Safety of vitamin D3 in adults with multiple sclerosis[J]. Am J Clin Nutr. 2007, 86(3): 645-51.

[108] SOILU-HANNINEN M, AIRAS L, MONONEN I, et al. 25-Hydroxyvitamin D levels in serum at the onset of multiple sclerosis[J]. Mult Scler. 2005, 11(3): 266-71.

[109] SOILU-HANNINEN M, AIVO J, LINDSTROM BM, et al. A randomised, double blind, placebo controlled trial with vitamin D3 as an add on treatment to interferon beta-1b in patients with multiple sclerosis[J]. J Neurol Neurosurg Psychiatry. 2012, 83(5): 565-71.

[110] WINGERCHUK DM, LESAUX J, RICE GP, et al. A pilot study of oral calcitriol (1,25-dihydroxyvitamin D3) for relapsing-remitting multiple sclerosis[J]. J Neurol Neurosurg Psychiatry. 2005, 76(9): 1294-6.

[111] BITARAFAN S, SABOOR-YARAGHI A, SAHRAIAN MA, et al. Impact of Vitamin A Supplementation on Disease Progression in Patients with Multiple Sclerosis[J]. Arch Iran Med. 2015, 18(7): 435-40.

[112] SABOOR-YARAGHI AA, HARIRCHIAN MH, MOHAMMADZADEH HONARVAR N, et al. The Effect of Vitamin A Supplementation on FoxP3 and TGF-beta Gene Expression in Avonex-Treated Multiple Sclerosis Patients[J]. J Mol Neurosci. 2015, 56(3): 608-12.

[113] MOGHADDASI M, MAMARABADI M, MOHEBI N, et al. Homocysteine, vi-

tamin B12 and folate levels in Iranian patients with Multiple Sclerosis: a case control study[J]. Clin Neurol Neurosurg. 2013, 115(9): 1802–5.

[114] KHALILI M, AZIMI A, IZADI V, et al. Does lipoic acid consumption affect the cytokine profile in multiple sclerosis patients: a double–blind, placebo–controlled, randomized clinical trial[J]. Neuroimmunomodulation. 2014, 21(6): 291–6.

[115] HEJAZI E, AMANI R, SHARAFODINZADEH N, et al. Comparison of Antioxidant Status and Vitamin D Levels between Multiple Sclerosis Patients and Healthy Matched Subjects[J]. Mult Scler Int. 2014, 2014: 539854.

[116] MAZDEH M, SEIFIRAD S, KAZEMI N, et al. Comparison of vitamin D3 serum levels in new diagnosed patients with multiple sclerosis versus their healthy relatives[J]. Acta Med Iran. 2013, 51(5): 289–92.

[117] MUNGER KL, LEVIN LI, HOLLIS BW, et al. Serum 25–hydroxyvitamin D levels and risk of multiple sclerosis[J]. JAMA. 2006, 296(23): 2832–8.

[118] MARKOWITZ CE. The current landscape and unmet needs in multiple sclerosis[J]. Am J Manag Care. 2010, 16(8 Suppl): S211–8.

[119] GOODIN DS, FROHMAN EM, GARMANY GP, JR., et al. Disease modifying therapies in multiple sclerosis: report of the Therapeutics and Technology Assessment Subcommittee of the American Academy of Neurology and the MS Council for Clinical Practice Guidelines[J]. Neurology. 2002, 58(2): 169–78.

[120] 黄德晖, 吴卫平. 中国多发性硬化诊断和治疗专家共识 [J]. 中华神经科杂志. 2010(07): 516–21.

[121] DERWENSKUS J. Current disease–modifying treatment of multiple sclerosis[J]. Mt Sinai J Med. 2011, 78(2): 161–75.

[122] HARTUNG HP, POLMAN C, BERTOLOTTO A, et al. Neutralising antibodies to interferon beta in multiple sclerosis : expert panel report[J]. J Neurol. 2007, 254(7): 827–37.

[123] Randomised double–blind placebo–controlled study of interferon beta–1a in relapsing/remitting multiple sclerosis. PRISMS (Prevention of Relapses and Disability by Interferon beta–1a Subcutaneously in Multiple Sclerosis) Study Group[J]. Lancet. 1998, 352(9139): 1498–504.

[124] LI DK, PATY DW. Magnetic resonance imaging results of the PRISMS trial: a randomized, double-blind, placebo-controlled study of interferon-beta1a in relapsing-remitting multiple sclerosis. Prevention of Relapses and Disability by Interferon-beta1a Subcutaneously in Multiple Sclerosis[J]. Ann Neurol. 1999, 46(2): 197-206.

[125] GROUP PS, THE UNIVERSITY OF BRITISH COLUMBIA MSMRIAG. PRISMS-4: Long-term efficacy of interferon-beta-1a in relapsing MS[J]. Neurology. 2001, 56(12): 1628-36.

[126] 胡学强, 钟晓南. 多发性硬化的轴索损伤及其机制 [J]. 中国现代神经疾病杂志. 2012, 12(02): 101-7.

[127] FILIPPINI G, MUNARI L, INCORVAIA B, et al. Interferons in relapsing remitting multiple sclerosis: a systematic review[J]. Lancet. 2003, 361(9357): 545-52.

[128] RIZVI SA, AGIUS MA. Current approved options for treating patients with multiple sclerosis[J]. Neurology. 2004, 63(12 Suppl 6): S8-14.

[129] KOWARIK MC, PELLKOFER HL, CEPOK S, et al. Differential effects of fingolimod (FTY720) on immune cells in the CSF and blood of patients with MS[J]. Neurology. 2011, 76(14): 1214-21.

[130] COHEN JA, CHUN J. Mechanisms of fingolimod's efficacy and adverse effects in multiple sclerosis[J]. Ann Neurol. 2011, 69(5): 759-77.

[131] COHEN JA, BARKHOF F, COMI G, et al. Oral fingolimod or intramuscular interferon for relapsing multiple sclerosis[J]. N Engl J Med. 2010, 362(5): 402-15.

[132] KAPPOS L, RADUE EW, O'CONNOR P, et al. A placebo-controlled trial of oral fingolimod in relapsing multiple sclerosis[J]. N Engl J Med. 2010, 362(5): 387-401.

[133] BALCER LJ, GALETTA SL, CALABRESI PA, et al. Natalizumab reduces visual loss in patients with relapsing multiple sclerosis[J]. Neurology. 2007, 68(16): 1299-304.

[134] POLMAN CH, O'CONNOR PW, HAVRDOVA E, et al. A randomized, placebo-controlled trial of natalizumab for relapsing multiple sclerosis[J]. N Engl J Med. 2006, 354(9): 899-910.

[135] JEFFERY DR, HERNDON R. Review of mitoxantrone in the treatment of multiple sclerosis[J]. Neurology. 2004, 63(12 Suppl 6): S19-24.

[136] RIZVI SA, ZWIBEL H, FOX EJ. Mitoxantrone for multiple sclerosis in clinical practice[J]. Neurology. 2004, 63(12 Suppl 6): S25–7.

[137] ROMANO M, DIOMEDE L, SIRONI M, et al. Inhibition of monocyte chemotactic protein–1 synthesis by statins[J]. Lab Invest. 2000, 80(7): 1095–100.

[138] VOLLMER T, KEY L, DURKALSKI V, et al. Oral simvastatin treatment in relapsing–remitting multiple sclerosis[J]. Lancet. 2004, 363(9421): 1607–8.

[139] KARUSSIS DM, VOURKA-KARUSSIS U, LEHMANN D, et al. Prevention and reversal of adoptively transferred, chronic relapsing experimental autoimmune encephalomyelitis with a single high dose cytoreductive treatment followed by syngeneic bone marrow transplantation[J]. J Clin Invest. 1993, 92(2): 765–72.

[140] HARTUNG HP. Early treatment and dose optimisation BENEFIT and BEYOND[J]. J Neurol. 2005, 252 Suppl 3: iii44–iii50.

[141] COMI G, MARTINELLI V, RODEGHER M, et al. Effects of early treatment with glatiramer acetate in patients with clinically isolated syndrome[J]. Mult Scler. 2013, 19(8): 1074–83.

[142] EDAN G, COMI G, LE PAGE E, et al. Mitoxantrone prior to interferon beta–1b in aggressive relapsing multiple sclerosis: a 3–year randomised trial[J]. J Neurol Neurosurg Psychiatry. 2011, 82(12): 1344–50.

[143] EDAN G, MILLER D, CLANET M, et al. Therapeutic effect of mitoxantrone combined with methylprednisolone in multiple sclerosis: a randomised multicentre study of active disease using MRI and clinical criteria[J]. J Neurol Neurosurg Psychiatry. 1997, 62(2): 112–8.

[144] STUART WH, VERMERSCH P. Concomitant therapy for multiple sclerosis[J]. Neurology. 2004, 63(11 Suppl 5): S28–34.

[145] RUDICK RA, STUART WH, CALABRESI PA, et al. Natalizumab plus interferon beta–1a for relapsing multiple sclerosis[J]. N Engl J Med. 2006, 354(9): 911–23.

[146] 詹宇婷, 汪美霞, 杨文明. 多发性硬化中医研究进展 [J]. 中医药临床杂志. 2017, 29(12): 2001–4.

[147] 吴彦青, 张玉莲, 高颖, 等. 当代医家论治多发性硬化经验探析 [J]. 中华中医药学刊. 2013, 31(08): 1781–4.

[148] 樊永平 . 多发性硬化的中医药病证结合治疗 [J]. 中华中医药杂志 . 2007(05): 289-92.

[149] 周德生 , 马成瑞 . 223 例多发性硬化患者中医辨证分型研究 [J]. 中国中医药信息杂志 . 2009, 16(12): 21-3.

[150] 陈克龙 , 樊永平 . 多发性硬化中医证型分类的文献分析 [J]. 辽宁中医杂志 . 2011, 38(01): 85-7.

[151] 樊永平 , 尤昱中 , 陈克龙 , 等 . 261 例多发性硬化患者临床特点和中医证候分布 [J]. 首都医科大学学报 . 2012, 33(03): 301-6.

[152] 陈克龙 , 樊永平 . 补肾化痰活血法对多发性硬化患者生存质量的影响 [J]. 中华中医药学刊 . 2016, 34(09): 2141-4.

[153] 周俊亮 . 多发性硬化中医治疗的分型与疗效 [J]. 中国临床康复 . 2005(17): 188.

第四章 动脉粥样硬化和卒中

动脉粥样硬化、血管退行性硬化在发展中国家被认为是死亡和致残的首要原因。它累及冠状血管，导致心脏病发作；影响脑循环，引起卒中；并累及肢体血管，引起跛行，甚至坏疽。卒中是特定脑区的血管阻塞或破裂引起的脑血流循环障碍和脑组织功能或结构损害的疾病。动脉粥样硬化倾向于发生在颈部总动脉分支的颈内和颈外动脉的分支点。它通常要许多年才能形成，临床症状显现出来前有很长的静止潜伏期。

第一节 动脉粥样硬化的药食疗法和病因学研究

动脉粥样硬化的发生是复杂的，且受血脂升高的危险因素的影响。血脂升高包括胆固醇和甘油三酯升高、高血压、糖尿病、吸烟，同型半胱氨酸水平增高，以及阳性家族史。卒中和动脉粥样硬化的原因在本章中简单描述，然后描述如何使用不同的添加剂和药物来干预动脉粥样硬化的特异阶段。

1. 内皮障碍

内皮功能障碍排列在动脉内层的细胞可能是动脉粥样硬化发生中最早发生异常的细胞。内皮有分泌、代谢和免疫功能。它的信息分子，如一氧化氮，对血流产生调节，可以影响血小板聚集及黏附到血管壁，还可影响到血液中凝血和抗凝之间的平衡。内皮既分泌促进血管平滑肌细胞生长的物质，又分泌抑制血管平滑肌细胞生长的物质。内皮功能障碍可被定义为血管舒张和收缩的化学调节剂间的不平衡、血液凝集和抗凝的不平衡，以及生长促进和抑制因子之间的不平衡。导致早期内皮障碍的危险因子包括高血压、糖尿病、吸烟和血脂增加，如血胆固醇增加，这些都是动脉粥样硬化的起始事件[1]。

最近的一些研究[2]提示，内皮细胞损伤可减少一氧化氮（NO）的生成，NO是体内一种小的气体微粒，由L-精氨酸和一氧化氮合酶(一种在动脉粥样硬化时减少的酶)形成。除了可作为血管扩张剂，NO还可抑制低密度脂蛋白（LDL）形式的胆固醇氧化。动物研究显示维生素C对内皮功的保护作用可以通过增加一氧化氮合酶的活性及引起NO水平增高实现[3]。研究证实，他汀类药物是一组能抑制 3- 羟基 -3- 甲基戊二 CoA（HMG-CoA）还原酶的药物，可初步用于降低胆固醇和低密度脂蛋白 LDL，增加一氧化氮合酶的浓度，增加实验动物脑血流，使梗塞（损伤组织）面积缩小[3-5]。他汀类药物可能有抗动脉粥样硬化的效果，红色酵母米含有天然的他汀样复合物，具有抗氧化特性，对动脉粥样硬化有一定效果。

在动脉粥样硬化晚期，当血液凝集使动脉粥样硬化斑块（动脉粥样硬化的脂肪损伤）黏附在动脉内壁复杂化时，会引起严重损伤。纤维蛋白原，组织纤溶酶原激活物，纤溶酶原激活物抑制剂的一些因子及黏附分子都来源于内皮细胞。纤溶酶原是纤溶酶的前体，纤溶酶是可促进血块降解和水解的分子。纤溶酶原可与纤维素（是使血液成分多聚化以形成血块的分子）强力结合。纤维蛋白原是卒中的危险因素。一项研究证实，当个体的纤维蛋白原水平超过 407mg/dl 时，出现动脉粥样硬化的风险较对照人群大 6 倍。纤维蛋白原值高的病人其动脉粥样斑块破裂的几率会显著增高[6]。另一项研究也证实，短暂缺血发作（TIA）或轻度缺血性卒中[7]后的病人，卒中发生的风险与纤维蛋白原的水平呈线性关系。纳豆菌酵素（NK）是一种来自于发酵大豆的蛋白质，动物实验已证实它是一种纤溶（降解纤维素）酶，对动脉粥样硬化和卒中具有潜在的疗效，特别是在高凝状态，纤维蛋白原（纤维素的分子前体）水平增高时[8]，NK 能显著减少血块的大小，NK 降解纤维素的能力可提高 4 倍[9, 10]。虽然目前没有直接的临床证据支持其用于动脉粥样硬化和卒中，但它对高凝状态的病人可能是有益的，这可能与老年的一些综合征，如疲劳综合征和纤维肌痛[11]有关。

2. 慢性内皮损伤和脂类

早期内皮功能障碍后，可能会造成内皮细胞的丧失。使血小板得以黏附在内皮细胞下的细胞外基质上，导致趋化因子和信号分子的形成，进而吸引炎性细胞。它也可导致血小板释放生长因子，后者可促进平滑肌细胞在血管壁的增殖，使得血管内壁变窄。同时，氧化的低密度脂蛋白 LDL 可产生内皮细胞毒性，增加了内皮细胞的损伤。LDL 最初称为坏胆固醇，源于它对血管壁的损伤作用。它通过氧自由基的作用受到氧化，这在体内是一个侵袭性的过程。LDL 微粒聚集在血管内皮上（血管内膜），对炎性细胞的聚集和平滑肌的生长起作用。实际上，一个成熟的动脉粥样硬化斑块通常包含细胞内和细胞外的脂类，以及钙化区和一个由胶原组成的纤维帽。

α - 硫辛酸（ALA）和 N- 乙酰半胱氨酸（NAC）可用于减少动脉粥样硬化的一些危

险因素，比如氧化应激、炎症，黏附分子的生成以及同型半胱氨酸水平的升高。α-硫辛酸（ALA）是一种重要的抗氧化剂，可防止糖和蛋白质的结合（蛋白质糖基化），对衰老和糖尿病的并发症的发生起一定作用，糖和蛋白质结合的终产物称为高级糖化终产物（AGEs），可刺激黏附分子的表达。为了使炎症分子黏附在血管壁上，它们必须与黏附分子粘合，后者如血管细胞黏附分子-1（VCAM-1）。通过降低 AGEs，ALA 减少 VCAM-1 的表达，从而减少动脉粥样硬化中的炎症反应[12]。ALA 有很多特性提示它可用于动脉粥样硬化。它既是水溶性，又是脂溶性的，并可再循环 LDL 中包含的维生素 E，从而提高抗氧化活性[13]。另一项研究显示，ALA 增加了被 AGEs 降低的谷胱甘肽（GSH）和维生素 C 的水平。GSH 是一个细胞内必要的抗氧化剂。研究发现，GSH 和维生素 C 的减少可激活转录因子和核因子 Kappa B （NF-Kappa B），继而对动脉粥样硬化的发生起促进作用。转录因子是信号分子，它们能控制多种基因的活性。该项研究还显示，ALA 也可减少 NF-Kappa B 的激活[11]。

以色列的一项研究显示，石榴酒、红酒和 NAC（一种 L- 半胱氨酸的衍生物）可抑制 NF-Kappa B 在血管内皮细胞的激活[12]。这可部分解释红酒可减少心血管疾病的功效。而 NAC 似乎能同时减少同型半胱氨酸[13]和脂蛋白[14]这两个动脉粥样硬化的危险因子。NAC 还具有其他的一些治疗效果，如增加 GSH 的生成，在呼吸系统疾病中溶解黏膜上保护肝脏免受醋氨酚的毒性，并帮助汞毒性的解毒。最终，通过抑制能降解动脉粥样硬化斑块基质的酶，抑制 MMPS 降解动脉粥样斑块，起到稳定斑块作用，而这些板块是卒中继续进展的因素[15]。这些研究说明 NAC 可应用于动脉粥样硬化和卒中的防治。

3. 胆固醇和氧化性 LDL 的减少

胆固醇水平的降低可减缓动脉粥样硬化的进展。特别是大幅度地降低低密度脂蛋白 LDL 能有效减慢动脉粥样硬化进程，进一步稳定和逆转斑块。增加高密度脂蛋白（HDL）的水平也是有益的，因为 HDL 可从周围转运胆固醇回到肝脏，并直接保护血管壁。HDL 通过与 LDL、炎性白细胞和氧化 LDL 结合也能干扰动脉粥样硬化斑块形成的一些过程。下面将介绍一些被证明可减少氧化 LDL，降低胆固醇并升高 HDL 的营养物质。

4. 辅酶 Q10 （CoQ10）

辅酶 Q10 又称为泛醌，是一个细胞过程 - 电转移链的重要的中间物。血浆 LDL 中也有低水平的 CoQ10，CoQ10 被认为是一种 LDL 微粒重要的抗氧化防御[16]。澳大利亚的一个研究证明，单独口服 CoQ10 添加剂或与维生素 E 结合能使血脂对过氧自由基诱导的过氧化的抵抗更强。有趣的是，单独服用维生素 E，不能产生类似的作用。在这个研究中，维生素 E、CoQ10 或二者联合，可减少实验中小鼠主动脉粥样硬化。维生素 E 和 CoQ10 联合使用显示能减少最长距离的主动脉、离开心脏的主要动脉的粥样硬化。即只有维生素 E 和 CoQ10 联合应用才能减少主动脉组织本身的氧化性脂类的百分率[17]。这些结果也被其他三项研究的结果所证实[18-20]，然而，一项 2002 年德国的研究却发现，CoQ10 对高脂血症兔子的疗效是含糊不定的，而维生素 E 的作用是负面型的[21]。把这些研究结果用于病人会怎么样很难下结论。抗氧化剂作为体内的一个组成系统，要获得持续的功效，需要彼此互相支持。所以，不太建议单独使用某种抗氧化剂[22-24]。建议维生素 E 与维生素 C 和 ALA 联合使用。加入 CoQ10 可提供额外的有益作用。尽管扩大病例研究很难得到更多的资助，但动物实验研究成果很有鼓舞性。CoQ10 的剂量[25]是每天 1~2 次，每次 100mg。

5. 维生素 E

研究已证实，成人血浆维生素 E 的较高水平与心血管疾病发生风险的降低显著相关。研究中拥有最高维生素 E 水平的病例组发生心血管病的概率是拥有最低维生素 E 水平病例的 1/6 [26]。

维生素 E 是一组称为生育酚的复合物。维生素 E 以 LDL 微粒的形式转运，通过维生素 C 和 ALA 的作用再循环。一项最近的研究证实，生育酚（α、γ、δ）均可不同程度地增加一氧化氮合酶的活性，从而引起脂质过氧化保护作用的发生，此作用与抑制血小板聚集类似。这三种生育酚合用会产生协同效果 但这个研究结果仍存在着争议。一项来自哈佛大学的对 738 名健康职业人士的研究并未发现维生素 E 对卒中的发病具有保护作用[27-29]。与 CoQ10 类似，建议维生素 E 也与其他抗氧化剂一起服用，这样对动脉粥样硬化患者的健康有益，其剂量是每天 200~600IU。

6. 维生素 C

维生素 C 的水平与总胆固醇和甘油三酯及部分 HDL 的水平相反[30-32]，特别是与非氧化性 HDL 的水平相反。而一项最近的研究发现，同型半胱氨酸，一个动脉粥样硬化的重要危险因素，其水平与维生素 C 的水平呈负相关[33]。因此，我们推荐维生素 C 的服用剂量是每天 2 次，每次 500mg，结合其他抗氧化剂一起服用。

7. 甘蔗脂肪醇

甘蔗脂肪醇是一种称为甘蔗糖酒的混合液，其中最主要的成分是二十八烷醇，一种28碳的长链醇类。已证实甘蔗脂肪醇能减少细胞 HMG-CoA 还原酶的表达，而后者显示出可降低血浆 CoQ10 的水平 [34]。故而当 HMG-CoA 还原酶表达减少时，血浆 CoQ10 的水平是增高的。HMG-CoA 还原酶是胆固醇生成的必需酶 [35，36]。最终，由于 HMG-CoA 还原酶表达的减少，使得胆固醇的生成减少，因而对动脉粥样硬化的发生起一定的保护作用。甘蔗脂肪醇能抑制血小板聚集，发挥预防动脉粥样硬化的作用 [37]。我们推荐，甘蔗脂肪醇的口服剂量是每天 5~10mg。

8. 红色酵母米

红色酵母米是一种古老的利用红曲霉属的菌株对潮湿的米发酵制成的。在这一过程中产生一系列代谢产物，包括洛伐他汀家族的聚酮化合物及脂肪酸和微量元素 [38-43]。一项 2002 年的香港的研究发现，Cholestin，一种红色酵母米的专利药，可抑制肝细胞中的胆固醇水平 [44]。

多项临床研究还发现，红色酵母米具 [45-48] 能降低胆固醇、LDL 和甘油三酯的水平，同时也能升高 HDL 胆固醇的水平。我们推荐使用 Choleast 标准剂量为每天 2 次，每次 2 胶囊。患者饮食中脂类的配比应得到监测。

9. 尼克酸

尼克酸包括两种物质，一种是尼克酸，叫烟酸，另一种是尼克酰胺，也叫烟酰胺，烟酸和烟酰胺对体内的一些代谢过程是必需的，它可通过减少总胆固醇、甘油三酯、LDL 胆固醇和升高 HDL 胆固醇的水平影响体内所有的脂类异常，它还有减少脂蛋白（a）的作用，后者是一种已知的动脉粥样硬化的危险因素 [49]。

尼克酸通常以维生素 B_3（烟酸）的形式存在。颜面潮红是摄入烟酸补充剂的常见副作用，而肝毒性见于烟酸持续释放形式。尼克酸的剂量是每天 1~4g。

我们推荐长期食用维生素 B_3 含量高的食物，如猪肝，里脊肉等（见图 8）。

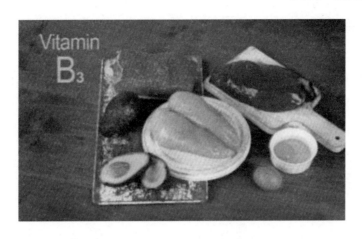

图 8 维生素 B_3 含量高的食物

10. 泛硫乙胺

泛硫乙胺或维生素 B_5（泛酸）是 CoA 的必需成分 [50-55]。与细胞间脂类的转运有关。泛硫乙胺可通过抑制 HMG-CoA 降低包括甘油三酯在内的胆固醇的水平，作用类似于他汀类药物。泛硫乙胺的剂量是每天 600~1200mg，在医生监测下分次服用。

11. 大蒜

在动物研究中，大蒜通过增强血中抗氧化剂的效能和减少脂类的过氧化作用显示可遏制动脉粥样硬化的发生 [56-58]。老的大蒜已显示可同时降低总胆固醇和 LDL 胆固醇。大蒜含有一种称为蒜苷的氨基酸 [59, 60]，大蒜捣碎后，大蒜中的蒜苷与蒜酶作用，将蒜苷转化为大蒜素。多项研究证实，大蒜素具有降脂的作用 [61-63]。食物中添加大蒜可增加丰富的大蒜素。大蒜的剂量是每天 1~2 次，每天 400~600mg。

12. 膳食纤维素

膳食纤维素是 [64-67] 指水果和蔬菜中不能被消化的成分。它包括多糖和链接在一起的长链糖分子。膳食纤维素能加速肠道运动，使毒素快速从体内排出。饮食中的纤维素可减少卒中发生的风险。大量研究已证实，它可有效地减少以增高的胆固醇水平 [68-70]。此外，据多项研究表明，饮食中的纤维素还可降低冠状动脉性心脏病的风险 [71-74]；而后者是引起卒中的非直接的危险因素之一 [75]。

我们极力倡导通过饮食食谱的改变来增加饮食中纤维素的占比，以一定程度预防和治疗现有的动脉粥样硬化疾病。多吃各种富含纤维素的蔬菜水果。下列食物的纤维素含量仅供实际膳食参考：

麦麸：31%；

谷物：4~10%，从多到少排列为小麦粒、大麦、玉米、荞麦面、薏米面、高粱米、黑米。

麦片：8~9%；

燕麦片：5~6%；

马铃薯、白薯等薯类的纤维素含量大约为3%；

高纤维素食物（见图9）：如薯类、莴苣等；

豆类：6~15%，含量多少排列为黄豆、青豆、蚕豆、芸豆、豌豆、黑豆、红小豆、绿豆，无论谷类、薯类还是豆类，一般来说，加工得越精细，纤维素含量越少。

蔬菜类：笋类的含量最高，笋干的纤维素含量达到30%~40%，辣椒超过40%。其余含纤维素较多的有：蕨菜、菜花、菠菜、南瓜、白菜、油菜；

菌类（干）：纤维素含量最高，其中松蘑的纤维素含量接近50%，30%以上的按照从多到少的排列为：发菜、香菇、银耳、木耳。此外，紫菜的纤维素含量也较高，达到20%；

坚果：3%~14%。10%以上的有：黑芝麻、松子、杏仁；10%以下的有白芝麻、核桃、榛子、胡桃、葵花子、西瓜子、花生仁；

水果：含量最多的是红果干，纤维素含量接近50%，其次有桑椹干、樱桃、酸枣、黑枣、大枣、小枣、石榴、苹果、鸭梨。

各种肉类、蛋类、奶制品、各种油、海鲜、酒精饮料、软饮料都不含纤维素；各种婴幼儿食品的纤维素含量都极低。

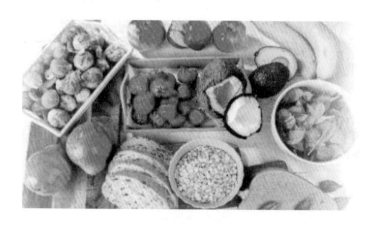

图9 高纤维食物

13. 运动

肥胖是发生卒中的危险因素[76, 77]，与炎性细胞素 THF-α 的生成有关，也与包括 C 反应蛋白在内的其他炎性介质水平的升高相关。因此减肥运动有多种预防卒中的效能。它可以降低纤维蛋白原[78]和 C 反应蛋白的水平[79]。在运动过程中，肌肉可产生抗炎细胞素 IL-6， 刺激其他抗炎细胞素的产生，抑制炎性分子（如肿瘤坏死因子 -α，TNF-α）的生成，并增强脂类的周转[80]。多项研究已证实，体育活动可显著降低卒中的发生率[81-83]。

动脉粥样硬化药食疗添加表

添加剂	剂量	服药频率	服药指南
乙酰 -l- 肉毒碱	500~2000mg	1 次 /d	分 2 次服用
α- 硫辛酸	300mg	1 次 /d	持续释放形式
钙	500~1500mg	1 次 /d	
CoQ10	100mg	1-2 次 /d	
纤维			遵从药瓶标签服用
鱼油（DHA&EPA）	500mg	1-2 次 /d	不含杀虫剂和重金属的液体或胶囊剂
磨碎的亚麻籽	1~2 汤匙	1 次 /d	
叶酸	400~600mcg	1 次 /d	
大蒜	400~600mg	1-2 次 /d	需加入至少 10mg 的蒜酶和 4000mcg 的大蒜素
银杏叶提取物	120mg	1 次 /d	医生监测下分 2~3 次服用
N- 乙酰半胱氨酸（NAC）	500mg	2 次 /d	空腹服用
尼克酸	4gm	1 次 /d	分 2~3 次服用,
维生素 B5	600~1200mg	1 次 /d	分次服用，在医生监测下服用
甘蔗脂肪醇	5~10mg	1 次 /d	
红色酵母米	600mg	1-2 次 /d	监测膳食中脂类比率
维生素 E	200~600IU	1 次 /d	用 d-α 生育酚及混合生育酚制剂

综上，对于动脉粥样硬化及冠心病早期，一项潜在而有效的治疗策略就是应用天然产品，即人们已经熟知的营养制品，特别是一些已经证实有抗炎、抗氧化作用的天然物质。这些营养制品被分类为功能食物或饮食添加成分，除了它们本身基本的营养价值外，还具有对健康的益处。食疗包括水果、蔬菜、鱼、谷物或橄榄油，对心血管健康有益的食品[84-86]。另外，还有许多天然的活性产物，如银杏、大蒜、维生素类，辅酶 Q10 等，也对防治动脉粥样硬化有显著的作用，见上表所述。

脑卒中

脑卒中（Cerebral stroke），又称"中风""脑血管意外"（Cerebrovascular Accident, CVA），是一种急性脑血管疾病，由脑部血管突然破裂或因血管阻塞导致血液不能流入大脑而引起脑组织损伤的一组疾病，包括缺血性和出血性卒中。缺血性卒中的发病率高于出血性卒中，占脑卒中总数的 60%~70%。其中高血压是导致脑卒中的重要危险因素。预防为主、早诊早治是脑卒中治疗的基本原则。

第二节 脑卒中的药物食疗与病因研究

1. 地中海饮食

营养学领域防治脑卒中的研究已经取得了部分成就。有足够的证据表明，地中海饮食可预防脑卒中的发生。B 族维生素被发现可降低同型半光氨酸，因而可用于预防脑卒中。最新研究报道提示，肠道微生物群为合理膳食预防卒中提供了一种新的、有希望的前景。

生活习惯，特别是饮食模式对脑卒中的预防的重要性大于多数内科医生的预测。最近出现了关于胆固醇和饱和脂肪酸对机体的上海的争论，原因是出现了一种观点，即低脂、高糖和高碳水化合物饮食并不是预防血管疾病的最佳饮食策略。正如 Willet 和 Stampfer[87] 所指出的一样，低脂饮食在多年来被认为是血管疾病预防的最佳饮食方案，目前来看不再成立；一个权威的研究机构示图阐明一种能快速降低胆固醇水平的饮食模式对脑卒中有效。在有七个国家参加的一项研究中发现，克利特岛冠心病死亡率是芬兰的 1/15，而只是日本的 40%；在芬兰，38% 的卡路里是来自脂肪，但只要是来源于动物脂肪，其饱和脂肪酸的含量高都与高胆固醇摄入有关。在克利特岛，虽然 40% 的卡路里来源于脂肪，但却主要是橄榄油，并非脂肪含量高，而是脂肪的种类在其中其重要作用。

克利特岛地中海饮食是一种高脂肪 / 低升胰岛素指数饮食方式，最初由上述七个国家研究集团的首领 Ancel Keys 首次描述，称这种饮食与教西方的饮食比较，"以蔬菜为主食健康新鲜的水果为餐后点心""少量肉类和奶制品"[88]。这种饮食方式被各国试用证明，长期使用这种饮食可显著减低脑卒中的发生率，因而笔者对这种饮食方式也是推崇的。

2.B 族维生素降低同型半胱氨酸

B 族维生素可降低同型半胱氨酸，但却不能预防脑卒中已达成广泛共识。这可能是因为维生素 B_{12} 会对肾功能造成损害，从而抵消了肾功能良好的患者在服用 B 族维生素后产生的益处。目前经研究已清楚，B 族维生素确实可预防脑卒中，但是我们在给患者口服 B 族维生素时，应该用甲基钴胺素代替维生素 B_{12}[89~91]。

3. 肠道微生物群与饮食

肠道微生物群对健康和疾病的重要性逐渐被人们所认识到，继而饮食与肠道微生物群的相互作用也被发现与健康和疾病关系密切[92]。营养物质被肠道细菌发酵，产生多种代谢产物。这些代谢产物通过肾脏清除排泄，所以有肾功能损伤的病人其血清中代谢物的水平就比较高。磷酸酰胆碱（大部分来自于蛋黄）和肉毒碱（大部分来自红色肉类）被肠道菌群转化为三甲胺，继而又在肝脏中被氧化成三甲胺正氧化物（TMAO）。TMAO的血清浓度在肾功能衰竭的病人中很高，导致病人肾功能衰竭加速，导致肾功衰竭患者发生心血管疾病的风险加大[93]。

综上，为了防治脑卒中发生或减少其发生的风险，病人应学会地中海饮食方式，在饮食中减少肉（特别是红肉）的摄入，避免食用蛋黄，且维持食盐的摄入量在每天2~3g。以上膳食的变化对许多患者来说是个挑战。作为医生，应该向患者讲述这些饮食的专业知识，强调其重要性。当然，由于高血压是发生脑卒中的重要危险因素，所以，就药食疗来说，一切对高血压患者降低血压有益的饮食、营养物质和药物，对脑卒中的防治也是非常有效[94] 的 [95~98]，在此不再赘述。

第三节 脑卒中的临床治疗研究进展

1. 急性脑卒中的治疗

（1）溶栓

脑梗死早期溶栓治疗与患者病死率及其以后的生活质量直接相关。近 3 年来，缺血性脑卒中的治疗和预防出现了很大的转变，主要为全面论证急性缺血性脑卒中介入治疗的疗效。除此之外，在预防复发性脑卒中的药物治疗和大量新型抗凝剂用于预防栓塞源性脑卒中方面也取得了进展。溶栓药物通过激活纤溶酶原形成纤溶酶打破纤维蛋白分子之间的交联，破坏血凝块的完整性，从而溶解血块。

（2）替奈普酶与阿替普酶

阿替普酶是一种含 526 个氨基酸的糖蛋白，具有促进体内纤溶系统活化的作用，主要用于急性心肌梗死、肺栓塞、急性缺血性脑卒中及其他血管疾病。由于阿替普酶对纤溶酶原的选择性地激活作用，出血并发症较少见。替奈普酶是阿替普酶的变异体，具有更长的半衰期，与纤维蛋白结合的特异性高于 t-PA，对全身纤溶活性的影响较小，血浆 α2-抗纤酶的消耗也较少，二者溶栓原理相似，但是关于二者确切疗效的研究未有定论。在急性缺血性脑卒中患者中，阿替普酶 0.9mg/kg，导致纤溶系统受到严重破坏，而替奈普酶 0.25 mg/kg 却没有此现象。在阿替普酶~替奈普酶溶栓治疗脑卒中的研究中，阿替普酶降低脑出血的概率与替奈普酶相一致，但替奈普酶引起的凝血和纤溶系统的破坏明显减少 [99]。替奈普酶的 III 期临床试验正在进行中，其成果值得期待 [100]。

（3）动脉内溶栓

2015 年 t-PA 的发现是脑卒中神经病学最重要的进展。动脉内溶栓被证明是治疗急性缺血性脑卒中安全高效的方法，其用药剂量小、血管再通率高，但操作费时，容易引起血管壁的损伤，肝素的使用增加出血风险。静脉注射重组组织型纤溶酶原激活剂（γtPA）是急性脑梗死最为有效的药物治疗方法，可溶解血栓中的纤维蛋白，通畅阻塞的血管，这种疗法称为静脉溶栓疗法。发病早期（3 h 内最佳）静脉溶栓可在缺血组织尚未发生坏死之前通过溶栓药物疏通阻塞的血管，挽救缺血脑组织。此法操作简便、无须血管造影，容易开展，疗效确切，但溶栓时间窗狭窄，出血、药物过敏、再闭塞等并发症也是不可忽视的。荟萃分析发现动脉内溶栓并没有比静脉内溶栓显示出显著的效益 [101]。

（4）静脉和动脉联合溶栓

静脉溶栓仍然是基本治疗方法，虽然受限因素和并发症多种多样，但在适当的时间窗内仍然适用。t-PA 治疗是症状发作 4.5 h 内的脑梗死患者的标准治疗方法，并且被证明是减少脑梗死致残率唯一的循证医学（非导管）治疗方法。为了让患者得到更好的治疗，静脉和动脉内溶栓常一起使用，被称为桥接疗法。它结合了静脉溶栓的广泛应用和再通率更高、溶栓效果较好的动脉溶栓，但仍然存在争议。

（5）超声增强溶栓

目前部分患者血管再通失败的一个重要原因可能是微循环不复流。微泡介导的超声溶栓是一种很有前景的治疗脑血栓的方法，它基于超声波驱动微泡空化，通过局部机械应力加速血栓溶解。因为一些富含血小板的血栓拥有很完整的交联纤维蛋白网络，本该比超声波破碎红细胞丰富的血栓更不敏感，但是有了这些微泡的声空化，可能更容易使富含血小板的血栓碎裂。因此，微泡介导的超声溶栓再通作为辅助手段，是可以改善急性缺血性脑卒中预后的一种新方法 [102]。

2．神经保护制剂

神经保护治疗是针对急性缺血期脑实质的方法，它是溶栓治疗的替代或辅助疗法。尽管溶栓治疗脑缺血存在一定的有效性，但是由于缺血的级联反应，神经保护仍然是一种很有前途的治疗策略。它阻遏缺血或缺血期间导致脑组织损伤的细胞生化和代谢的过程。神经保护和溶栓联合应用对急性缺血性卒中治疗至关重要。一方面，再灌注可能有利于促进神经保护剂在缺血组织的使用；另一方面，神经保护应通过抑制血管神经单位的炎症和氧化应激来抵消再灌注损伤的有害影响，从而提高溶栓的疗效和安全性。

（1）促红细胞生成素（erythropoietin，EPO）

促红细胞生成素是一种起源于肝肾的促进红细胞生成的细胞因子，其作为一种神经保护剂受到越来越多的关注。研究指出，EPO 显著降低脂多糖（Lipopolysaccharide，LPS）诱导的小鼠脑中炎性因子基因的表达，减弱小胶质细胞激活，对这方面进一步研究可能有助于开发新的神经保护疗法[103]。重组人红细胞生成素通过依赖半胱天冬酶机制对抗缺氧损伤，减少细胞凋亡，发挥神经保护作用，缺氧损伤后的病理性、持续性 ERK 活化能通过 EPO 预处理而减弱[104]。临床研究显示，EPO 治疗后研究组的 NIHSS 评分较治疗前有明显的降低（$\chi^2 = 5.217$，$P < 0.05$），它还有抑制丙二醛的作用，增加超氧化物歧化酶活性，抑制细胞的凋亡，从而保护缺血脑组织[105]。目前，EPO 作为神经保护剂在脑缺血患者中的作用有待进一步深入研究。

（2）胞磷胆碱

胞磷胆碱是胞苷 –50 胆碱的外源性形式，是磷脂酰胆碱生成的重要中间体，也是细胞膜磷脂的生物合成所必需的，在脑缺血过程中降解为脂肪酸和自由基。实验模型中胞磷胆碱能恢复线粒体 ATP 酶的活性，表明其是潜在的神经保护药物[106]。有研究报道，胞磷胆碱可激活脑代谢，改善脑功能，增强上行网状结构激活系统功能，广泛运用于脑损伤后的脑功能恢复[107]。低血糖大鼠的研究显示：胞磷胆碱能减少低血糖后小胶质细胞的活化及海马区 IgG 渗漏，逆转 GS–NEM 还原和锌转运体 3 的免疫反应性，增加胆碱乙酰转移酶表达，对低血糖所致的脑损伤具有潜在的预防作用[108]。

（3）清蛋白（albumin，ALB）

清蛋白 ALB 是一种由肝脏产生的多功能多效性蛋白，在血浆蛋白中含量最丰富。有研究指出，ALB 可以减少蛛网膜下腔出血早期的脑损伤和功能缺陷[109]。一项关于脑卒中的研究结果显示，在 2 h 内开始高剂量 ALB 治疗的大型心栓性（NIHSS ≥ 15）缺血性脑卒中患者有好转趋势，表明临床前设置的某些缺血性脑卒中亚组可能受益于这种治疗[110]。沙土鼠脑缺血的研究结果表明 ALB 在 CA1 区小胶质细胞损伤后表达，表明缺血诱导的神经元损失。因此，ALB 表达可能与短暂性脑缺血后 CA1 区域中缺血诱导的延迟性神经元死亡相关[111]。神经状态的恶化对应着脑梗死中由于严重的分解代谢过程而导致的血清 ALB 水平的降低。虽然目前在高等动物方面的研究还未得到开展，但是就以上的研究结果来看，ALB 的神经保护作用及作用机制的深入研究非常必要。

（4）硫酸镁

镁离子在体内参与 300 多种酶联反应，这是三磷酸腺苷代谢的关键所在；在临床上可抑制中枢神经系统，松弛骨骼肌，具有镇静、抗痉挛及减低颅内压等作用。硫酸镁用于院前急救是安全的并且允许在脑卒中症状发作后 2 h 内开始使用，但它并没有改善患者在 90 d 残疾的结果[112]。目前国内在硫酸镁对脑缺血的神经保护方面的研究甚少，但国外研究显示是一个很有前景的药物。一项关于辐射后 SD 大鼠脑缺血的研究提示：镁能减轻钙的升高，改善氧化还原，降低丙二醛浓度，对损伤的脑组织起保护作用[113]。最新国外临床研究显示[114]：硫酸镁作为低温治疗足月新生儿脑病辅助手段，对于胎儿的神经保护作用较明显。但是介于其可能对神经元细胞的不利影响，为了确保人体临床试验中硫酸镁神经保护的安全有效，临床前评估是必不可少的。

（5）脱氢抗坏血酸（dehydroascorbic acid, DHAA）

脱氢抗坏血酸（DHAA）在脑梗死动物模型中，静脉内的 DHAA 容易进入大脑，并在正常和缺血性脑中转变为保护性抗坏血酸。此外，除了具有良好的药代动力学和快速渗透进大脑并转化为保护性抗坏血酸（AA）外，DHAA 有以下优点：①在缺血性脑中，AA 可以通过静脉注射 DHAA 而急性下降；②在正常和缺血脑中将 DHAA 还原为 AA 后，可以减少维生素 E 和谷胱甘肽的氧化；③ AA 本身可以保护大脑免受有害活性氧的损害；④ AA 是脑中几种酶的基本辅助因子，其上调保护性分子的神经营养因子的产生；⑤转化为 AA 后的 DHAA 妨碍了缺血性脑中脂质氧化[115]。虽然没有严格的药理学依据，但是低温对脑缺血的神经保护作用是存在的。重症监护室的冷藏处理，器官移植中低温保护器官的功能等，低温几乎影响每一个细胞及其代谢过程[116]。低温治疗可能作为一种有效的神经保护法，它在临床前动物模型中的作用是巨大的，此假想提出主要是由于低温下：①自由基的产生受抑制；②限制炎症介质；③抑制兴奋性氨基酸的影响；④影响缺血引起的钙内流等。对脑梗死患者进行神经保护治疗失败经验表明，在临床前领域和临床中都需要实施新的策略。目前有的药物在动物实验有效，而在临床试验中无效，可能是因为：

①种属差异；②大多数临床前实验中药物的有效性通过组织学上梗死体积的减少来评价，而临床采用神经系统功能评价标准来评定；③动物模型常采用成年动物，而脑卒中患者多年老且有多种慢性病；④在动物实验中，缺血前后立即给予神经保护剂，而临床选择的治疗时间窗为脑卒中后 6h 或更久；⑤临床上为避免药物毒性，须注意减小剂量及血脑屏障对药效的影响作用。

3．抗栓

（1）抗血小板药物

在过去的 10 年中，血管内装置（特殊导管、球囊、抗栓塞装置等）的爆炸性发展和脑卒中的二级预防药物治疗学的快速出现，例如新的抗血小板药物、新型抗凝药物、他汀类药物等。抗血小板治疗和预防缺血性脑卒中的有效性是众所周知的。在血管内皮损伤时，常有血小板聚集在这些部位，减少血流区域，导致缺血和梗死。这类药物能减少血小板聚集，从而减少血栓及血凝块形成，让血管保持通畅。为了好的效果或特异性，不同的抗血小板药物可以联合使用，称为双重抗血小板治疗或联合治疗。这些联合疗法通常需要使用阿司匹林抗血小板治疗。因此，无论单药治疗还是双重治疗，阿司匹林都是常用的。因为阿司匹林是唯一早期治疗脑梗死有效的抗血小板药物[117]。

（2）阿司匹林单药治疗

目前，最被广泛接受和使用的血小板抑制剂是阿司匹林，由于许多血小板抑制剂正在进行第三阶段和第四阶段试验，阿司匹林将不再是唯一常用的抗血小板药物。阿司匹林的作用是通过血小板中的环氧合酶–1（COX–1）使丝氨酸–529 乙酰化，从而抑制它的作用。国际卒中试验发现脑梗患者在症状出现 48h 内服用 300mg 阿司匹林，经过 14d 的评价，缺血性脑卒中的复发率显著降低。另一项研究则在症状发作 48h 内给予 160mg 的阿司匹林，与安慰剂组相比，服用阿司匹林的患者病死率显著降低。这两项研究表明阿司匹林在预防脑梗死中的疗效；然而，一些患者不能耐受阿司匹林，因此必须换用其他血小板抑制剂。

（3）双重抗血小板治疗

在患者不能耐受阿司匹林、氯吡格雷或噻氯匹定的情况下，另一些抗血小板药物可用于代替。然而，使用这些抗血小板药物的疗效尚未在急性脑卒中患者中得到确定。此外，噻氯匹定比阿司匹林有更严重的不良反应，如中性粒细胞减少、粒细胞缺乏症，这也是为什么它只在阿司匹林不能使用时被选择的另一个原因。在所有治疗条件下，研究者发现双重抗血小板治疗的复发性脑卒中（相对危险度 0.69）及血管事件的死亡和发生率低得多（RR 0.71）。此外，纳入的研究在很多方面都有很大的不同，如患者例数、脑卒中严重程度、抗血小板药物、治疗时间和随访时间。因此，还应根据以上不同情况进行更细致深入的调查才能得出更客观科学的结论。

（4）肝素

肝素的主要作用机制是抑制凝血 X 因子并通过与抗凝血酶作用间接抑制凝血酶，还可与血管壁相互作用，阻碍血小板黏附，从而达到抗凝血的作用。肝素是抗凝剂的一个子类，包括：未分级的肝素、肝素、低分子量的肝素。低分子量肝素是由普通的肝素解聚制备而成的一类低分子量的肝素的总称，其活性 / 抗凝血活性的比值较普通肝素高，因此低分子量的肝素可在一定长度上降低病死率，但出血风险仍然存在。肝素类似物是肝素的衍生物，是以治疗脑缺血为目的的药物，其作用类似肝素。肝素容易引起出血、血小板减少、骨质疏松、嗜酸性粒细胞增多等不良反应。虽然肝素有引起出血的风险，但对于其他方面，如对患者生存率的影响等，仍在研究中。

4. 机械取栓

机械取栓作为一项治疗急性缺血性脑卒中的新技术，可以克服动脉和静脉溶栓的出血风险大、时间窗较窄、再通率局限等问题。当脑卒中患者的病情超出溶栓治疗时间窗时，利用机械取栓可以快速的去除血栓，在最短的时间内恢复脑血流再灌注，减少缺血损伤，保障患者的生存质量。用于急性缺血性脑卒中的取栓装置从 MERCI 机械取栓和碎栓系统到 Penumbra 吸栓系统，再到后来的 Solitaire FR 血流恢复装置和 TREVO 取栓器等都对急性缺血性脑卒中的治疗有极大的帮助。就目前看来，TREVO 取栓器、Solitaire FR 支架取栓的效果优于前两者，且 Solitaire FR 的应用越来越广泛。机械取栓作为急性缺血性脑卒中患者血管再通的高效技术，包括机械碎栓、吸栓、支架取栓等方法，可与药物联合应用实现血流再灌注。当血栓长度超过 8mm 时，静脉溶栓治疗无效，因此，采用机械取栓技术进行血管内治疗已成为颅内大血管闭塞引起的缺血性脑卒中急诊治疗的重大突破。来自随机试验的荟萃分析证明，此方法特异性较高，能显著改善患者 90d 的生理功能，也能减少残疾的并发[118-120]。机械取栓可延长治疗时间窗，弥补静脉溶栓的不足，也可清除溶栓药物抵抗的顽固血栓，但机械取栓是一种有创操作，对操作者和取栓设备的要求极高。有创的取栓过程可能会造成血管夹层、颅内出血、蛛网膜下腔出血等，甚至会导致远处小血管的栓塞。然而，GALIMANIS 等[121]调查显示，在早期循环梗死的出血患者中，仅用机械取栓治疗的患者占 14.6%，而绝大多数患者是通过动脉内溶栓或机械取栓与溶栓联合治疗。因此，出血的发生可能受到脑卒中病理生理、溶栓药物、机械损伤等多因素的影响，但机械取栓术后颅内出血的发生率明显低于药物除栓后出血的发生率。在大脑血管闭塞的情况下，机械取栓可与抗凝剂联合使用，但是这可能会增加出血的风险，加之凝血功能受影响，出血可能会更严重，所以机械取栓与抗凝的联合尚有争议。肝素能通过抑制微血栓形成和微血管阻塞恢复微血管再灌注，这对机械取栓治疗急性缺血性卒中大有益处，但肝素容易引起颅内出血，二者的联合有待考究。最近的一项荟萃分析指出：围术期使用抗血小板药物和肝素的出血风险分别在 6%~17%、5%~12% 患者的功能独立性分别是 23%~60%、19%~54%，治疗后病死率分别是 18%~33%、19%~33%。但是总体而言，研究机械取栓围术期抗栓治疗效果的随机对照试验相对缺乏，围术期使用肝素、抗血小板药物的Ⅲ期临床试验正在进行。POWERS 等 [122] 认为，从症状发作到动脉穿刺之间的时间与 90 d 的残疾结局有直接的相关性，所以应避免影响机械除栓延迟的任何原因，保证及时快速的治疗以挽救患者生命。

在过去的几年中，尝试开发新的药物治疗脑梗死取得了一定的进步。在确定新的治疗目标方面作出了重要努力，但从动物模型到人体模型的转换，甚至从早期阶段到第三阶段的测试都面临着障碍。尽管如此，仍有大量的 Ⅲ 期临床试验存在。研究人员继续寻求尽早提供药物治疗的新方法，并且对脑梗死的病理生理越发了解，在新的研究途径和为患者护理方面给予了鼓励。相比之下，机械取栓是近几年最有效的治疗方法之一。然而，尽管机械取栓能快速地使栓塞血管完全再通，但仍有约 1/3 的患者未恢复功能独立性。随着取栓技术的发展和治疗的不断改进，急性缺血性脑卒中患者将会获得更多更适宜的治疗。缺血性脑卒中的治疗研究历经波折，经过不懈努力，已取得了进步，但仍有许多问题需要解决。同时，随着分子生物学技术的发展，开发新型天然溶栓药物也将是今后研究的方向。因大多数神经保护药物临床应用效果不佳，开发既有效又安全的神经保护药物将是今后的研究方向。

第四节 脑卒中的临床康复治疗

1. 镜像疗法

镜像疗法采用平面镜镜盒装置，利用平面镜成像原理，将镜子置于病人前面，患肢置于镜子后面，病人看到镜子中健侧肢体的活动，想象患侧运动，用偏瘫侧肢体模仿正常肢体的活动，通过视觉、视觉反馈及虚拟现实，结合康复训练项目而成的治疗手段。镜像神经元是 20 世纪末由意大利帕尔马大学发现证明猴脑中存在一种特殊神经元，之后里佐拉蒂根据经颅核磁刺激技术和正电子断层扫描技术得到的证据提出，人类具有镜像神经元。镜像疗法由 Ramachandran 等 [123, 124] 于 1995 年首次提出，最早应用于截肢后患肢疼痛的治疗中，后逐渐应用于脑卒中运动功能康复。

许多学者通过 Fugl-Meyer 评定量表（Fugl-Meyer Assessment，FMA）、日常生活能力量表（BI）等评价显示，镜像疗法能显著改善脑卒中后病人上肢肢体运动功能，提高日常生活能力（ADL）[125, 126]。大脑神经网络连接复杂，部分运动神经起源于健侧并延伸到患侧，镜像疗法病人通过平面镜成像反射原理进行健侧与患侧肢体的对称性运动，运动皮质区得到广泛激活 [127, 128]。Rossiter 等 [129] 利用脑磁图描记术（MEG）记录 10 例上肢轻瘫脑卒中病人和 13 名健康对照受试者，在两种不同条件下进行双侧手运动。一组受试者直接观察患手（或对照组中的优势手），另一组受试者观察镜中健手以此来替代患手，记录两个主要运动皮层与运动相关的 β 运动神经元去同步化，发现健康组运动相关的 β 运动神经元去同步化在两侧肢体活动时是对称的，且不被镜像调节改变，偏瘫组 β 运动神经元去同步化普遍比健康组小，而与健侧运动皮质相比，其在健侧投影区更大。这种双侧大脑半球 β 运动神经元去同步化的不均衡已在当前镜像研究技术的调节下变得越来越对称，也就是说镜像治疗技术通过调节两侧活动时两侧大脑半球初级运动皮质的 β 运动神经元去同步化的非对称模式潜在地改善脑卒中病人康复。镜像疗法是利用平面镜成像原理通过视觉反馈进行治疗，其辅具一直以平面镜为主，随着镜像疗法技术的不断发展与成熟，镜像疗法辅具有较大突破，并不完全依赖于传统的平面镜成像，虚拟镜像辅具及虚拟现实反馈装置为代表的数字化成像及反馈技术提供镜像疗法新的训练方式。镜像疗法作为脑卒中康复的一种新的技术疗法，具有操作简单、方便、安全等特点，在改善病人上肢肢体运动功能、提高 ADL 方面的临床效果逐步得到病人及医护人员的认可，应用越来越广泛，但目前国内外对其在脑卒中运动功能障碍治疗中的规范、具体治疗方案有待进一步研究，以期今后开展大样本、多中心、标准化的临床研究，进一步规范治疗过程中的具体程序、动作、时间及辅具设备。

2. 运动想象疗法

运动想象疗法是指为提高运动功能进行的反复运动想象，无任何运动输出，根据运动记忆在大脑中激活某一活动的特定区域，从而达到提高运动功能的目的。Hossack 早在 1950 年提出心理意象的概念，即在中枢神经系统参与下，在感官未受到相应刺激时，产生一种类似感觉器受刺激产生的反应。自 20 世纪 90 年代开始，根据神经影像学研究结果，运动想象疗法开始应用于脑卒中病人。主要理论依据是心理神经肌肉理论（Psychoneuro Muscular Theory，PM）[130, 131]。任何随意运动，总是在脑内先有运动意念，之后有兴奋冲动传出直至出现运动，它认为运动想象与实际运动涉及相同的运动"流程图"，因此通过运动想象可强化和完善这一"流程图"。脑卒中病人尽管在肢体功能上有缺陷，但大脑仍保留完整或部分的运动"流程图"，因此运动想象有助于脑卒中病人运动功能康复。康复的作用之一是反复强化从大脑至肌群的正常运动模式，增强感觉信息的输入，促进潜伏通路和休眠突触的活化，从而有效促进正常运动反射弧的形成。此疗法操作简便，易于接受，Dickstein 等[132] 发现病人经指导训练后在家中自行训练能有效提高其步行能。陈丽娜[133] 研究发现针灸与运动想象疗法联合治疗可改善脑卒中偏瘫病人的肢体运动功能和生活能力。刘斯尧[134] 等研究发现基于脑 – 机接口技术在线多模态脑电数据可视化系统可提高脑卒中病人运动想象效率，增强其大脑自我调节功能。通过在线可视化系统治疗师可直观观察病人进行运动想象时大脑活跃情况及脑电信号特征，从而及时给予纠正及指导，使病人自我调整，提高运动想象效率。

运动想象疗法不依赖于病人的残存能力，又与病人的主动运动相关，成本较低，操作方便，安全有效，可提高病人的主观能动性，展望未来，运动想象疗法是值得进一步研究的课题。

3. 音乐治疗

音乐治疗是 1944 年在美国密歇根州立大学正式成立的学科[135]，属于一门年轻的应用学科，并无一个统一的定义标准。中国学者提出的音乐治疗定义为：以音乐的实用性功能为基础，按照系统的治疗程序，应用音乐或音乐相关体验作为手段治疗疾病或促进身心健康方法[136]，分为主动式音乐治疗和被动式音乐治疗两种。音乐治疗方式、乐曲风格等治疗方案的设计并无固定的实施模式，主要根据病人的病情、情感障碍情况、个人兴趣爱好等选择音乐处方。目前，已在精神病的康复治疗、儿童脑瘫、心理治疗等领域取得一定成果。有研究发现，运动系统对听觉刺激的反应灵敏，通过音乐节奏能兴奋运动神经元从而使肌肉以一种自然、理想的方式进行运动，改善动作的节律性，提高动作完成的质量，增强运动治疗的效果，从而促进病人肢体运动功能恢复[137]。脑成像研究表明，语言和音乐的大脑处理过程拥有一些共同的神经加工组件。音乐治疗可促进脑卒中失语症病人语言功能的恢复[138]。卒中后抑郁是脑卒中常见的并发症之一，据统计，脑卒中后1年内抑郁的发生率为20%~50%，3个月内抑郁的发生率为80%以上[139]。脑卒中后抑郁可使病人出现情绪低落，兴趣降低，睡眠欠佳，身体不适等症状，影响病人的正常生活，进而减慢了康复的速度和效率。抑郁反应常较隐蔽，若病人同时合并言语功能障碍，则不易检出，应引起医护人员的关注和重视。有研究显示，音乐治疗可有效改善抑郁症病人抑郁症状[140]。叶靓等[141]研究发现结合音乐的语言训练可改善卒中后抑郁病人的抑郁情绪，并促进语言功能恢复。聆听音乐，可帮助病人释放负面情绪，陶冶情操，缓解抑郁情绪，增强康复的信心，促进疾病的康复。音乐治疗在脑卒中康复中的应用十分广泛及有效。音乐治疗简便、经济、缓解负面情绪、愉悦心情、提高积极主动性，增强康复信心。音乐治疗在我国起步较晚，在脑卒中康复治疗方面的一些机制及效果尚不明确，未来有必要继续研究及推广，促进脑卒中病人康复治疗全面有效地进行。

总体来说，脑卒中遗留的运动功能障碍等后遗症严重影响病人的生活质量。康复治疗显得越来越重要。镜像疗法、运动想象疗法、音乐治疗对脑卒中康复中的应用和效果已逐步在临床得到证实，且操作简便，安全性好，易于接受。

脑卒中后功能恢复神经机制复杂，目前现有的康复治疗技术多局限于偏瘫侧肢体的运动治疗及受损侧大脑功能的恢复。人类大脑功能的完整性是由左右两侧大脑半球密切联系并相互作用而完成的，因此脑卒中后不仅促进损伤侧脑功能的恢复，还可利用两侧大脑半球之间的这种联系，充分重视健侧脑在促进损伤侧脑功能的恢复及促进整个脑功能整合中的作用，"双（侧）脑并重，双（肢）体并重"，并以此研发新的康复治疗技术、设备，促进脑卒中康复治疗的进一步发展。

第五节 动脉粥样硬化临床治疗的研究进展

动脉粥样硬化（Atherosclerosis，As）是一种由于脂质代谢失衡及富含脂质的泡沫细胞在动脉壁下沉积引起的慢性炎症性疾病，炎症是其发生、发展的重要病理生理机制之一。As引起的心脑血管疾病已成为全球人类致残、致死的主要原因，其中因冠状As斑块急性破裂所致的血管闭塞引发的急性冠状动脉综合征又是心血管疾病的主要死亡原因[142]。据世界卫生组织2011年统计，全世界每年约有1 710万人死于心血管疾病，占全部死亡人数的29%，其中冠心病死亡患者占43%，脑血管病死亡患者占33%[143]。As斑块的发生、发展是一个慢性持续的过程，研究发现高脂血症、吸烟、糖尿病等易感因素的持续存在，导致巨噬细胞功能不断受损，使其发生内质网应激，引起细胞凋亡，而凋亡小体未能被有效清除，甚至继发程序性坏死，使炎症不断加重，As斑块亦不断进展[144]。

1. 调脂药物治疗

（1）他汀类

他汀类是羟甲戊二酰辅酶A还原酶抑制剂，通过抑制胆固醇合成的限速酶，抑制细胞内胆固醇的合成，激活肝脏低密度脂蛋白（Low Density Lipoprotein，LDL）受体，提高LDL受体介导的血浆LDL清除率，从而有效降低血清胆固醇。他汀类药物不仅具有较强的调血脂作用外，还能改善血管内皮功能、抑制血栓形成、改善心肌重构、抗炎、抗氧化及稳定斑块等[145]。Lee[146]等发现，在载脂蛋白E-/- 小鼠的As模型中，辛伐他汀组和辛伐他汀联合氯沙坦组分别能够使巨噬细胞的浸润损害减少33%和44%，从而延缓As的进展。周晓斌等[147]发现，在载脂蛋白E-/- 小鼠的As模型中，予阿托伐他汀10 mg/kg能够使斑块面积减少21%，内膜中层厚度增加27%，进而稳定粥样斑块。研究报道，将As性急性脑梗死合并高血脂患者165例随机分为3组，分别给予辛伐他汀40 mg、阿托伐他汀钙20 mg及瑞舒伐他汀钙10 mg，结果显示三酰甘油、低密度脂蛋白胆固醇（Low-Density Lipoprotein Cholesterol，LDL-C）明显降低，其中瑞舒伐他汀钙效果最佳（均P＜0.05）[148]。目前他汀类药物已作为临床常用抗As药物之一。

（2）贝特类

贝特类是苯氧芳酸的衍生物，通过激活过氧化物酶体增殖物活化受体α，诱导脂蛋白酯酶的表达，增强其活性并清除血浆中富含三酰甘油的脂蛋白，从而使高密度脂蛋白胆固醇（High Density Lipoprotein Cholesterol，HDL-C）升高、三酰甘油水平降低。贝特类药物除降脂作用外，还具有抗炎、改善内皮功能、降低纤维蛋白原、改善胰岛素敏感性等抗As的作用[149]。研究表明，他汀类与贝特类药物联合应用能达到协同调脂作用，并有助于血脂的全面达标[150]。

（3）烟酸

烟酸是水溶性B族维生素，可以抑制极低密度脂蛋白的合成。在使用最大剂量（300 mg/d）时，LDL-C、三酰甘油、血浆脂蛋白分别下降20%、28%和40%，而HDL-C上升28%，数据表明，烟酸可以有效调脂，减缓As的进展[151]。

（4）胆固醇吸收抑制剂

胆固醇吸收抑制剂可以抑制小肠吸收食物及胆汁中的胆固醇，从而降低血浆胆固醇水平。依折麦布是临床常用的胆固醇吸收抑制剂，主要作为他汀类的联合用药。有 Meta 分析结果显示，在共计 4 563 例研究对象中，依折麦布联合辛伐他汀组较单独口服辛伐他汀组患者血浆 LDL-C 水平下降 15.12%，而血浆 HDL-C 升高 1.89%，三酰甘油降低 3.09%[152]。方达飞等[153]研究发现，在 2 型糖尿病合并 As 大鼠中，辛伐他汀与依折麦布联合用药组的降脂效果优于单独使用辛伐他汀组及依折麦布组（P < 0.05）。

2. 抗血小板药物

血小板的黏附、聚集参与 As 斑块的形成，因此抗血小板药物具有抗 As 的重要作用。阿司匹林是抗血小板药物治疗的基础用药，其通过抑制血小板激活、抗炎、抗血栓等多种途径阻断及抑制冠状 As 的发生和发展。研究发现，接受阿司匹林二级预防治疗的患者较无预防治疗的患者发生缺血的概率减少 20%，但同时出血风险也增大[154]。氯吡格雷是第一代 P2Y12 腺苷二磷酸受体拮抗剂，在冠心病治疗中，氯吡格雷治疗组总有效率较阿司匹林治疗组升高（P < 0.05），血小板聚集率亦降低，且心脏不良事件的发生率较低[155]。氯吡格雷联合阿司匹林治疗心肌梗死的效果亦优于单独使用阿司匹林组[156]。

3. 抗炎治疗

炎症反应参与 As 发生、发展的全过程。炎症浸润是造成 As 斑块不稳定破裂的重要因素。他汀类药物能降低血浆 C 反应蛋白（C-Reactive protein，CRP）和促炎因子水平，如白细胞介素（Interleukin，IL）-1、IL-6、肿瘤坏死因子 α 等[157]依折麦布和贝特类调脂药也可降低血浆中 IL-6、肿瘤坏死因子 α 及高敏 CRP 水平[158]；抗血小板药物也具有抗炎效果；阿司匹林能够抑制血管壁的氧化应激；氯吡格雷能够抑制血小板释放可溶性 CD 40 配体，降低冠心病患者血清 CD 40 配体水平[159]。研究发现，氯吡格雷能降低高脂饮食兔模型血浆高敏CRP水平，抑制大动脉壁血管细胞黏附分子1、单核细胞趋化因子1、肿瘤坏死因子 α 和 IL-17A 的高表达[160]。白三烯是重要的炎性细胞因子，并对白细胞有趋化作用，而 5- 脂氧合酶是白三烯代谢途径的重要酶类，最主要的 5- 脂氧合酶抑制剂是 VIA-2291。有研究选择发病 3 周内的急性冠状动脉综合征患者 191 例，随机给予不同剂量的 VIA-2291 或者安慰剂，治疗 12 周后，治疗组白三烯 B4 水平显著下降，且呈剂量依赖性，100 mg 组超过 90% 的患者白三烯 B4 水平下降 80%；治疗 24 周后，治疗组较安慰剂组新增斑块的发生率亦显著降低[161]。

4.抗高血压药物

（1）β受体阻滞剂

β受体阻滞剂通过降低心率血压乘积，进而消除或减弱易损斑块处血流动力学的异常，减缓冠状 As 的进程。研究发现，卡维地洛能够抑制血管平滑肌细胞的增生与迁移，并阻断氧自由基对血管内皮及平滑肌细胞的损伤，能够对抗血管损伤后新生内膜的形成[162]。在冠心病并发快速性心律失常的患者中，比索洛尔降心率的疗效优于酒石酸美托洛尔[163]。

（2）钙通道阻滞剂

长期应用钙通道阻滞剂可以改善动脉顺应性，降低内皮通透性，抑制白细胞的黏附。陈智凡[164]将 96 例冠心病合并脑梗死患者随机分成两组，对照组口服苯磺酸氨氯地平，试验组口服苯磺酸氨氯地平联合阿托伐他汀钙片，治疗半年后，试验组疗效明显优于对照组，且三酰甘油、LDL-C 水平亦明显降低。氨氯地平属于二氢吡啶类钙离子拮抗剂，临床广泛用于高血压和冠心病心绞痛等疾病的治疗[165]。

（3）血管紧张素转换酶抑制剂和血管紧张素受体拮抗剂

血管紧张素转换酶抑制剂及血管紧张素受体拮抗剂广泛应用于高血压合并冠心病的治疗。研究发现，血管紧张素 II 可以激活还原型辅酶 II 氧化酶和黄嘌呤氧化酶，使超氧阴离子生成增多，促进活性氧类生成[166]。血管紧张素转换酶抑制剂及其受体拮抗剂能够阻断血管紧张素 II 的作用，阻断活性氧类产生，上调超氧化物歧化酶水平，从而抑制血管内皮的增生。其中血管紧张素受体拮抗剂的主要药物替米沙坦，是唯一在治疗剂量下即具有激动过氧化物酶增殖物激活型受体 γ 活性的药物[167]，其激动剂可通过调节巨噬细胞、内皮细胞和平滑肌细胞发挥稳定斑块的作用[168]。相关研究将 177 例冠心病患者分为 2 组，随机给予缬沙坦和安慰剂，治疗 24 个月后，服用缬沙坦组颈动脉内中膜厚度值、血清高敏 CRP 水平及颈动脉斑块大小、数量和厚度均较治疗前明显下降，而服用安慰剂组则无明显变化[169]。

5.抗氧化剂

氧化应激可通过氧化作用、诱导血管基因表达，促进局部炎症反应及细胞增殖等多方面参与 As 的发生与发展，不但能降低心肌梗死或脑卒中的发生率，还可以降低经皮冠状动脉介入治疗术后再狭窄的发生率[170]。最常见的抗氧化剂药物为普罗布考，又名丙丁酚。普罗布考具有强大的抗氧化作用，其分子内所含的酚羟基极易被氧化发生断链，并与氧离子结合形成稳定的酚氧基，从而有效降低血浆内氧自由基浓度，抑制 LDL 的产生。血清胆红素是人体内源性抗氧化剂，Kalkan 等[171] 研究发现，动脉内中膜厚度与血清胆红素水平呈负相关。维生素 C、E 也可清除氧自由基，抑制单核细胞粘连，抑制 LDL 过氧化。

6. 硝酸酯类药物

硝酸酯类药物是一种抗心肌缺血药物，常用于 As 引起的急性心肌缺血发作。其作用机制为：经脱氨作用及一系列反应形成一氧化氮，通过与内皮来源一氧化氮相同的途径使血管舒张。硝酸甘油是控制心肌缺血发作的一线药物，可用于缓解急性心肌缺血症状的治疗。预防缺血发作主要应用中效或长效硝酸酯类药物，如异山梨酯和 5- 单硝酸异山梨醇酯等。有研究对比硝酸甘油和单硝酸异山梨酯的疗效，发现单硝酸异山梨酯对冠心病心绞痛的总有效率更高[172]。

7. 基因治疗

基因治疗主要通过调节脂质代谢、抗炎等方面以达到预防 As 的目的。

7.1 调节脂质代谢

（1）低密度脂蛋白 LDL 与高密度脂蛋白 HDL

LDL 升高与 HDL 降低是导致 As 形成和发展的主要危险因素。研究发现通过向肝脏定向转染 LDL 或极低密度脂蛋白受体基因，能够恢复肝脏对 LDL 的摄取，从而降低血浆胆固醇水平，达到预防 As 斑块的形成与发展、治疗高胆固醇血症的目的[173, 174]。HDL 过低导致的 α 脂蛋白血症可通过载脂蛋白 A~I 基因或软磷脂胆固醇酰基转移酶基因达到治疗目的[175]。

（2）载脂蛋白

载脂蛋白是构成血浆脂蛋白的重要组成部分。其中载脂蛋白 A1、载脂蛋白 B100、载脂蛋白 E、载脂蛋白 J 等与 As 的形成与发展有密切关系[176-179]。载脂蛋 A1 是 HDL 的主要载脂蛋白，在胆固醇逆转运过程中发挥重要作用，可以促进 HDL 对胆固醇的摄取、降低胆固醇的沉积。Li 等[180] 通过重组腺相关病毒，同时介导人载脂蛋白 A1 与人 B 族 I 型清道夫受体双基因对大鼠 As 模型治疗时研究发现，双基因联合治疗的疗效优于单基因治疗。载脂蛋白 B100 是极低密度脂蛋白、LDL 的结构蛋白。Lippi 和 Favaloro[181] 发现载脂蛋白 B100 可以作为反义寡核苷酸治疗的目标靶点，与脂蛋白一起，通过切割特定位点阻止 LDL 和脂蛋白的表达，从而达到治疗高胆固醇血症的目的。载脂蛋白 E 是脂蛋白的配体、结构及功能蛋白，载脂蛋白 E 缺失可导致严重的高胆固醇血症和 As 发生。研究表明，肌内注射携带人载脂蛋白 E-2 基因的质粒，能明显减少小鼠主动脉的粥样斑块[182]。载脂蛋白 J 是新发现的与 As 形成与发展有关的脂蛋白[183]。Hamada 等[184] 在载脂蛋白 E 基因敲除的小鼠中发现，载脂蛋白 J 基因缺失可通过降低肿瘤坏死因子 α 的表达阻止 As 的发生。

7.2 抗炎

（1）CRP 基因

CRP 是由 IL-6 刺激肝细胞及活化巨噬细胞合成的一种急性期炎症反应蛋白，能够促进血管内皮增生、迁移及动脉内膜增厚，调节单核细胞聚集，诱导内皮细胞炎性因子表达，从而造成血管内皮损伤。但是研究表明，CRP 水平增加与 As 形成无关，只能作为一种炎症标志物。因此，CRP 作为基因治疗靶点的可行性还需进一步研究。

（2）Toll 样受体（Toll-Like Receptor，TLR）基因

TLR 主要参与促炎症反应，促进免疫细胞成熟分化，调节免疫应答。有学者发现，在 As 斑块中，TLR1、TLR2、TLR4 的表达明显增加，并可激活核因子 κB 信号通道，合成与释放一系列与 As 相关的炎性细胞因子。

8. 介入治疗

介入治疗是目前冠心病的常用治疗方法，其便于操作、危害性较小、术后恢复时间短，在冠状 As 急性发作时能够迅速血管重建、恢复血运。最早用于介入治疗的支架是裸金属支架，随着介入技术的不断发展创新，药物洗脱支架面世，该支架较裸金属支架显著降低了经皮冠状动脉介入治疗术后的再狭窄率。生物可吸收支架的研发对于该介入治疗具有重要意义。雅培公司进行的 ABSO R B 试验是置入可吸收依维莫司洗脱支架的开放性试验，通过随访发现患者无支架血栓的发生，且心脏严重不良事件的发生率亦较低。

总之，As 的发生和发展是一个长期及复杂的病理过程，尽管 As 的治疗已经取得了一定进展，但对于 As，由于药物治疗起效时间较长，因而只能作为预防及辅助治疗；动脉介入治疗虽然能迅速缓解症状，但并不是针对疾病发生及发展机制的治疗，并且有术后血栓形成及再狭窄发生等风险； 基因治疗尚处于非临床的基础研究阶段。随着科学技术的不断发展，还需要从更多角度探索出新的治疗方法。

9. 动脉粥样硬化和脑卒中的中医辩证疗法

中医理论认为，冠状 As 的基本病理机制是气虚血瘀，气滞血瘀或痰浊阻于经脉，经脉不通，引起心痛胸闷，此属标证。其病本质是由于脏腑机能低下所致，属于虚证。但各地临床分型较不一致。有的以阴阳分，有的以气血分，有的则以脏腑分，也有按病期来分的。在治疗法则上采用治标和治本两法[185]。

9.1 分型和病机

有些单位临床分为阴虚型、阳虚型和阴阳两虚型。分析发病机制，认为本病肾虚为本，痰浊痕阻为标，标本之间的关系是由于肾阴阳之虚衰。肾阳不足影响及脾，脾运障碍不能化生精微，而反积为痰浊，阻塞脉络则气血运行不佳，瘫滞引起心胸闷痛。肾阴不足则肝阴虚，肝肾阴虚，相火上腾，熬炼津液产生瘫浊，引起胸闷疼痛。有的单位在此三型外，加虚阳偏亢型，认为病位在心，由于心阳不足，心气虚以致血运障碍，心脉痕阻，但与肝脾肾三脏有关。也有的分为阴虚、阳虚、气血两虚型。有些单位将本病分为偏气虚型、偏阴虚型、气血两虚型、瘫血型。对病机看法认为是 心气不足，胸阳不振，气滞血瘀；阴液耗损，经脉失养，痕浊阻滞；久病气血耗亏，邪实正虚以致脉络阻墙；疥血型为气滞血疥，旅浊内停致经脉阻滞。有的单位以脏腑分型。分标证与本证，本证分心肾阳虚、心肾阴虚、心肾阴阳两虚、阴虚阳亢。也有的分为痰瘫交阻型、肝阳偏亢型、心肾阳虚型。有的分阴虚阳亢，心脾虚亏、脾肾阳虚。有的分有痛期和无痛期，有痛期分痰浊痹阻，气滞血瘫。无痛期分肝脾两虚、肝肾阴虚，阴阳两虚。此外也有分为胸痹型，心痛型，胸痹心痛型。还有按《金医》胸痹的理论运用方药，按症候不同加减治疗的。此外尚有一些其他的分类方法。

9.2 治法与方药

中医治疗冠心病主要集中在活血、化瘀、益气等方面。归纳各地经验，疼痛期治标以通为主。缓解期治本，以调整阴阳脏腑气血为主。治标有活血、化私、理气、通阳、化痰等法。活血化瘫理气常用方为桃红四物汤、血府逐燕汤、失笑散、金铃子散等。

常用药为丹参、桃仁、红花、当归、赤芍、三七、血竭、鸡血藤、乳香、没药、蒲黄、五灵脂、郁金、香附、元胡、川芎、木香、沉香、积壳等。

通阳化痰常用方为瓜蒌燕白白酒汤、瓜篓左白半夏汤、积实蔽白桂枝汤、小陷胸汤、二陈汤、导痰汤等；常用药为：陈皮、半夏、胆南星、蔽白、旋复花、桂枝等。

治本针对阴虚、阳虚、阴阳两虚、气血两虚，以及脏腑虚损失调情况有补阳、滋阴、补气血，调理脏腑等法。补阳常用桂附八味丸、右归丸、二仙汤、参附汤、当归四逆汤、附子理中汤等。滋阴常用六味 地黄汤、祀菊地黄汤、知柏地黄汤、归芍地黄汤、首乌延寿丹、左归丸、大补阴丸、一贯煎、三甲复脉汤、二甲复脉汤等。阴阳双补则选用以上补阳滋阴方。补气血有归脾汤、八珍汤。补心气用炙甘草汤、养心汤、生脉散。平肝潜阳用天麻钩藤饮。补心脾用归脾汤、天王补心丹等。

运用以上治疗方剂组合，治疗冠心病已取得一定的疗效。如上海中山医院治疗 115 例，分阴虚、阳虚、阴阳两虚三型。以调解阳治本，以活血祛痂行气治标。阳虚者以桂附八味丸、右归丸、二仙汤、参附汤为主，阴虚以六味地黄丸、祀菊地黄丸、知柏地黄丸、首乌延寿丹为主。阴阳两虚则以上两类药并用。治标活血用桃仁、红花、当归、丹参、赤芍等。行气用郁金、香附、木香、元胡。化痰用陈皮、半夏、竺黄、南星等。治疗后症状好转占 51%，心电图好转占 38.8%，血清胆固醇下降占 32.6%，血清月脂蛋白下降占 14.3%。另外，复方丹参滴丸与消心痛对冠心病患者也有一定临床疗效，结果显示复方丹参滴丸组（n =52）显效率为 57.69%、有效率为 36.54%，消心痛组（n=52）显效率为 17.31%、有效率为 25.00%，两组显效率及有效率比较差异均有统计学意义（均 P＜0.05）。一项 Meta 分析研究发现，使用人参制剂治疗较单纯西药治疗对心绞痛症状有更好的改善效果。

然而，目前，在中国医院的临床，仍未见中草药生物活性制剂或营养物质的制剂用于冠心病或动脉粥样硬化的临床治疗。在祖国中医药宝贵财富的大框架下，我们有理由相信，在不久的将来，将有适宜剂型的中草药活性物质或营养物质进入冠心病和动脉粥样硬化的临床治疗，在改善疗效、优化治疗中发挥举足轻重的作用。迄今为止，随着研究手段的不断进步，脑卒中通过中医中药进行治疗有很大进步[186-193]，但还是存在一些问题，比如，须进一步检验中医辨证分型指标有效性以及可靠性；临床上目前大样本前瞻性随机对照的研究仍然很少；当患者脑出血或者出现其他急症时，还是要通过手术等其他治疗手段来迅速缓解患者的症状。所以，今后研究的方向为：分型指标标准化的建立、规范和完善脑卒中的辨证分型、结合西医的手段来提取中医药的有效成分、研制和开发出脑卒中治疗的特效药和相应适宜患者服用的有效剂型等。

参考文献

[1] LESNIAK W,KOLASINSKA-KLOCH W.Vascular endothelium-function, disorders and clinical modification probes[J]. Folia Med Cracov. 2001, 42(1-2): 5-14.

[2] MEHTA JL, LI DY, CHEN HJ, et al. Inhibition of LOX-1 by statins may relate to up-regulation of eNOS[J]. Biochem Biophys Res Commun. 2001, 289(4): 857-61.

[3] D'USCIO LV, MILSTIEN S, RICHARDSON D, et al. Long-term vitamin C treatment increases vascular tetrahydrobiopterin levels and nitric oxide synthase activity[J]. Circ Res. 2003, 92(1): 88-95.

[4] AMIN-HANJANI S, STAGLIANO NE, YAMADA M, et al. Mevastatin, an HMG-CoA reductase inhibitor, reduces stroke damage and upregulates endothelial nitric oxide synthase in mice[J]. Stroke. 2001, 32(4): 980-6.

[5] LAUFS U, GERTZ K, DIRNAGL U, et al. Rosuvastatin, a new HMG-CoA reductase inhibitor, upregulates endothelial nitric oxide synthase and protects from ischemic stroke in mice[J]. Brain Res. 2002, 942(1-2): 23-30.

[6] LAUFS U, GERTZ K, HUANG P, et al. Atorvastatin upregulates type III nitric oxide synthase in thrombocytes, decreases platelet activation, and protects from cerebral ischemia in normocholesterolemic mice[J]. Stroke. 2000, 31(10): 2442-9.

[7] FUJITA M, HONG K, ITO Y, et al. Thrombolytic effect of nattokinase on a chemically induced thrombosis model in rat[J]. Biol Pharm Bull. 1995, 18(10): 1387-91.

[8] SUZUKI Y, KONDO K, ICHISE H, et al. Dietary supplementation with fermented soybeans suppresses intimal thickening[J]. Nutrition. 2003, 19(3): 261-4.

[9] SUMI H, HAMADA H, NAKANISHI K, et al. Enhancement of the fibrinolytic activity in plasma by oral administration of nattokinase[J]. Acta Haematol. 1990, 84(3): 139-43.

[10] BERG D, BERG LH, COUVARAS J, et al. Chronic fatigue syndrome and/or fibromyalgia as a variation of antiphospholipid antibody syndrome: an explanatory model and approach to laboratory diagnosis[J]. Blood Coagul Fibrinolysis. 1999, 10(7): 435-8.

[11] KUNT T, FORST T, WILHELM A, et al. Alpha-lipoic acid reduces expression of

vascular cell adhesion molecule-1 and endothelial adhesion of human monocytes after stimulation with advanced glycation end products[J]. Clin Sci (Lond). 1999, 96(1): 75-82.

[12] KAGAN VE, SERBINOVA EA, FORTE T, et al. Recycling of vitamin E in human low density lipoproteins[J]. J Lipid Res. 1992, 33(3): 385-97.

[13] BIERHAUS A, CHEVION S, CHEVION M, et al. Advanced glycation end product-induced activation of NF-kappaB is suppressed by alpha-lipoic acid in cultured endothelial cells[J]. Diabetes. 1997, 46(9): 1481-90.

[14] SCHUBERT SY, NEEMAN I, RESNICK N. A novel mechanism for the inhibition of NF-kappaB activation in vascular endothelial cells by natural antioxidants[J]. FASEB J. 2002, 16(14): 1931-

[15] WIKLUND O, FAGER G, ANDERSSON A, et al. N-acetylcysteine treatment lowers plasma homocysteine but not serum lipoprotein(a) levels[J]. Atherosclerosis. 1996, 119(1): 99-106.

[16] GAVISH D, BRESLOW JL. Lipoprotein(a) reduction by N-acetylcysteine[J]. Lancet. 1991, 337(8735): 203-4.

[17] GALIS ZS, ASANUMA K, GODIN D, et al. N-acetyl-cysteine decreases the matrix-degrading capacity of macrophage-derived foam cells: new target for antioxidant therapy?[J]. Circulation. 1998, 97(24): 2445-53.

[18] THOMAS SR, LEICHTWEIS SB, PETTERSSON K, et al. Dietary cosupplementation with vitamin E and coenzyme Q(10) inhibits atherosclerosis in apolipoprotein E gene knockout mice[J]. Arterioscler Thromb Vasc Biol. 2001, 21(4): 585-93.

[19] SINGH RB, NEKI NS, KARTIKEY K, et al. Effect of coenzyme Q10 on risk of atherosclerosis in patients with recent myocardial infarction[J]. Mol Cell Biochem. 2003, 246(1-2): 75-82.

[20] WITTING PK, PETTERSSON K, LETTERS J, et al. Anti-atherogenic effect of coenzyme Q10 in apolipoprotein E gene knockout mice[J]. Free Radic Biol Med. 2000, 29(3-4): 295-305.

[21] WANG XL, RAINWATER DL, MAHANEY MC, et al. Cosupplementation with vitamin E and coenzyme Q10 reduces circulating markers of inflammation in baboons[J]. Am J Clin Nutr. 2004, 80(3): 649-55.

[22] BRASEN JH, KOENIG K, BACH H, et al. Comparison of the effects of alpha-to-copherol, ubiquinone-10 and probucol at therapeutic doses on atherosclerosis in WHHL rabbits[J]. Atherosclerosis. 2002, 163(2): 249-59.

[23] DE PINIEUX G, CHARIOT P, AMMI-SAID M, et al. Lipid-lowering drugs and mitochondrial function: effects of HMG-CoA reductase inhibitors on serum ubiquinone and blood lactate/pyruvate ratio[J]. Br J Clin Pharmacol. 1996, 42(3): 333-7.

[24] MORTENSEN SA, LETH A, AGNER E, et al. Dose-related decrease of serum coenzyme Q10 during treatment with HMG-CoA reductase inhibitors[J]. Mol Aspects Med. 1997, 18 Suppl: S137-44.

[25] Extra co-enzyme Q10 for statin-users?[J]. TreatmentUpdate. 2001, 13(2): 4-7.

[26] PASSI S, STANCATO A, ALEO E, et al. Statins lower plasma and lymphocyte ubiquinol/ubiquinone without affecting other antioxidants and PUFA[J]. Biofactors. 2003, 18(1-4): 113-24.

[27] MEZZETTI A, ZULIANI G, ROMANO F, et al. Vitamin E and lipid peroxide plasma levels predict the risk of cardiovascular events in a group of healthy very old people[J]. J Am Geriatr Soc. 2001, 49(5): 533-7.

[28] LI D, SALDEEN T, ROMEO F, et al. Different isoforms of tocopherols enhance nitric oxide synthase phosphorylation and inhibit human platelet aggregation and lipid peroxidation: implications in therapy with vitamin E[J]. J Cardiovasc Pharmacol Ther. 2001, 6(2): 155-61.

[29] LIU M, WALLIN R, WALLMON A, et al. Mixed tocopherols have a stronger inhibitory effect on lipid peroxidation than alpha-tocopherol alone[J]. J Cardiovasc Pharmacol. 2002, 39(5): 714-21.

[30] ASCHERIO A, RIMM EB, HERNAN MA, et al. Relation of consumption of vitamin E, vitamin C, and carotenoids to risk for stroke among men in the United States[J]. Ann Intern Med. 1999, 130(12): 963-70.

[31] HODIS HN, MACK WJ, LABREE L, et al. Alpha-tocopherol supplementation in healthy individuals reduces low-density lipoprotein oxidation but not atherosclerosis: the Vitamin E Atherosclerosis Prevention Study (VEAPS)[J]. Circulation. 2002, 106(12): 1453-9.

[32] VENUGOPAL SK, DEVARAJ S, YUHANNA I, et al. Demonstration that C-reactive protein decreases eNOS expression and bioactivity in human aortic endothelial cells[J]. Circulation. 2002, 106(12): 1439-41.

[33] DEVARAJ S, JIALAL I. Alpha tocopherol supplementation decreases serum C-reactive protein and monocyte interleukin-6 levels in normal volunteers and type 2 diabetic patients[J]. Free Radic Biol Med. 2000, 29(8): 790-2.

[34] KRAJCOVICOVA-KUDLACKOVA M, GINTER E, BLAZICEK P, et al. Homocysteine and vitamin C[J]. Bratisl Lek Listy. 2002, 103(4-5): 171-3.

[35] JENNER AM, RUIZ JE, DUNSTER C, et al. Vitamin C protects against hypochlorous Acid-induced glutathione depletion and DNA base and protein damage in human vascular smooth muscle cells[J]. Arterioscler Thromb Vasc Biol. 2002, 22(4): 574-80.

[36] SALONEN RM, NYYSSONEN K, KAIKKONEN J, et al. Six-year effect of combined vitamin C and E supplementation on atherosclerotic progression: the Antioxidant Supplementation in Atherosclerosis Prevention (ASAP) Study[J]. Circulation. 2003, 107(7): 947-53.

[37] MCCARTY MF. Policosanol safely down-regulates HMG-CoA reductase - potential as a component of the Esselstyn regimen[J]. Med Hypotheses. 2002, 59(3): 268-79.

[38] ARRUZAZABALA ML, MOLINA V, MAS R, et al. Antiplatelet effects of policosanol (20 and 40 mg/day) in healthy volunteers and dyslipidaemic patients[J]. Clin Exp Pharmacol Physiol. 2002, 29(10): 891-7.

[39] NOA M, MAS R, DE LA ROSA MC, et al. Effect of policosanol on lipofundin-induced atherosclerotic lesions in rats[J]. J Pharm Pharmacol. 1995, 47(4): 289-91.

[40] ARRUZAZABALA ML, NOA M, MENENDEZ R, et al. Protective effect of policosanol on atherosclerotic lesions in rabbits with exogenous hypercholesterolemia[J]. Braz J Med Biol Res. 2000, 33(7): 835-40.

[41] CASTANO G, MAS R, ARRUZAZABALA ML, et al. Effects of policosanol and pravastatin on lipid profile, platelet aggregation and endothelemia in older hypercholesterolemic patients[J]. Int J Clin Pharmacol Res. 1999, 19(4): 105-16.

[42] CRESPO N, ILLNAIT J, MAS R, et al. Comparative study of the efficacy and tolerability of policosanol and lovastatin in patients with hypercholesterolemia and noninsulin

dependent diabetes mellitus[J]. Int J Clin Pharmacol Res. 1999, 19(4): 117-27.

[43] CASTANO G, MAS R, FERNANDEZ JC, et al. Effects of policosanol on older patients with hypertension and type II hypercholesterolaemia[J]. Drugs R D. 2002, 3(3): 159-72.

[44] MA J, LI Y, YE Q, ET AL. Constituents of red yeast rice, a traditional Chinese food and medicine[J]. J Agric Food Chem. 2000, 48(11): 5220-5.

[45] MAN RY, LYNN EG, CHEUNG F, et al. Cholestin inhibits cholesterol synthesis and secretion in hepatic cells (HepG2)[J]. Mol Cell Biochem. 2002, 233(1-2): 153-8.

[46] HEBER D, YIP I, ASHLEY JM, et al. Cholesterol-lowering effects of a proprietary Chinese red-yeast-rice dietary supplement[J]. Am J Clin Nutr. 1999, 69(2): 231-6.

[47] OIN S, ZHANG W,OI P. Elderly patients with primary hyperlipidemia benefited from treatment with a Monascus purpureus rice preparation: a placebo-controlled , double blind clinical trial. Paper presented at:39th Annual Conference on Cardiovascular Disease.Epidemiology and prevention.1999; Orlando, FL.

[48] RIPPE J, BONOVICH K, COLFER H. A multi-center, self -controlled study of Cholestin in subjects with elevated cholesterol.Paper presented at :39th Annual Conference on Cardiovascular Disease. Epidemiology and prevention.1999; Orlando, FL.

[49] WANG J, LU Z, CHI J. Multicenter clinical trial of the serum lipid-lowering effects of a Monascus purpureus (red yeast) rice preparation from traditional Chinese medicine. Cur Ther Res.1997; 58:964-978.

[50] PIEPER JA. Understanding niacin formulations[J]. Am J Manag Care. 2002, 8(12 Suppl): S308-14.

[51] TAVINTHARAN S, KASHYAP ML. The benefits of niacin in atherosclerosis[J]. Curr Atheroscler Rep. 2001, 3(1): 74-82.

[52] O'CONNOR PJ, RUSH WA, TRENCE DL. Relative effectiveness of niacin and lovastatin for treatment of dyslipidemias in a health maintenance organization[J]. J Fam Pract. 1997, 44(5): 462-7.

[53] SAKAI T, KAMANNA VS, KASHYAP ML. Niacin, but not gemfibrozil, selectively increases LP-AI, a cardioprotective subfraction of HDL, in patients with low HDL cholesterol[J]. Arterioscler Thromb Vasc Biol. 2001, 21(11): 1783-9.

[54] ITO MK. Niacin-based therapy for dyslipidemia: past evidence and future advances[J]. Am J Manag Care. 2002, 8(12 Suppl): S315-22.

[55] PAN J, LIN M, KESALA RL, et al. Niacin treatment of the atherogenic lipid profile and Lp(a) in diabetes[J]. Diabetes Obes Metab. 2002, 4(4): 255-61.

[56] MCCARTY MF. Inhibition of acetyl-CoA carboxylase by cystamine may mediate the hypotriglyceridemic activity of pantethine[J]. Med Hypotheses. 2001, 56(3): 314-7.

[57] DURAK I, OZTURK HS, OLCAY E, et al. Effects of garlic extract supplementation on blood lipid and antioxidant parameters and atherosclerotic plaque formation process in cholesterol-fed rabbits[J]. J Herb Pharmacother. 2002, 2(2): 19-32.

[58] SARAVANAN G, PRAKASH J. Effect of garlic (Allium sativum) on lipid peroxidation in experimental myocardial infarction in rats[J]. J Ethnopharmacol. 2004, 94(1): 155-8.

[59] OREKHOV AN, GRUNWALD J. Effects of garlic on atherosclerosis[J]. Nutrition. 1997, 13(7-8): 656-63.

[60] CAMPBELL JH, EFENDY JL, SMITH NJ, et al. Molecular basis by which garlic suppresses atherosclerosis[J]. J Nutr. 2001, 131(3s): 1006S-9S.

[61] HO SE, IDE N, LAU BH. S-allyl cysteine reduces oxidant load in cells involved in the atherogenic process[J]. Phytomedicine. 2001, 8(1): 39-46.

[62] JAIN AK, VARGAS R, GOTZKOWSKY S, et al. Can garlic reduce levels of serum lipids? A controlled clinical study[J]. Am J Med. 1993, 94(6): 632-5.

[63] LAWSON LD, WANG ZJ, PAPADIMITRIOU D. Allicin release under simulated gastrointestinal conditions from garlic powder tAblets employed in clinical trials on serum cholesterol[J]. Planta Med. 2001, 67(1): 13-8.

[64] MADER FH. Treatment of hyperlipidaemia with garlic-powder tAblets. Evidence from the German Association of General Practitioners' multicentric placebo-controlled double-blind study[J]. Arzneimittelforschung. 1990, 40(10): 1111-6.

[65] URIZAR NL, MOORE DD. GUGULIPID: a natural cholesterol-lowering agent[J]. Annu Rev Nutr. 2003, 23: 303-13.

[66] SINGH RB, NIAZ MA, GHOSH S. Hypolipidemic and antioxidant effects of Commiphora mukul as an adjunct to dietary therapy in patients with hypercholesterolemia[J].

Cardiovasc Drugs Ther. 1994, 8(4): 659-64.

[67] NITYANAND S, SRIVASTAVA JS, ASTHANA OP. Clinical trials with gugulipid. A new hypolipidaemic agent[J]. J Assoc Physicians India. 1989, 37(5): 323-8.

[68] DALVI SS, NAYAK VK, POHUJANI SM, et al. Effect of gugulipid on bioavailability of diltiazem and propranolol[J]. J Assoc Physicians India. 1994, 42(6): 454-5.

[69] ANDERSON JW, GILINSKY NH, DEAKINS DA, et al. Lipid responses of hypercholesterolemic men to oat-bran and wheat-bran intake[J]. Am J Clin Nutr. 1991, 54(4): 678-83.

[70] WHYTE JL, MCARTHUR R, TOPPING D, et al. Oat bran lowers plasma cholesterol levels in mildly hypercholesterolemic men[J]. J Am Diet Assoc. 1992, 92(4): 446-9.

[71] WINBLAD I, JOENSUU T, KORPELA H. Effect of oat bran supplemented diet on hypercholesterolaemia[J]. Scand J Prim Health Care. 1995, 13(2): 118-21.

[72] AJANI UA, FORD ES, MOKDAD AH. Dietary fiber and C-reactive protein: findings from national health and nutrition examination survey data[J]. J Nutr. 2004, 134(5): 1181-5.

[73] KING DE, EGAN BM, GEESEY ME. Relation of dietary fat and fiber to elevation of C-reactive protein[J]. Am J Cardiol. 2003, 92(11): 1335-9.

[74] LIU S, MANSON JE, STAMPFER MJ, et al. Whole grain consumption and risk of ischemic stroke in women: A prospective study[J]. JAMA. 2000, 284(12): 1534-40.

[75] ASCHERIO A, RIMM EB, HERNAN MA, et al. Intake of potassium, magnesium, calcium, and fiber and risk of stroke among US men[J]. Circulation. 1998, 98(12): 1198-204.

[76] TANNE D, MEDALIE JH, GOLDBOURT U. Body fat distribution and long-term risk of stroke mortality[J]. Stroke. 2005, 36(5): 1021-5.

[77] WALKER SP, RIMM EB, ASCHERIO A, et al. Body size and fat distribution as predictors of stroke among US men[J]. Am J Epidemiol. 1996, 144(12): 1143-50.

[78] ERNST E. Regular exercise reduces fibrinogen levels: a review of longitudinal studies[J]. Br J Sports Med. 1993, 27(3): 175-6.

[79] GOLDHAMMER E, TANCHILEVITCH A, MAOR I, et al. Exercise training modulates cytokines activity in coronary heart disease patients[J]. Int J Cardiol. 2005, 100(1):

93–9.

[80] PETERSEN AM, PEDERSEN BK. The anti–inflammatory effect of exercise[J]. J Appl Physiol (1985). 2005, 98(4): 1154–62.

[81] WENDEL-VOS GC, SCHUIT AJ, FESKENS EJ, et al. Physical activity and stroke. A meta–analysis of observational data[J]. Int J Epidemiol. 2004, 33(4): 787–98.

[82] LEE CD, FOLSOM AR, BLAIR SN. Physical activity and stroke risk: a meta–analysis[J]. Stroke. 2003, 34(10): 2475–81.

[83] ELLEKJAER H, HOLMEN J, ELLEKJAER E, et al. Physical activity and stroke mortality in women. Ten–year follow–up of the Nord–Trondelag health survey, 1984–1986[J]. Stroke. 2000, 31(1): 14–8.

[84] SLAVIN JL, LLOYD B. Health benefits of fruits and vegetAbles[J]. Adv Nutr. 2012, 3(4): 506–16.

[85] WALL R, ROSS RP, FITZGERALD GF, et al. Fatty acids from fish: the anti–inflammatory potential of long–chain Omega–3 fatty acids[J]. Nutr Rev. 2010, 68(5): 280–9.

[86] GRANADOS-PRINCIPAL S, QUILES JL, RAMIREZ-TORTOSA CL, et al. Hydroxytyrosol: from laboratory investigations to future clinical trials[J]. Nutr Rev. 2010, 68(4): 191–206.

[87] WILLETT WC, STAMPFER MJ. Rebuilding the food pyramid[J]. Sci Am. 2003, 288(1): 64–71.

[88] SPENCE JD. Nutrition and Risk of Stroke[J]. Nutrients. 2019, 11(3).

[89] SPENCE JD, YI Q, HANKEY GJ. B vitamins in stroke prevention: time to reconsider[J]. Lancet Neurol. 2017, 16(9): 750–60.

[90] TOOLE JF, MALINOW MR, CHAMBLESS LE, et al. Lowering homocysteine in patients with ischemic stroke to prevent recurrent stroke, myocardial infarction, and death: the Vitamin Intervention for Stroke Prevention (VISP) randomized controlled trial[J]. JAMA. 2004, 291(5): 565–75.

[91] GROUP VTS. B vitamins in patients with recent transient ischaemic attack or stroke in the VITAmins TO Prevent Stroke (VITATOPS) trial: a randomised, double–blind, parallel, placebo–controlled trial[J]. Lancet Neurol. 2010, 9(9): 855–65.

[92] SPENCE JD. Effects of the intestinal microbiome on constituents of red meat and egg

yolks: a new window opens on nutrition and cardiovascular disease[J]. Can J Cardiol. 2014, 30(2): 150–1.

[93] TANG WH, WANG Z, KENNEDY DJ, et al. Gut microbiota–dependent trimethyl-amine N–oxide (TMAO) pathway contributes to both development of renal insufficiency and mortality risk in chronic kidney disease[J]. Circ Res. 2015, 116(3): 448–55.

[94] SPENCE JD.BM.Brenner JHL,editor. Hypertension:Pathophysiology,Diagnosis,and Management. 2nd edition. New York:Raven Press； 1995. Cerebral consequences of hypertension； pp. 745–53.

[95] SPENCE JD. Antihypertensive drugs and prevention of atherosclerotic stroke[J]. Stroke. 1986, 17(5): 808–10.

[96] BARNETT HJ, TAYLOR DW, ELIASZIW M, et al. Benefit of carotid endarterec-tomy in patients with symptomatic moderate or severe stenosis. North American Symp-tomatic Carotid Endarterectomy Trial Collaborators[J]. N Engl J Med. 1998, 339(20): 1415–25.

[97] SPENCE JD, RAYNER BL. J Curve and Cuff Artefact, and Diagnostic Inertia in Re-sistant Hypertension[J]. Hypertension. 2016, 67(1): 32–3.

[98] SPENCE JD. Lessons from Africa: the importance of measuring plasma renin and aldo-sterone in resistant hypertension[J]. Can J Cardiol. 2012, 28(3): 254–7.

[99] HUANG X, MORETON FC, KALLADKA D, et al. Coagulation and Fibrinolyt-ic Activity of Tenecteplase and Alteplase in Acute Ischemic Stroke[J]. Stroke. 2015, 46(12): 3543–6.

[100] LOGALLO N, KVISTAD CE, NACU A, et al. Novel Thrombolytics for Acute Isch-emic Stroke: Challenges and Opportunities[J]. CNS Drugs. 2016, 30(2): 101–8.

[101] NAM J, JING H, O'REILLY D. Intra–arterial thrombolysis vs. standard treatment or intravenous thrombolysis in adults with acute ischemic stroke: a systematic review and meta–analysis[J]. Int J Stroke. 2015, 10(1): 13–22.

[102] LU Y, WANG J, HUANG R, et al. Microbubble–Mediated Sonothrombolysis Im-proves Outcome After Thrombotic Microembolism–Induced Acute Ischemic Stroke[J]. Stroke. 2016, 47(5): 1344–53.

[103] TAMURA T, AOYAMA M, UKAI S, et al. Neuroprotective erythropoietin attenu-

ates microglial activation, including morphological changes, phagocytosis, and cytokine production[J]. Brain Res. 2017, 1662: 65–74.

[104] JEONG JE, PARK JH, KIM CS, et al. Neuroprotective effects of erythropoietin against hypoxic injury via modulation of the mitogen–activated protein kinase pathway and apoptosis[J]. Korean J Pediatr. 2017, 60(6): 181–8.

[105] 虞德明, 白亚强, 刘文晶. 促红细胞生成素在开颅动脉瘤夹闭术后脑缺血中的应用效果 [J]. 重庆医学. 2017, 46(03): 394–6.

[106] OVERGAARD K. The effects of citicoline on acute ischemic stroke: a review[J]. J Stroke Cerebrovasc Dis. 2014, 23(7): 1764–9.

[107] MESHKINI A, MESHKINI M, SADEGHI-BAZARGANI H. Citicoline for traumatic brain injury: a systematic review & meta–analysis[J]. J Inj Violence Res. 2017, 9(1).

[108] KIM JH, CHOI BY, KHO AR, et al. Acetylcholine precursor, citicoline (cytidine 5'–diphosphocholine), reduces hypoglycaemia–induced neuronal death in rats[J]. J Neuroendocrinol. 2018, 30(1).

[109] WANG L, LI M, XIE Y, et al. Preclinical efficacy of human Albumin in subarachnoid hemorrhage[J]. Neuroscience. 2017, 344: 255–64.

[110] KHATRI R, AFZAL MR, RODRIGUEZ GJ, et al. Albumin–Induced Neuroprotection in Focal Cerebral Ischemia in the ALIAS Trial: Does Severity, Mechanism, and Time of Infusion Matter?[J]. Neurocrit Care. 2018, 28(1): 60–4.

[111] PARK JH, PARK JA, AHN JH, et al. Transient cerebral ischemia induces albumin expression in microglia only in the CA1 region of the gerbil hippocampus[J]. Mol Med Rep. 2017, 16(1): 661–5.

[112] SAVER JL, STARKMAN S, ECKSTEIN M, et al. Prehospital use of magnesium sulfate as neuroprotection in acute stroke[J]. N Engl J Med. 2015, 372(6): 528–36.

[113] CHEN N, XU RJ, WANG LL, et al. Protective Effects of Magnesium Sulfate on Radiation Induced Brain Injury in Rats[J]. Curr Drug Deliv. 2018, 15(8): 1159–66.

[114] LINGAM I, ROBERTSON NJ. Magnesium as a Neuroprotective Agent: A Review of Its Use in the Fetus, Term Infant with Neonatal Encephalopathy, and the Adult Stroke Patient[J]. Dev Neurosci. 2018, 40(1): 1–12.

[115] SPECTOR R. Dehydroascorbic acid for the treatment of acute ischemic stroke[J]. Med

Hypotheses. 2016, 89: 32–6.

[116] LIU K, KHAN H, GENG X, et al. Pharmacological hypothermia: a potential for future stroke therapy?[J]. Neurol Res. 2016, 38(6): 478–90.

[117] HAN Z, LIU X, LUO Y, et al. Therapeutic hypothermia for stroke: Where to go?[J]. Exp Neurol. 2015, 272: 67–77.

[118] SU Y, FAN L, ZHANG Y, et al. Improved Neurological Outcome With Mild Hypothermia in Surviving Patients With Massive Cerebral Hemispheric Infarction[J]. Stroke. 2016, 47(2): 457–63.

[119] GOYAL M, MENON BK, VAN ZWAM WH, et al. Endovascular thrombectomy after large–vessel ischaemic stroke: a meta–analysis of individual patient data from five randomised trials[J]. Lancet. 2016, 387(10029): 1723–31.

[120] GALIMANIS A, JUNG S, MONO ML, et al. Endovascular therapy of 623 patients with anterior circulation stroke[J]. Stroke. 2012, 43(4): 1052–7.

[121] VAN DE GRAAF RA, CHALOS V, DEL ZOPPO GJ, et al. Periprocedural Antithrombotic Treatment During Acute Mechanical Thrombectomy for Ischemic Stroke: A Systematic Review[J]. Front Neurol. 2018, 9: 238.

[122] POWERS WJ, RABINSTEIN AA, ACKERSON T, et al. 2018 Guidelines for the Early Management of Patients With Acute Ischemic Stroke: A Guideline for Healthcare Professionals From the American Heart Association/American Stroke Association[J]. Stroke. 2018, 49(3): e46–e110.

[123] RAMACHANDRAN VS, ROGERS-RAMACHANDRAN D, COBB S. Touching the phantom limb[J]. Nature. 1995, 377(6549): 489–90.

[124] ALTSCHULER EL, WISDOM SB, STONE L, et al. Rehabilitation of hemiparesis after stroke with a mirror[J]. Lancet. 1999, 353(9169): 2035–6.

[125] THIEME H, MEHRHOLZ J, POHL M, et al. Mirror therapy for improving motor function after stroke[J]. Cochrane Database Syst Rev. 2012(3): CD008449.

[126] POLLOCK A, FARMER SE, BRADY MC, et al. Interventions for improving upper limb function after stroke[J]. Cochrane Database Syst Rev. 2014(11): CD010820.

[127] MCCOMBE WALLER S, WHITALL J, JENKINS T, et al. Sequencing bilateral and unilateral task–oriented training versus task oriented training alone to improve

arm function in individuals with chronic stroke[J]. BMC Neurol. 2014, 14: 236.

[128] NEVA JL, VESIA M, SINGH AM, et al. Modulation of left primary motor cortex excitability after bimanual training and intermittent theta burst stimulation to left dorsal premotor cortex[J]. Behav Brain Res. 2014, 261: 289–96.

[129] ROSSITER HE, BORRELLI MR, BORCHERT RJ, et al. Cortical mechanisms of mirror therapy after stroke[J]. Neurorehabil Neural Repair. 2015, 29(5): 444–52.

[130] STEVENS JA, STOYKOV ME. Using motor imagery in the rehabilitation of hemiparesis[J]. Arch Phys Med Rehabil. 2003, 84(7): 1090–2.

[131] 胡莉莉, 朱玉连, 胡永善. 临床康复治疗中运动想象的应用及其机制研究 [J]. 神经病学与神经康复学杂志. 2010, 7(04): 245–8.

[132] DICKSTEIN R, DEUTSCH JE, YOELI Y, et al. Effects of integrated motor imagery practice on gait of individuals with chronic stroke: a half–crossover randomized study[J]. Arch Phys Med Rehabil. 2013, 94(11): 2119–25.

[133] 陈丽娜. 针灸联合运动想象疗法对脑卒中偏瘫患者康复进程的作用分析 [J]. 中医临床研究. 2016, 8(03): 102–3.

[134] 刘斯尧, 李明芬, 刘烨, 等. 在线多模态脑电数据可视化系统在脑卒中患者运动想象训练中的应用研究 [J]. 中华物理医学与康复杂志. 2016, 38(05): 370–4.

[135] STANDLEY J. Medical music therapy: a model program for clinical practice, education, training and research [M]. American Music Therapy Association, 2005:322.

[136] 郑玉章, 陈菁菁. 音乐治疗学的定义、形成及其在中国的发展 [J]. 音乐探索, 2004(3):91–94.

[137] ROTH EA, WISSER S. Music therapy–the rhythm of recovery[J]. Case Manager. 2004, 15(3): 52–6.

[138] KIM M, TOMAINO CM. Protocol evaluation for effective music therapy for persons with nonfluent aphasia[J]. Top Stroke Rehabil. 2008, 15(6): 555–69.

[139] DAFER RM, RAO M, SHAREEF A, et al. Post stroke depression [J]. Topics in Stroke Rehabilitation, 2008,15(1):13–21.

[140] 孙长慧, 胡瑞萍, 白玉龙. 音乐疗法在言语康复中的应用进展 [J]. 中国康复理论与实践, 2013,19(7):623–625.

[141] 叶靓, 叶祥明, 陶丹红, 等. 音乐治疗对卒中后抑郁伴左侧基底节失语的康复效

果 [J]. 中国康复理论与实践 . 2017,23(3):330–333.

[142] MATHERS CD, LONCAR D. Projections of global mortality and burden of disease from 2002 to 2030[J]. PLoS Med. 2006, 3(11): e442.

[143] SILVESTRE-ROIG C, DE WINTHER MP, WEBER C, et al. Atherosclerotic plaque destabilization: mechanisms, models, and therapeutic strategies[J]. Circ Res. 2014, 114(1): 214–226.

[144] 李建军 . 他汀类药物非调脂作用及其机制 (续完)[J]. 中国循环杂志 . 2011, 26(04): 313–4.

[145] 李娟 . 使用他汀类药物治疗心血管疾病的研究进展 [J]. 中国继续医学教育 . 2018, 10(35): 123–5.

[146] LEE BS, CHOI JY, KIM JY, et al. Simvastatin and losartan differentially and syner-gistically inhibit atherosclerosis in apolipoprotein e(–/–) mice[J]. Korean Circ J. 2012, 42(8): 543–50.

[147] 周晓斌 , 杨丽霞 , 郭明 , 等 . 他汀类药物稳定载脂蛋白 E 基因敲除小鼠动脉粥样硬化斑块的作用 [J]. 中国循环杂志 . 2014, 29(04): 296–9.

[148] 吉凤 , 徐小林 . 三种他汀类药物治疗老年动脉粥样硬化性急性脑梗死合并高血脂效果对比观察 [J]. 山东医药 . 2014, 54(28): 50–2.

[149] 龚海荣 , 李向平 , 梁思宇 . 贝特类调脂药物研究进展 [J]. 中南药学 . 2011, 9(07): 539–42.

[150] GRUNDY SM, VEGA GL, YUAN Z, et al. Effectiveness and tolerability of simvas-tatin plus fenofibrate for combined hyperlipidemia (the SAFARI trial)[J]. Am J Cardiol. 2005, 95(4): 462–8.

[151] TAYLOR AJ, SULLENBERGER LE, LEE HJ, et al. Arterial Biology for the In-vestigation of the Treatment Effects of Reducing Cholesterol (ARBITER) 2: a dou-ble-blind, placebo-controlled study of extended-release niacin on atherosclerosis progression in secondary prevention patients treated with statins[J]. Circulation. 2004, 110(23): 3512–7.

[152] 马薇薇 , 王倩倩 , 孙凯 , 等 . 依折麦布联合辛伐他汀降脂疗效的荟萃分析 [J]. 中国分子心脏病学杂志 . 2010, 11(03): 129–33.

[153] 方达飞 , 王小琴 , 王长江 , 等 . 辛伐他汀联合依折麦布对 2 型糖尿病合并动脉

粥样硬化大鼠糖脂及 VEGF、IL-1β、CRP 水平的影响 [J]. 中国现代应用药学 .
2017, 34(01): 49-52.

[154] ANTITHROMBOTIC TRIALISTS C, BAIGENT C, BLACKWELL L, et al.
Aspirin in the primary and secondary prevention of vascular disease: collaborative
meta-analysis of individual participant data from randomised trials[J]. Lancet. 2009,
373(9678): 1849-60.

[155] 刘贻平 . 氯吡格雷在冠心病治疗中的临床效果分析 [J]. 现代诊断与治疗 . 2015,
26(18): 4190-2.

[156] 郭菊根 . 氯吡格雷联合阿司匹林治疗急性心肌梗死的临床分析 [J]. 医学理论与实
践 . 2015, 28(11): 1448-9.

[157] TZIOMALOS K,KARAGIANNIS A,ATHYROS VG. Effect of lipid lowering
agents on inflammation,haemostasis and blood pressure[J]. Curr Pharm Des, 2014, 20(
40) : 6306-6313.

[158] RAMADAN R, DHAWAN SS, SYED H, et al. Effects of clopidogrel therapy on ox-
idative stress, inflammation, vascular function, and progenitor cells in stAble coronary
artery disease[J]. J Cardiovasc Pharmacol. 2014, 63(4): 369-74.

[159] HADI NR, MOHAMMAD BI, AJEENA IM, et al. Antiatherosclerotic potential of
clopidogrel: antioxidant and anti-inflammatory approAChEs[J]. Biomed Res Int. 2013,
2013: 790263.

[160] TARDIF JC, L'ALLIER P L, IBRAHIM R, et al. Treatment with 5-lipoxygenase
inhibitor VIA-2291 (Atreleuton) in patients with recent acute coronary syndrome[J].
Circ Cardiovasc Imaging. 2010, 3(3): 298-307.

[161] 王璟 , 江时森 . 卡维地洛防治心肌血管损伤的细胞分子学研究进展 [J]. 医学研究
生学报 . 2004 (11): 1023-6.

[162] 徐锋 . 比索洛尔治疗冠心病并发快速性心律失常 72 例疗效分析 [J]. 现代诊断与
治疗 . 2015, 26(02): 343-4.

[163] 李飞 , 卢熙奎 . 用富马酸比索洛尔片和酒石酸美托洛尔片治疗慢性心力衰竭的
效果观察 [J]. 当代医药论丛 ,2016,14(13):25-26.

[164] 陈智凡 . 阿托伐他汀联合苯磺酸氨氯地平治疗冠心病合并脑梗死的临床研究 [J].
中国临床实用医学 ,2015,6(1) : 64-65.

[165] 鱼跃进, 鱼津铭. 丹参多酚酸盐联合左旋氨氯地平治疗冠心病心绞痛的疗效观察 [J]. 现代药物与临床. 2016, 31(09): 1374-7.

[166] MOE G, KONIG A, LIU P, et al. Selective type 1 angiotensin II receptor blockade attenuates oxidative stress and regulates angiotensin II receptors in the canine failing heart[J]. Mol Cell Biochem. 2008, 317(1-2): 97-104.

[167] MATSUMURA T, KINOSHITA H, ISHII N, et al. Telmisartan exerts antiathero-sclerotic effects by activating peroxisome proliferator-activated receptor-gamma in macrophages[J]. Arterioscler Thromb Vasc Biol. 2011, 31(6): 1268-75.

[168] SCHUPP M, JANKE J, CLASEN R, et al. Angiotensin type 1 receptor blockers induce peroxisome proliferator-activated receptor-gamma activity[J]. Circulation. 2004, 109(17): 2054-7.

[169] 马志强, 马韬, 刘力, 等. 缬沙坦对冠心病患者颈动脉斑块及血清高敏 C 反应蛋白的影响 [J]. 临床心血管病杂志. 2014, 30(02): 135-7.

[170] 李鹏, 吴尚勤. 冠状动脉粥样硬化性心脏病氧化应激与抗氧化治疗研究进展 [J]. 医学综述. 2009, 15(10): 1476-9.

[171] KALKAN GY, BAYKAN AO, GUR M, et al. Serum bilirubin level and aortic inti-ma-media thickness in patients without clinical manifestation of atherosclerotic car-diovascular disease[J]. Angiology. 2014, 65(4): 314.

[172] 李水泉. 单硝酸异山梨酯治疗冠心病心绞痛患者的效果分析 [J]. 河南医学研究. 2016, 25(09): 1703-4.

[173] KANKKONEN HM, VAHAKANGAS E, MARR RA, et al. Long-term lowering of plasma cholesterol levels in LDL-receptor-deficient WHHL rabbits by gene therapy-[J]. Mol Ther. 2004, 9(4): 548-56.

[174] OKA K, PASTORE L, KIM IH, et al. Long-term stAble correction of low-density lipoprotein receptor-deficient mice with a helper-dependent adenoviral vector ex-pressing the very low-density lipoprotein receptor[J]. Circulation. 2001, 103(9): 1274-81.

[175] BROUSSEAU ME, KAUFFMAN RD, HERDERICK EE, et al. LCAT modulates atherogenic plasma lipoproteins and the extent of atherosclerosis only in the presence of normal LDL receptors in transgenic rabbits[J]. Arterioscler Thromb Vasc Biol. 2000, 20(2): 450-8.

[176] LI B, ZHANG J, LI Z, et al. Adeno-associated virus serotype 2 mediated transduction and coexpression of the human apoAI and SR-BI gene in HepG2 cells[J]. Mol Biol Rep. 2012, 39(1): 25-32.

[177] LIPPI G, FAVALORO EJ. Antisense therapy in the treatment of hypercholesterolemia[J]. Eur J Intern Med. 2011, 22(6): 541-6.

[178] ATHANASOPOULOS T, OWEN JS, HASSALL D, et al. Intramuscular injection of a plasmid vector expressing human apolipoprotein E limits progression of xanthoma and aortic atheroma in ApoE-deficient mice[J]. Hum Mol Genet. 2000, 9(17): 2545-51.

[179] HAMADA N, MIYATA M, ETO H, et al. Loss of clusterin limits atherosclerosis in apolipoprotein E-deficient mice via reduced expression of Egr-1 and TNF-alpha[J]. J Atheroscler Thromb. 2011, 18(3): 209-16.

[180] NORDESTGAARD BG, ZACHO J. Lipids, atherosclerosis and CVD risk: is CRP an innocent bystander?[J]. Nutr Metab Cardiovasc Dis. 2009, 19(8): 521-4.

[181] EDFELDT K, SWEDENBORG J, HANSSON GK, et al. Expression of toll-like receptors in human atherosclerotic lesions: a possible pathway for plaque activation[J]. Circulation. 2002, 105(10): 1158-61.

[182] 鲍红艳. 丹参滴丸治疗冠状动脉粥样硬化性心脏病 52 例 [J]. 中国药业. 2012, 21(12): 103-4.

[183] 黄曦乐, 李展业, 郭嘉琪. 人参中药制剂治疗冠心病心绞痛的 Meta 分析 [J]. 实用医学杂志. 2015, 31(03): 454-7.

[184] STONE GW, WITZENBICHLER B, GUAGLIUMI G, et al. Heparin plus a glycoprotein IIb/IIIa inhibitor versus bivalirudin monotherapy and paclitaxel-eluting stents versus bare-metal stents in acute myocardial infarction (HORIZONS-AMI): final 3-year results from a multicentre, randomised controlled trial[J]. Lancet. 2011, 377(9784): 2193-204.

[185] DUDEK D, ONUMA Y, ORMISTON JA, et al. Four-year clinical follow-up of the ABSORB everolimus-eluting bioresorbAble vascular scaffold in patients with de novo coronary artery disease: the ABSORB trial[J]. EuroIntervention. 2012, 7(9): 1060-1.

[186] 中医中药治疗冠心病概况 (文献综述)[J]. 陕西新医药. 1972 (03): 46-51.

[187] 刘倩, 高利. 脑出血的中西医结合研究进展 [J]. 中国中西医结合急救杂志. 2008,

15(06): 381-4.

[188] 杨宏勇 . 脑出血急性期阳闭证中医论治的思路及方法探析 [J]. 中国中医急症 . 2009, 18(04): 564-5+93.

[189] 戴高中 , 陈汝兴 , 顾明昌 , 等 . 大黄蟅虫丸对大鼠脑出血模型神经损伤积分值和脑组织凝血酶受体 mRNA 表达的影响 [J]. 辽宁中医杂志 . 2007 (06): 838-41.

[190] 戴高中 , 陈汝兴 , 顾明昌 , 等 . 大黄蟅虫丸对大鼠脑出血模型脑组织 IL-1β mR-NA、iNOSmRNA 表达的影响 [J]. 四川中医 . 2008 (02): 18-20.

[191] 张小萍 , 吴颢昕 , 刘韶华 , 等 . 抵当口服液对大鼠脑出血模型 c-fos 蛋白表达及脑水肿指数的影响 [J]. 中国中医急症 . 2007 (05): 579-80+95.

[192] 罗杰坤 , 唐涛 , 黎杏群 . 补阳还五汤对脑出血大鼠脑内 Caspase-3 活化的影响 [J]. 湖南中医学院学报 . 2006(03): 12-4.

[193] 王玲 , 唐涛 , 罗杰坤 , 等 . 补阳还五汤对脑出血大鼠脑内 MMP-2 表达的影响 [J]. 中国老年学杂志 . 2007 (13): 1257-60.